编委会

主　编：张继兴（昆明医科大学海源学院）

副主编：左红英（昆明医科大学海源学院）
　　　　　陈芷含（昆明医科大学海源学院）

编　委：（以姓氏笔画为序）
　　　　　左红英（昆明医科大学海源学院）
　　　　　卢玉林（昆明医科大学海源学院）
　　　　　田　莹（昆明医科大学第一附属医院）
　　　　　朱丽珊（昆明医科大学海源学院）
　　　　　刘小溪（昆明医科大学海源学院）
　　　　　李　喆（昆明医科大学海源学院）
　　　　　杨　丹（昆明医科大学海源学院）
　　　　　杨明莹（昆明医科大学第二附属医院）
　　　　　何佳佳（昆明医科大学海源学院）
　　　　　张继兴（昆明医科大学海源学院）
　　　　　陈芷含（昆明医科大学海源学院）
　　　　　范　萍（昆明医科大学第一附属医院）
　　　　　倪　红（昆明医科大学第二附属医院）
　　　　　陶　慧（昆明医科大学海源学院）
　　　　　魏　虹（昆明医科大学海源学院）

•云南省教育厅精品教材•

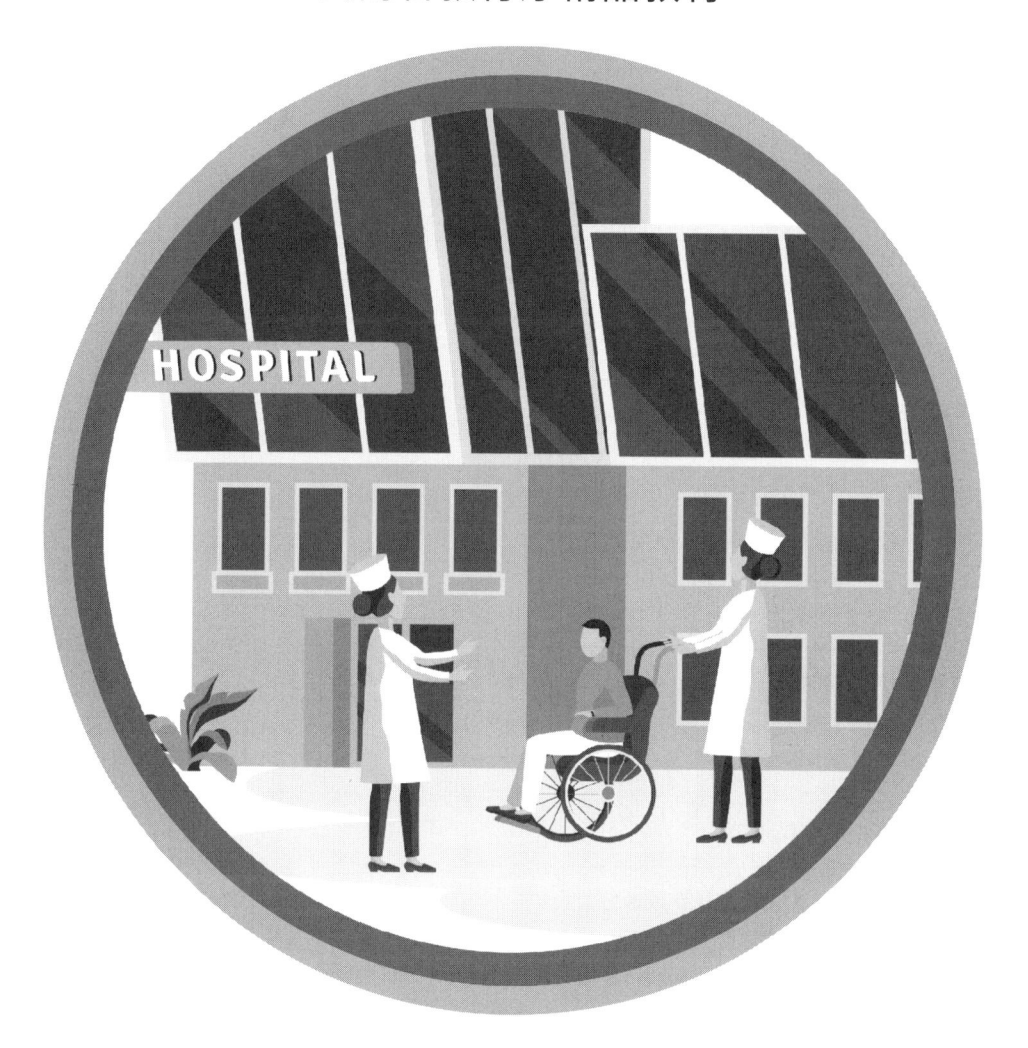

主编 ◎ 张继兴
副主编 ◎ 左红英 陈芷含

基础护理学案例式实验教程

四川大学出版社
SICHUAN UNIVERSITY PRESS

图书在版编目（CIP）数据

基础护理学案例式实验教程 / 张继兴主编. -- 2 版. -- 成都：四川大学出版社，2024. 8. -- ISBN 978-7-5690-7051-4

Ⅰ. R47-33

中国国家版本馆CIP数据核字第2024LJ4886号

书　　名：基础护理学案例式实验教程
　　　　　jichu hulixue anlishi shiyan jiaocheng
主　　编：张继兴

选题策划：龚娇梅
责任编辑：龚娇梅
责任校对：倪德君
装帧设计：裴菊红
责任印制：王　炜

出版发行：四川大学出版社有限责任公司
　　　　　地址：成都市一环路南一段24号（610065）
　　　　　电话：（028）85408311（发行部）、85400276（总编室）
　　　　　电子邮箱：scupress@vip.163.com
　　　　　网址：https://press.scu.edu.cn
印前制作：四川胜翔数码印务设计有限公司
印刷装订：成都市新都华兴印务有限公司

成品尺寸：185mm×260mm
印　　张：11.5
字　　数：285千字
版　　次：2016年7月 第1版
　　　　　2024年8月 第2版
印　　次：2024年8月 第1次印刷
定　　价：45.00元

本社图书如有印装质量问题，请联系发行部调换

版权所有 ◆ 侵权必究

扫码获取数字资源

四川大学出版社
微信公众号

前 言

自 2016 年第一版《基础护理学案例式实验教程》出版以来，学院护理专业师生均对本教材给予了高度评价并提出了宝贵的意见和建议，同时也对修订版《基础护理学案例式实验教程》寄予了更高的期望。

为了适应新时期医学教育改革的发展趋势，提升护理理论知识，体现操作技能的发展及进展，本教材修订紧跟《"健康中国 2030"规划纲要》《健康中国行动（2019—2030 年）》中对高等学校护理专业人才培养的时代要求，结合本科护理专业人才培养目标，在第一版《基础护理学案例式实验教程》教材成熟内容及基本框架的基础上，结合临床护理专业新技术、新行业标准等调整教材内容，使其与不断发展的临床护理实践密切结合，适应不断发展的医疗卫生水平和社会医疗服务需求，充分体现教材的先进性和实用性。

在修订前，我们对第一版《基础护理学案例式实验教程》教材的使用情况进行了充分的调研，在教材修订过程中，我们充分考虑了教材使用者提出的中肯意见，使新版教材在内容上更能满足护理专业师生的实际需要。在修订中，编者团队重点强化并体现三个基本思想：一是注重打牢基础；二是加强与临床实践的适应性，紧跟临床护理操作技术和新发展，满足学生提高操作技能的职业要求；三是强化护生护理人文精神的培育，进一步强化护理基础实践操作中人文关怀精神的体现，突出高等护理人才培养的专业特色。

本教材编写具备以下特点：

- 案例导入——以案例导入知识点，增加学生的学习兴趣和感性认识，通过对案例的分析培养学生解决问题的能力。
- 突出技能——每项基础护理技术均从目的、评估、计划、评价标准、注意事项及思考题六个方面进行阐述，实施步骤中列有"操作流程"和"操作要点"两个部分的内容，使学生一目了然，便于学习和记忆。
- 图文并茂——实验步骤的描述中配合临床护理图片，增加真实感，同时也增强学生的视觉感受。
- 重点提示——突出重点，明确学习目标。

本书在编写过程中得到了护理界同仁的大力支持和帮助，还有幸得到云南省中西医结合学会会长、云南省科协理事、中国中西医结合学会理事、中华医学会医疗事故技术鉴定专家、《云南中医中药杂志》副主编、昆明医科大学海源学院教学指导委员会主任、昆明医科大学博士生导师郭永章教授和昆明医科大学学位与研究生教育专家咨询委员会主任、昆明医科大学海源学院教学指导委员会副主任、昆明医科大学博士生导师金克伟教授两位专家的指导，在此表示衷心的感谢！

  由于编者的学识和水平有限，书中难免有疏漏和不妥之处，恳请使用本教材的广大师生和读者惠予斧正！

主　编

2024 年 3 月

目 录

第一部分 基础护理操作技术

第一章 患者入院和出院的护理 3
实验一 铺床法 3
实验二 卧床患者更换床单法 9
实验三 运送患者法 11

第二章 清洁护理 16
实验一 口腔护理 16
实验二 头发护理 19
实验三 床上擦浴 21
实验四 背部按摩 23

第三章 无菌技术 25
实验一 无菌技术基本操作 25
实验二 隔离技术操作法——穿、脱隔离衣 30

第四章 生命体征测量 33
实验一 体温测量 33
实验二 脉搏测量 36
实验三 呼吸测量 37
实验四 血压测量 39

第五章 冷、热疗法 43
实验一 冷疗法 43
实验二 热疗法 47

第六章 饮食及排泄护理技术 49
实验一 鼻饲法 49
实验二 灌肠法 53
实验三 女性患者导尿术 60
实验四 女性患者留置导尿术 63
实验五 男性患者导尿术 66
实验六 男性患者留置导尿术 69

第七章 给药技术 73
实验一 药液抽吸法 73

  实验二 皮内注射法 …………………………………………………………… 75
  实验三 皮下注射法 …………………………………………………………… 78
  实验四 肌内注射法 …………………………………………………………… 81
  实验五 静脉注射法 …………………………………………………………… 84
第八章 静脉输液与输血技术 ……………………………………………………… 89
  实验一 静脉输液法 …………………………………………………………… 89
  实验二 静脉输血法 …………………………………………………………… 97
第九章 动脉穿刺与动脉采血技术 ……………………………………………… 101
  实验一 动脉穿刺技术 ………………………………………………………… 101
  实验二 动脉采血技术 ………………………………………………………… 104
第十章 常用急救护理技术 …………………………………………………… 107
  实验一 心肺复苏——基础生命支持技术 ………………………………… 107
  实验二 电动吸引器吸痰法 ………………………………………………… 111
  实验三 普通鼻导管给氧操作 ……………………………………………… 115
  实验四 壁式给氧操作 ………………………………………………………… 117
  实验五 洗胃法 ……………………………………………………………… 120
第十一章 临终关怀 ………………………………………………………………… 123
  实验一 尸体护理 …………………………………………………………… 123

第二部分 基础护理技术操作考核评分标准

1. 铺备用床、暂空床技术操作考核评分标准 ……………………………………… 129
2. 铺麻醉床技术操作考核评分标准 ………………………………………………… 130
3. 卧床患者更换床单技术操作考核评分标准 ……………………………………… 131
4. 轮椅运送技术操作考核评分标准 ………………………………………………… 132
5. 平车运送技术操作考核评分标准 ………………………………………………… 133
6. 口腔护理技术操作考核评分标准 ………………………………………………… 135
7. 头发的清洁护理技术操作考核评分标准 ………………………………………… 136
8. 床上擦浴技术操作考核评分标准 ………………………………………………… 137
9. 背部按摩技术操作考核评分标准 ………………………………………………… 139
10. 无菌技术基本操作考核评分标准 ………………………………………………… 140
11. 穿脱隔离衣技术操作考核评分标准 ……………………………………………… 142
12. 体温、脉搏、呼吸测量技术操作考核评分标准 ………………………………… 143
13. 血压测量技术操作考核评分标准 ………………………………………………… 144
14. 使用冰袋技术操作考核评分标准 ………………………………………………… 145
15. 使用冰帽技术操作考核评分标准 ………………………………………………… 146
16. 使用热水袋技术操作考核评分标准 ……………………………………………… 147
17. 鼻饲法技术操作考核评分标准 …………………………………………………… 148
18. 大量不保留灌肠技术操作考核评分标准 ………………………………………… 149

19. 小量不保留灌肠技术操作考核评分标准 ………………………………………… 150
20. 保留灌肠技术操作考核评分标准 …………………………………………………… 151
21. 女性患者导尿技术操作考核评分标准 ……………………………………………… 152
22. 女性患者留置导尿技术操作考核评分标准 ………………………………………… 153
23. 男性患者导尿技术操作考核评分标准 ……………………………………………… 155
24. 男性患者留置导尿技术操作考核评分标准 ………………………………………… 156
25. 药液抽吸技术操作考核评分标准 …………………………………………………… 157
26. 青霉素过敏试验技术操作考核评分标准 …………………………………………… 158
27. 肌内（皮下）注射技术操作考核评分标准 ………………………………………… 159
28. 静脉注射技术操作考核评分标准 …………………………………………………… 160
29. 密闭式静脉输液技术操作考核评分标准 …………………………………………… 161
30. 静脉留置针技术操作考核评分标准 ………………………………………………… 162
31. 静脉输血技术操作考核评分标准 …………………………………………………… 163
32. 静脉采血技术操作考核评分标准 …………………………………………………… 164
33. 动脉穿刺技术操作考核评分标准 …………………………………………………… 165
34. 动脉采血技术操作考核评分标准 …………………………………………………… 166
35. 心肺复苏技术操作考核评分标准 …………………………………………………… 168
36. 电动吸痰法操作考核评分标准 ……………………………………………………… 169
37. 鼻导管吸氧技术操作考核评分标准 ………………………………………………… 170
38. 壁式给氧技术操作考核评分标准 …………………………………………………… 171
39. 洗胃技术操作考核评分标准 ………………………………………………………… 172
40. 尸体护理技术操作考核评分标准 …………………………………………………… 173

第一部分 基础护理操作技术

第一章　患者入院和出院的护理

实验一　铺床法

项目一　备用床

一、临床情境

王某，女性，35岁，大学文化，办公室职员。因"发热、尿频、尿急、尿痛"被诊断为"急性肾盂肾炎"而入院治疗。

护士应该如何为患者准备病床？

二、操作目的

保持病房整洁，准备接收新患者。

三、护理评估

1. 新入院患者的病情、诊断。
2. 检查病床有无破损，床单、被套是否符合病床及棉胎的要求，适应季节的需要。

四、操作流程

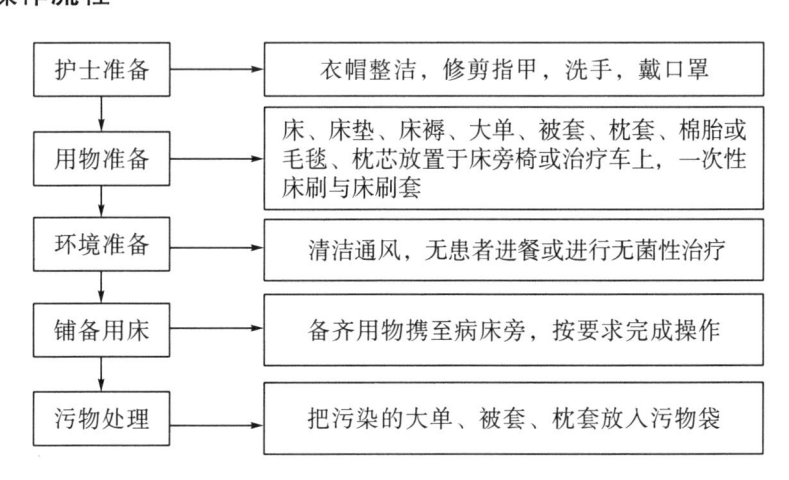

护士准备	衣帽整洁，修剪指甲，洗手，戴口罩
用物准备	床、床垫、床褥、大单、被套、枕套、棉胎或毛毯、枕芯放置于床旁椅或治疗车上，一次性床刷与床刷套
环境准备	清洁通风，无患者进餐或进行无菌性治疗
铺备用床	备齐用物携至病床旁，按要求完成操作
污物处理	把污染的大单、被套、枕套放入污物袋

五、实施步骤

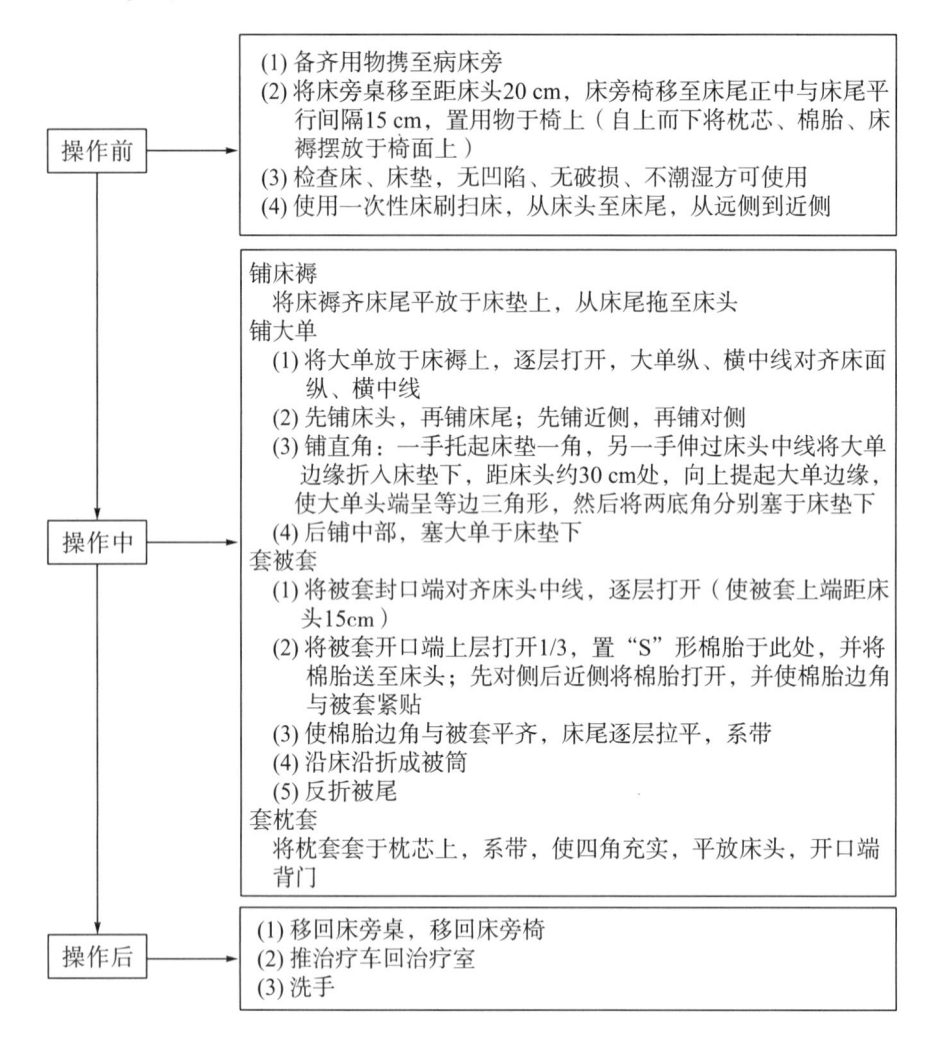

操作前
(1) 备齐用物携至病床旁
(2) 将床旁桌移至距床头20 cm，床旁椅移至床尾正中与床尾平行间隔15 cm，置用物于椅上（自上而下将枕芯、棉胎、床褥摆放于椅面上）
(3) 检查床、床垫，无凹陷、无破损、不潮湿方可使用
(4) 使用一次性床刷扫床，从床头至床尾，从远侧到近侧

操作中
铺床褥
　　将床褥齐床尾平放于床垫上，从床尾拖至床头
铺大单
(1) 将大单放于床褥上，逐层打开，大单纵、横中线对齐床面纵、横中线
(2) 先铺床头，再铺床尾；先铺近侧，再铺对侧
(3) 铺直角：一手托起床垫一角，另一手伸过床头中线将大单边缘折入床垫下，距床头约30 cm处，向上提起大单边缘，使大单头端呈等边三角形，然后将两底角分别塞于床垫下
(4) 后铺中部，塞大单于床垫下
套被套
(1) 将被套封口端对齐床头中线，逐层打开（使被套上端距床头15cm）
(2) 将被套开口端上层打开1/3，置"S"形棉胎于此处，并将棉胎送至床头；先对侧后近侧将棉胎打开，并使棉胎边角与被套紧贴
(3) 使棉胎边角与被套平齐，床尾逐层拉平，系带
(4) 沿床沿折成被筒
(5) 反折被尾
套枕套
　　将枕套套于枕芯上，系带，使四角充实，平放床头，开口端背门

操作后
(1) 移回床旁桌，移回床旁椅
(2) 推治疗车回治疗室
(3) 洗手

六、评价标准

1. 病床符合实用、舒适、安全的原则。
2. 大单中缝对齐，四角平整。
3. 被头充实，盖被平整，两边内折对称。
4. 枕头平整充实，枕套开口端背门放置。
5. 操作中正确运用人体力学原理，方法正确，符合节力原则。
6. 病房及床单元环境整洁、美观。

七、思考题

1. 护士如何为患者铺备用床？
2. 铺床如何注意节力原则？

项目二 暂空床

一、临床情境

张某，男性，55岁，大学教师。诊断为"高血压病"，查房后遵医嘱到放射科做检查，暂时离开病区。

护士应如何为患者准备病床？

二、操作目的

保持病房整洁，供新入院患者、暂时离床患者使用。

三、护理评估

1. 住院患者的病情是否可以暂时离床。
2. 解释：向暂时离床活动或外出检查的患者及家属解释操作目的。

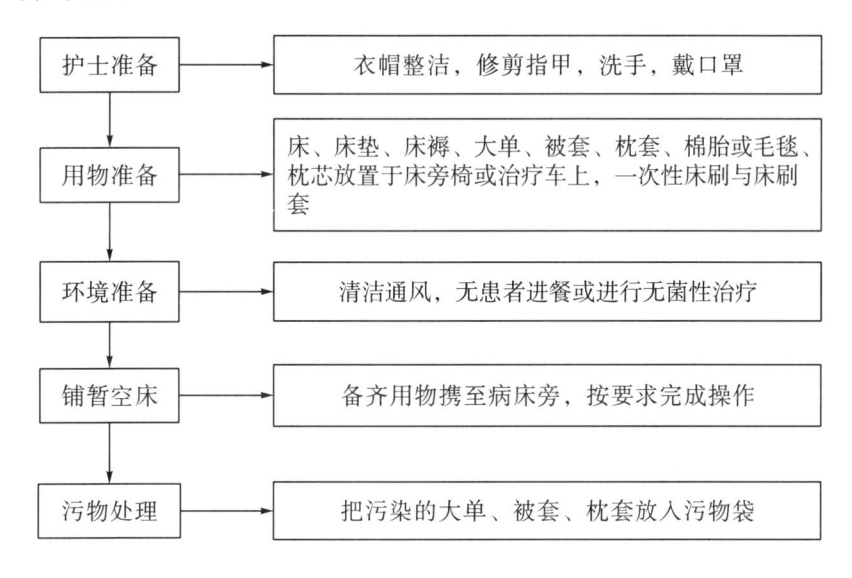

四、操作流程

护士准备	衣帽整洁，修剪指甲，洗手，戴口罩
用物准备	床、床垫、床褥、大单、被套、枕套、棉胎或毛毯、枕芯放置于床旁椅或治疗车上，一次性床刷与床刷套
环境准备	清洁通风，无患者进餐或进行无菌性治疗
铺暂空床	备齐用物携至病床旁，按要求完成操作
污物处理	把污染的大单、被套、枕套放入污物袋

五、实施步骤

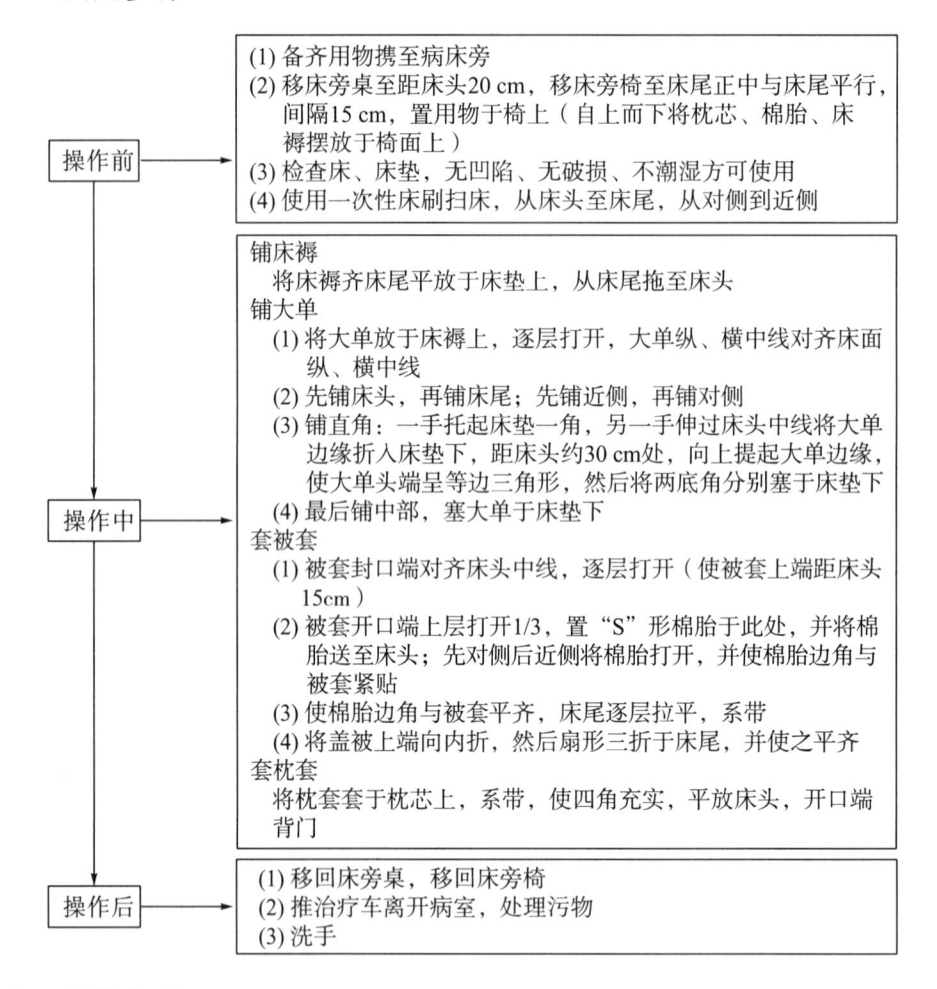

操作前
(1) 备齐用物携至病床旁
(2) 移床旁桌至距床头20 cm，移床旁椅至床尾正中与床尾平行，间隔15 cm，置用物于椅上（自上而下将枕芯、棉胎、床褥摆放于椅面上）
(3) 检查床、床垫，无凹陷、无破损、不潮湿方可使用
(4) 使用一次性床刷扫床，从床头至床尾，从对侧到近侧

操作中
铺床褥
　　将床褥齐床尾平放于床垫上，从床尾拖至床头
铺大单
　(1) 将大单放于床褥上，逐层打开，大单纵、横中线对齐床面纵、横中线
　(2) 先铺床头，再铺床尾；先铺近侧，再铺对侧
　(3) 铺直角：一手托起床垫一角，另一手伸过床头中线将大单边缘折入床垫下，距床头约30 cm处，向上提起大单边缘，使大单头端呈等边三角形，然后将两底角分别塞于床垫下
　(4) 最后铺中部，塞大单于床垫下
套被套
　(1) 被套封口端对齐床头中线，逐层打开（使被套上端距床头15cm）
　(2) 被套开口端上层打开1/3，置"S"形棉胎于此处，并将棉胎送至床头；先对侧后近侧将棉胎打开，并使棉胎边角与被套紧贴
　(3) 使棉胎边角与被套平齐，床尾逐层拉平，系带
　(4) 将盖被上端向内折，然后扇形三折于床尾，并使之平齐
套枕套
　　将枕套套于枕芯上，系带，使四角充实，平放床头，开口端背门

操作后
(1) 移回床旁桌，移回床旁椅
(2) 推治疗车离开病室，处理污物
(3) 洗手

六、评价标准

1. 操作中正确运用人体力学原理，方法正确，符合节力原则。
2. 用物准备符合患者病情需要。病房及床单元环境整洁、美观。
3. 患者上、下床方便。

七、思考题

1. 病区护士应如何接待新入院患者，并做哪些介绍？
2. 护士如何为患者准备暂空床？

项目三 麻醉床

一、临床情境

李某，男性，35岁，因车祸行"左下肢截肢术"，术后返回病房。
护士应如何为患者准备病床？

二、操作目的

便于接收和护理术后患者；使患者安全、舒适，预防并发症；避免病床上用物被污染，便于更换。

三、护理评估

患者的诊断、病情，手术及麻醉方式，术后需要的抢救或治疗药物。

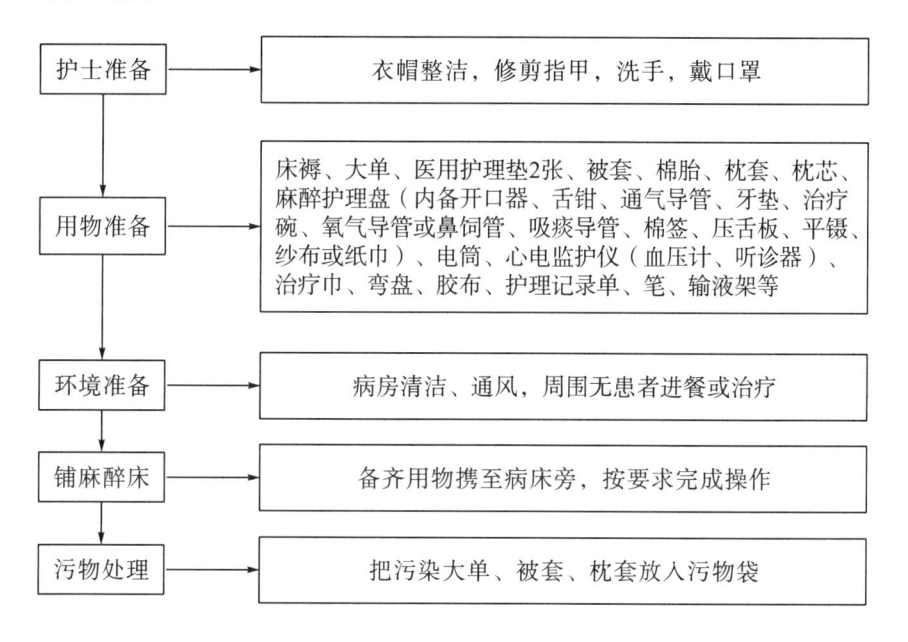

四、操作流程

护士准备	衣帽整洁，修剪指甲，洗手，戴口罩
用物准备	床褥、大单、医用护理垫2张、被套、棉胎、枕套、枕芯、麻醉护理盘（内备开口器、舌钳、通气导管、牙垫、治疗碗、氧气导管或鼻饲管、吸痰导管、棉签、压舌板、平镊、纱布或纸巾）、电筒、心电监护仪（血压计、听诊器）、治疗巾、弯盘、胶布、护理记录单、笔、输液架等
环境准备	病房清洁、通风，周围无患者进餐或治疗
铺麻醉床	备齐用物携至病床旁，按要求完成操作
污物处理	把污染大单、被套、枕套放入污物袋

五、实施步骤

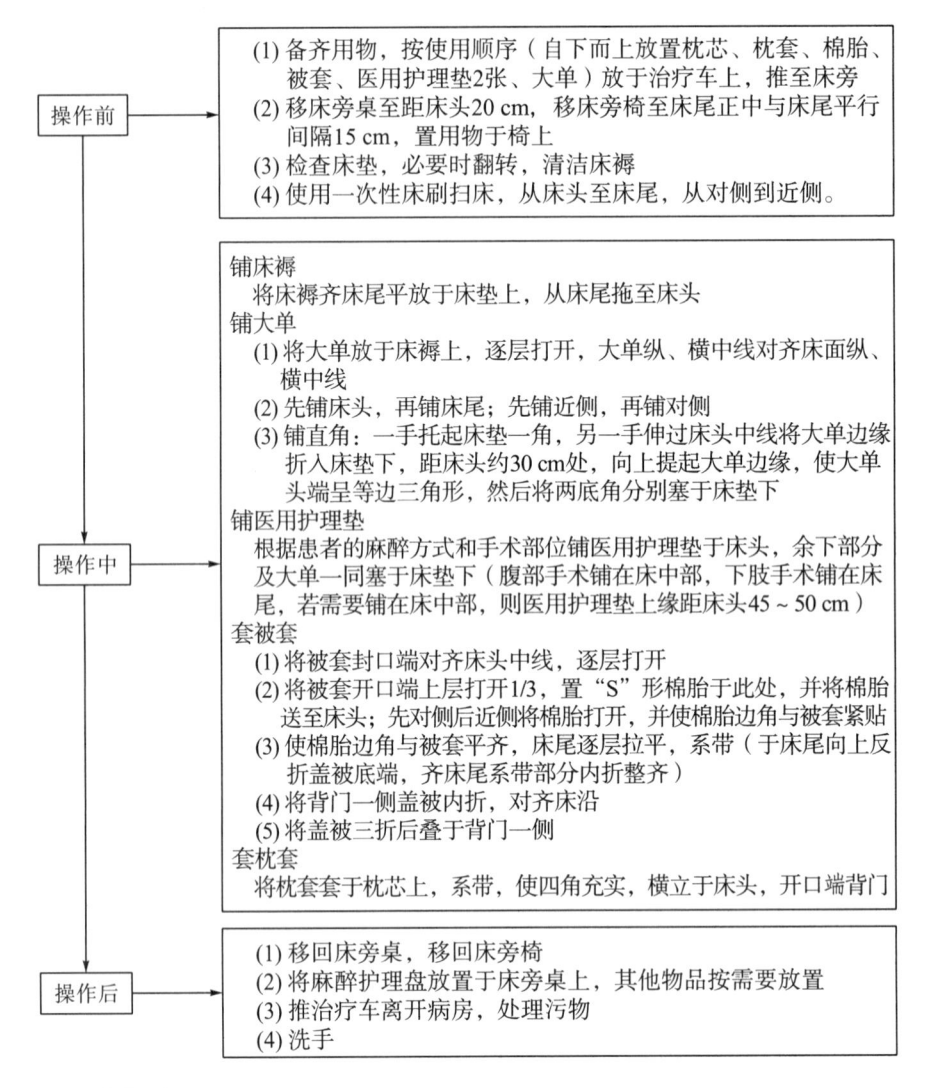

操作前
(1) 备齐用物，按使用顺序（自下而上放置枕芯、枕套、棉胎、被套、医用护理垫2张、大单）放于治疗车上，推至床旁
(2) 移床旁桌至距床头20 cm，移床旁椅至床尾正中与床尾平行间隔15 cm，置用物于椅上
(3) 检查床垫，必要时翻转，清洁床褥
(4) 使用一次性床刷扫床，从床头至床尾，从对侧到近侧。

操作中
铺床褥
　　将床褥齐床尾平放于床垫上，从床尾拖至床头
铺大单
(1) 将大单放于床褥上，逐层打开，大单纵、横中线对齐床面纵、横中线
(2) 先铺床头，再铺床尾；先铺近侧，再铺对侧
(3) 铺直角：一手托起床垫一角，另一手伸过床头中线将大单边缘折入床垫下，距床头约30 cm处，向上提起大单边缘，使大单头端呈等边三角形，然后将两底角分别塞于床垫下
铺医用护理垫
　　根据患者的麻醉方式和手术部位铺医用护理垫于床头，余下部分及大单一同塞于床垫下（腹部手术铺在床中部，下肢手术铺在床尾，若需要铺在床中部，则医用护理垫上缘距床头45～50 cm）
套被套
(1) 将被套封口端对齐床头中线，逐层打开
(2) 将被套开口端上层打开1/3，置"S"形棉胎于此处，并将棉胎送至床头；先对侧后近侧将棉胎打开，并使棉胎边角与被套紧贴
(3) 使棉胎边角与被套平齐，床尾逐层拉平，系带（于床尾向上反折盖被底端，齐床尾系带部分内折整齐）
(4) 将背门一侧盖被内折，对齐床沿
(5) 将盖被三折后叠于背门一侧
套枕套
　　将枕套套于枕芯上，系带，使四角充实，横立于床头，开口端背门

操作后
(1) 移回床旁桌，移回床旁椅
(2) 将麻醉护理盘放置于床旁桌上，其他物品按需要放置
(3) 推治疗车离开病房，处理污物
(4) 洗手

六、评价标准

1. 病床符合实用、舒适、安全的原则。
2. 患者舒适、安全，能及时得到抢救和护理。

七、操作要求

1. 能够熟练掌握各种铺床法的操作，明确注意事项。
2. 操作熟练，正确运用人体力学的原理，方法正确，符合节力原则，动作轻稳。

八、思考题

1. 铺床如何注意节力原则？
2. 不同手术部位的患者如何准备麻醉床？

3. 麻醉护理盘中常规需要准备哪些物品？

实验二　卧床患者更换床单法

一、临床情境

钱某，男性，56岁，无业。腹部手术后第一天，目前正在输液中，因床单污染需要更换。

护士应该如何操作？

二、操作目的

1. 保持患者清洁，使患者感觉舒适。
2. 预防压力性损伤等并发症的发生。

三、护理评估

1. 评估患者的病情、意识状态、活动能力及配合程度等；向患者解释更换床单的目的、方法、注意事项及配合要点。
2. 床单元的清洁程度，环境是否安全，室内温度是否合适。

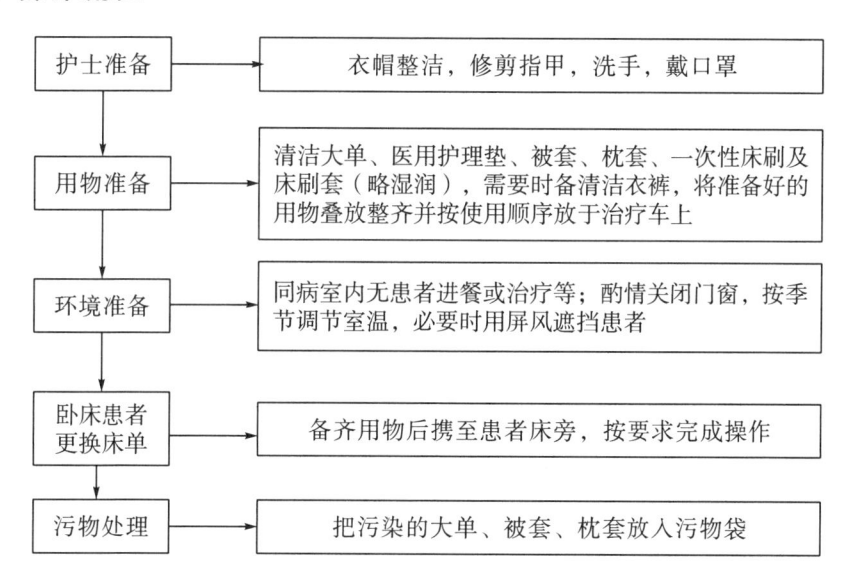

四、操作流程

护士准备	衣帽整洁，修剪指甲，洗手，戴口罩
用物准备	清洁大单、医用护理垫、被套、枕套、一次性床刷及床刷套（略湿润），需要时备清洁衣裤，将准备好的用物叠放整齐并按使用顺序放于治疗车上
环境准备	同病室内无患者进餐或治疗等；酌情关闭门窗，按季节调节室温，必要时用屏风遮挡患者
卧床患者更换床单	备齐用物后携至患者床旁，按要求完成操作
污物处理	把污染的大单、被套、枕套放入污物袋

五、实施步骤

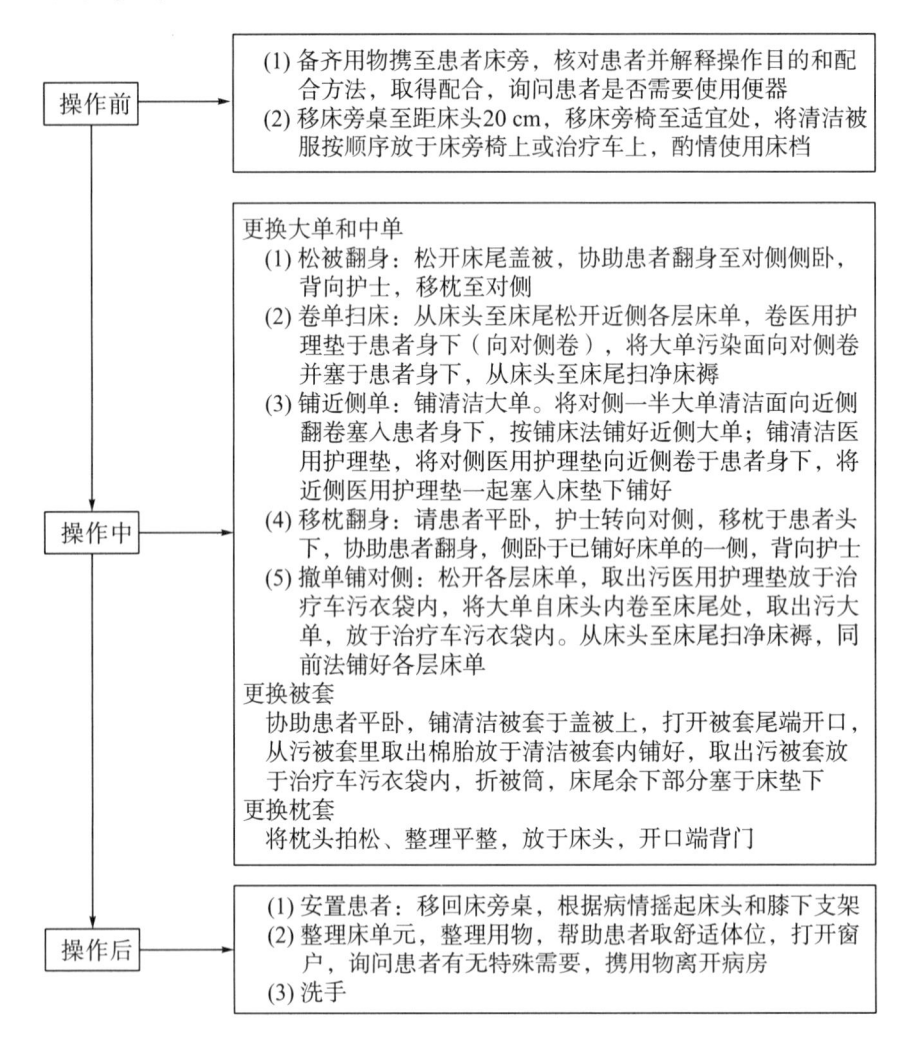

操作前
(1) 备齐用物携至患者床旁，核对患者并解释操作目的和配合方法，取得配合，询问患者是否需要使用便器
(2) 移床旁桌至距床头20 cm，移床旁椅至适宜处，将清洁被服按顺序放于床旁椅上或治疗车上，酌情使用床档

操作中
更换大单和中单
(1) 松被翻身：松开床尾盖被，协助患者翻身至对侧侧卧，背向护士，移枕至对侧
(2) 卷单扫床：从床头至床尾松开近侧各层床单，卷医用护理垫于患者身下（向对侧卷），将大单污染面向对侧卷并塞于患者身下，从床头至床尾扫净床褥
(3) 铺近侧单：铺清洁大单。将对侧一半大单清洁面向近侧翻卷塞入患者身下，按铺床法铺好近侧大单；铺清洁医用护理垫，将对侧医用护理垫向近侧卷于患者身下，将近侧医用护理垫一起塞入床垫下铺好
(4) 移枕翻身：请患者平卧，护士转向对侧，移枕于患者头下，协助患者翻身，侧卧于已铺好床单的一侧，背向护士
(5) 撤单铺对侧：松开各层床单，取出污医用护理垫放于治疗车污衣袋内，将大单自床头内卷至床尾处，取出污大单，放于治疗车污衣袋内。从床头至床尾扫净床褥，同前法铺好各层床单
更换被套
协助患者平卧，铺清洁被套于盖被上，打开被套尾端开口，从污被套里取出棉胎放于清洁被套内铺好，取出污被套放于治疗车污衣袋内，折被筒，床尾余下部分塞于床垫下
更换枕套
将枕头拍松、整理平整，放于床头，开口端背门

操作后
(1) 安置患者：移回床旁桌，根据病情摇起床头和膝下支架
(2) 整理床单元，整理用物，帮助患者取舒适体位，打开窗户，询问患者有无特殊需要，携用物离开病房
(3) 洗手

六、评价标准

1. 操作熟练，省时节力。
2. 患者舒适、安全。

七、操作要求

1. 操作中动作轻柔，注意观察患者病情变化，确保患者安全。
2. 操作熟练，正确运用人体力学的原理，方法正确，符合节力原则，动作轻稳。
3. 尊重、关心患者，并确保患者安全。

八、注意事项

1. 铺床前、后均应洗手，防止医院内交叉感染。
2. 操作前应仔细评估病床的各部有无损坏，以确保患者安全。

3. 同室患者在进餐、治疗及换药时应暂停铺床。
4. 正确运用人体力学的原理，注意节时节力，避免扭伤、疲劳。
5. 操作中注意保持被褥和棉胎平整、扎实。

九、思考题

1. 如何为卧床患者更换大单、医用护理垫？
2. 如果患者身上带有胃管、导尿管等引流管，如何更换被套？

实验三　运送患者法

项目一　轮椅运送法

一、临床情境

案例一：李某，女性，42岁，初中文化，自由职业者。诊断为"高位截瘫"，不能站立，现需护士用轮椅运送其去放射科检查。

案例二：张某，男性，88岁，高中文化。右侧肢体麻木无力，右手持物不稳，全身乏力，需护士用轮椅运送其去放射科检查。

在以上两个案例中，护士用轮椅运送患者的过程中分别应注意什么问题？

二、操作目的

1. 护送不能行走但能坐起的患者入院、出院、检查、治疗或进行室外活动。
2. 帮助患者下床活动，促进血液循环和体力恢复。

三、护理评估

1. 患者的体重、意识状态、病情与躯体活动能力。
2. 患者损伤的部位和理解合作程度。
3. 轮椅各部件的性能是否完好。

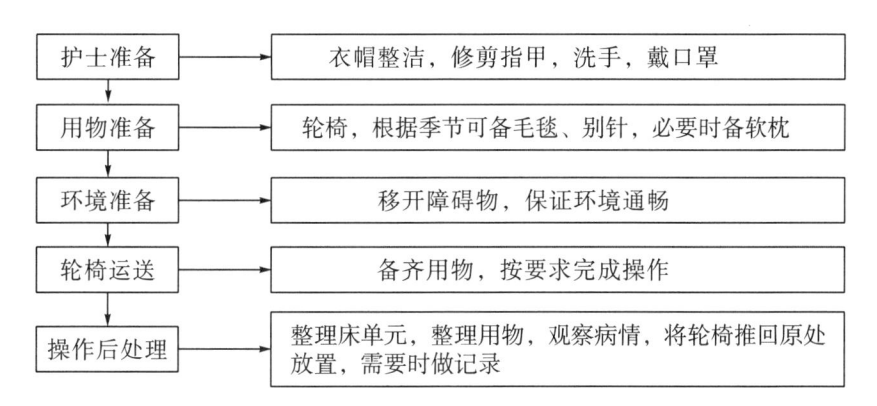

四、操作流程

护士准备	衣帽整洁，修剪指甲，洗手，戴口罩
用物准备	轮椅，根据季节可备毛毯、别针，必要时备软枕
环境准备	移开障碍物，保证环境通畅
轮椅运送	备齐用物，按要求完成操作
操作后处理	整理床单元，整理用物，观察病情，将轮椅推回原处放置，需要时做记录

五、实施步骤

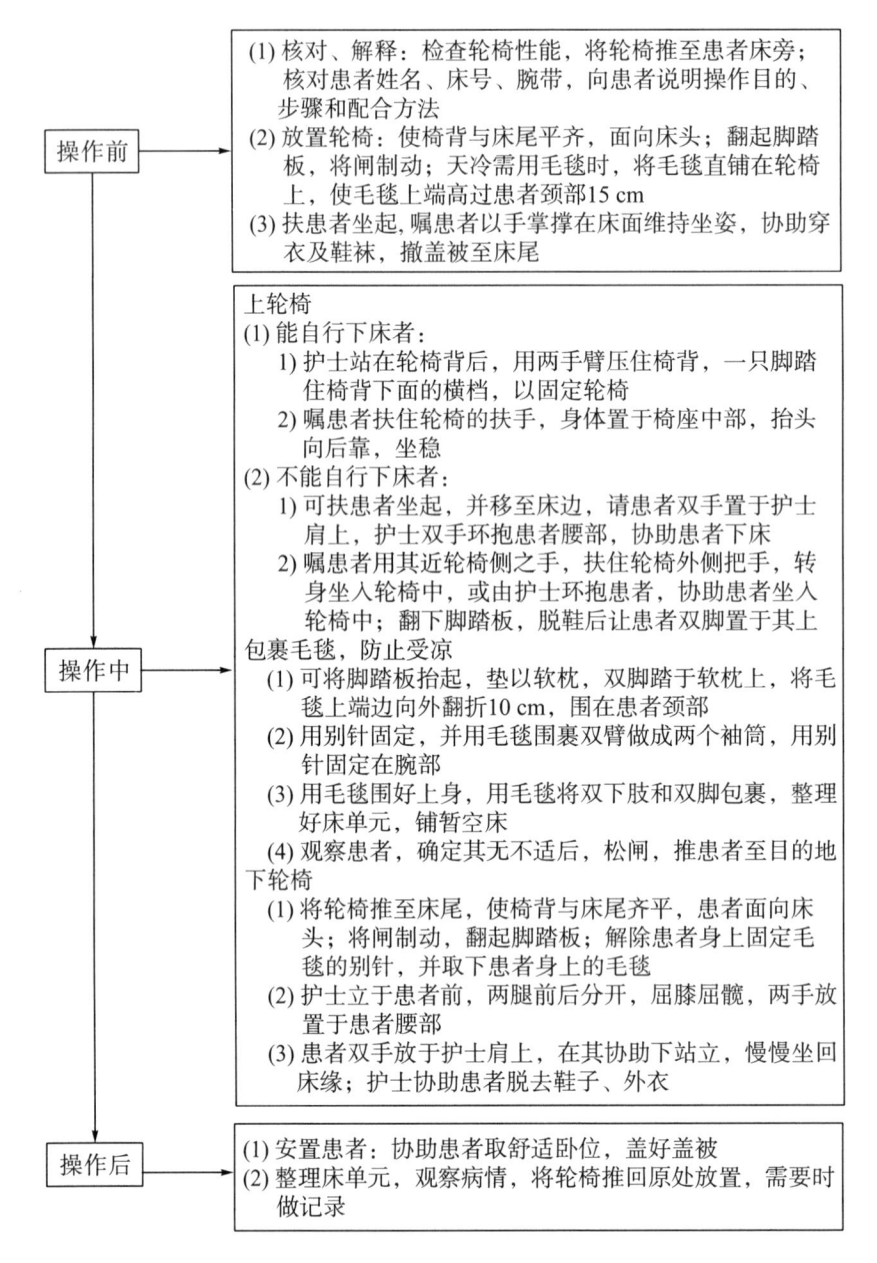

操作前
(1) 核对、解释：检查轮椅性能，将轮椅推至患者床旁；核对患者姓名、床号、腕带，向患者说明操作目的、步骤和配合方法
(2) 放置轮椅：使椅背与床尾平齐，面向床头；翻起脚踏板，将闸制动；天冷需用毛毯时，将毛毯直铺在轮椅上，使毛毯上端高过患者颈部15 cm
(3) 扶患者坐起，嘱患者以手掌撑在床面维持坐姿，协助穿衣及鞋袜，撤盖被至床尾

操作中
上轮椅
(1) 能自行下床者：
　1) 护士站在轮椅背后，用两手臂压住椅背，一只脚踏住椅背下面的横档，以固定轮椅
　2) 嘱患者扶住轮椅的扶手，身体置于椅座中部，抬头向后靠，坐稳
(2) 不能自行下床者：
　1) 可扶患者坐起，并移至床边，请患者双手置于护士肩上，护士双手环抱患者腰部，协助患者下床
　2) 嘱患者用其近轮椅侧之手，扶住轮椅外侧把手，转身坐入轮椅中，或由护士环抱患者，协助患者坐入轮椅中；翻下脚踏板，脱鞋后让患者双脚置于其上包裹毛毯，防止受凉
　(1) 可将脚踏板抬起，垫以软枕，双脚踏于软枕上，将毛毯上端边向外翻折10 cm，围在患者颈部
　(2) 用别针固定，并用毛毯围裹双臂做成两个袖筒，用别针固定在腕部
　(3) 用毛毯围好上身，用毛毯将双下肢和双脚包裹，整理好床单元，铺暂空床
　(4) 观察患者，确定其无不适后，松闸，推患者至目的地
下轮椅
　(1) 将轮椅推至床尾，使椅背与床尾齐平，患者面向床头；将闸制动，翻起脚踏板；解除患者身上固定毛毯的别针，并取下患者身上的毛毯
　(2) 护士立于患者前，两腿前后分开，屈膝屈髋，两手放置于患者腰部
　(3) 患者双手放于护士肩上，在其协助下站立，慢慢坐回床缘；护士协助患者脱去鞋子、外衣

操作后
(1) 安置患者：协助患者取舒适卧位，盖好盖被
(2) 整理床单元，观察病情，将轮椅推回原处放置，需要时做记录

六、评价标准

1. 护患沟通良好，护士动作轻稳、协调，注重患者感受。
2. 患者安全、舒适。

七、注意事项

1. 在运送患者时，护士应正确运用人体力学的原理，以免发生损伤，减轻双方疲劳，提高工作效率。

2. 在运送患者时，应避免引起患者痛苦，保证患者的安全与舒适。
3. 在运送患者时，应询问和观察患者有无不适。
4. 根据室外温度适当增加衣物、盖被（或毛毯）以免患者受凉。

八、思考题

轮椅运送法的注意事项有哪些？

项目二　平车运送法

一、临床情境

王某，女性，36岁，因"急性蛛网膜下腔出血"入院，患者经急诊室抢救以后，病情及生命体征基本稳定，现要护送患者入病区。

在运送过程中护士应该注意哪些问题？

二、操作目的

护送不能起床的患者入院，做各种特殊检查、治疗、手术，或协助不同医院间患者的转运。

三、护理评估

1. 患者的体重、病情、意识状态与躯体活动能力。
2. 患者的病损部位与理解合作程度。
3. 平车性能是否良好。

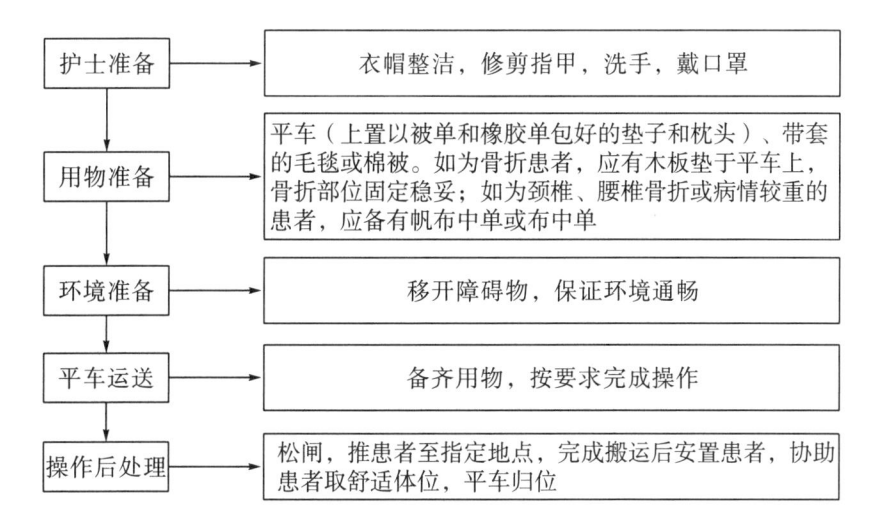

四、操作流程

护士准备	衣帽整洁，修剪指甲，洗手，戴口罩
用物准备	平车（上置以被单和橡胶单包好的垫子和枕头）、带套的毛毯或棉被。如为骨折患者，应有木板垫于平车上，骨折部位固定稳妥；如为颈椎、腰椎骨折或病情较重的患者，应备有帆布中单或布中单
环境准备	移开障碍物，保证环境通畅
平车运送	备齐用物，按要求完成操作
操作后处理	松闸，推患者至指定地点，完成搬运后安置患者，协助患者取舒适体位，平车归位

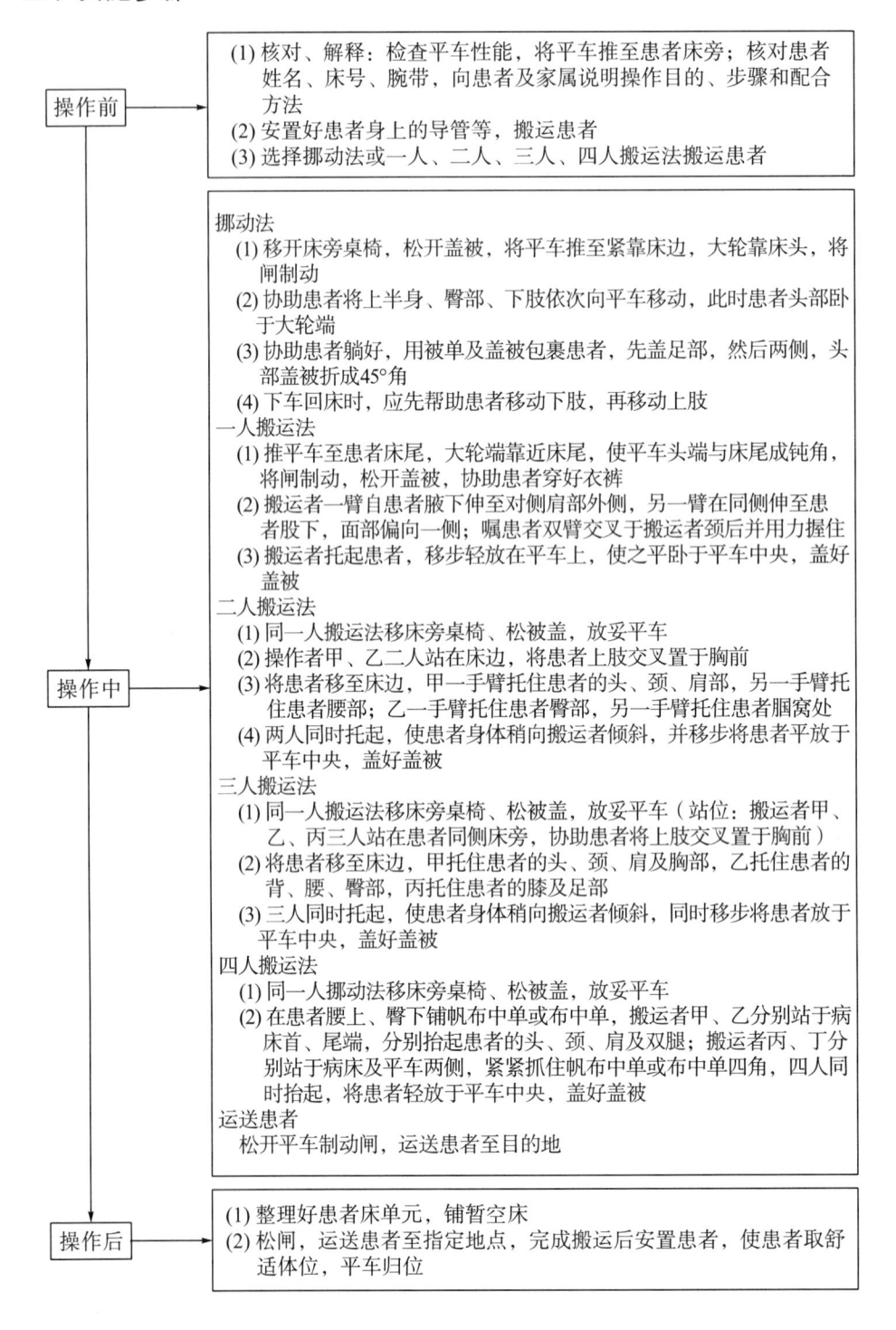

五、实施步骤

操作前
(1) 核对、解释：检查平车性能，将平车推至患者床旁；核对患者姓名、床号、腕带，向患者及家属说明操作目的、步骤和配合方法
(2) 安置好患者身上的导管等，搬运患者
(3) 选择挪动法或一人、二人、三人、四人搬运法搬运患者

操作中

挪动法
(1) 移开床旁桌椅，松开盖被，将平车推至紧靠床边，大轮靠床头，将闸制动
(2) 协助患者将上半身、臀部、下肢依次向平车移动，此时患者头部卧于大轮端
(3) 协助患者躺好，用被单及盖被包裹患者，先盖足部，然后两侧，头部盖被折成45°角
(4) 下车回床时，应先帮助患者移动下肢，再移动上肢

一人搬运法
(1) 推平车至患者床尾，大轮端靠近床尾，使平车头端与床尾成钝角，将闸制动，松开盖被，协助患者穿好衣裤
(2) 搬运者一臂自患者腋下伸至对侧肩部外侧，另一臂在同侧伸至患者股下，面部偏向一侧；嘱患者双臂交叉于搬运者颈后并用力握住
(3) 搬运者托起患者，移步轻放在平车上，使之平卧于平车中央，盖好盖被

二人搬运法
(1) 同一人搬运法移床旁桌椅、松被盖，放妥平车
(2) 操作者甲、乙二人站在床边，将患者上肢交叉置于胸前
(3) 将患者移至床边，甲一手臂托住患者的头、颈、肩部，另一手臂托住患者腰部；乙一手臂托住患者臀部，另一手臂托住患者腘窝处
(4) 两人同时托起，使患者身体稍向搬运者倾斜，并移步将患者平放于平车中央，盖好盖被

三人搬运法
(1) 同一人搬运法移床旁桌椅、松被盖，放妥平车（站位：搬运者甲、乙、丙三人站在患者同侧床旁，协助患者将上肢交叉置于胸前）
(2) 将患者移至床边，甲托住患者的头、颈、肩和胸部，乙托住患者的背、腰、臀部，丙托住患者的膝及足部
(3) 三人同时托起，使患者身体稍向搬运者倾斜，同时移步将患者放于平车中央，盖好盖被

四人搬运法
(1) 同一人挪动法移床旁桌椅、松被盖，放妥平车
(2) 在患者腰上、臀下铺帆布中单或布中单，搬运者甲、乙分别站于病床首、尾端，分别抬起患者的头、颈、肩及双腿；搬运者丙、丁分别站于病床及平车两侧，紧紧抓住帆布中单或布中单四角，四人同时抬起，将患者轻放于平车中央，盖好盖被

运送患者
　松开平车制动闸，运送患者至目的地

操作后
(1) 整理好患者床单元，铺暂空床
(2) 松闸，运送患者至指定地点，完成搬运后安置患者，使患者取舒适体位，平车归位

六、评价标准

1. 搬运轻、稳、准确，患者安全、舒适。
2. 患者无疲劳不适，能配合。
3. 患者的持续性治疗未受到影响。

七、注意事项

1. 搬运过程应注意动作轻、稳、准确，观察患者是否安全、舒适。
2. 搬运过程中应注意患者的病情变化，避免造成损伤或引起并发症。
3. 推送患者时，护士应位于患者头部，随时注意患者的病情变化。
4. 推行中，平车小轮端在前，转弯灵活，速度不可过快；上、下坡时，患者头部应位于高处，以减轻不适，并嘱患者抓紧扶手，以保证其安全。
5. 保持输液管道、引流管道通畅。
6. 运送颅脑损伤、颌面部外伤以及昏迷患者时，应将其头偏向一侧；搬运颈椎损伤的患者时，使用颈托固定，头部应保持中立位。

八、思考题

1. 平车运送法的注意事项有哪些？
2. 在运送的过程中应注意哪些问题？

知识链接

临床新技术、新方法

临床上有些医院用床罩代替大单铺床。这种方法使操作更简便，省时省力。具体做法是准备好有松紧带的棉质床罩，先将床罩一端罩紧床头，然后再将另一端罩紧床尾，床铺就会平整紧绷。应该注意的是，此方法仅能代替铺大单，其他操作同前。

第二章 清洁护理

实验一 口腔护理

一、临床情境

庄某,男,68岁,初中文化。于1年前在家中不慎从约2米高处摔下,左额顶部先着地,当即感头痛,伤口流血,急诊送入医院,头颅CT检查提示:左侧额颞硬脑膜外血肿。急诊以"脑外伤,硬脑膜外血肿"收入院治疗。入院后即刻行"血肿清除术",术后留置导尿管、胃管。

体格检查时发现患者口腔内有一个溃疡。请分析晨间护理时该如何进行口腔护理?

二、操作目的

1. 保持口腔清洁、湿润,预防口腔感染等并发症。
2. 预防或减轻口腔异味,清除牙垢,增进食欲,确保患者舒适。
3. 评估口腔内的情况(如黏膜、舌苔及牙龈等),提供患者病情动态变化的信息。

三、护理评估

1. 评估患者病情,如意识状态、口腔状况等。
2. 评估患者对口腔清洗的需要、合作程度。
3. 评估患者对口腔卫生的认识程度以及文化程度等。

四、操作流程

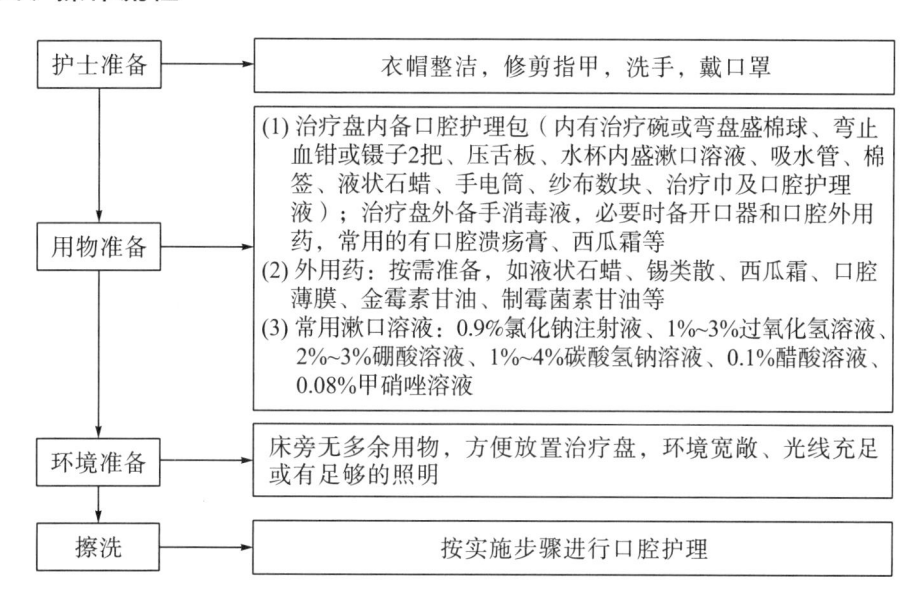

护士准备	衣帽整洁，修剪指甲，洗手，戴口罩
用物准备	(1) 治疗盘内备口腔护理包（内有治疗碗或弯盘盛棉球、弯止血钳或镊子2把、压舌板、水杯内盛漱口溶液、吸水管、棉签、液状石蜡、手电筒、纱布数块、治疗巾及口腔护理液）；治疗盘外备手消毒液，必要时备开口器和口腔外用药，常用的有口腔溃疡膏、西瓜霜等 (2) 外用药：按需准备，如液状石蜡、锡类散、西瓜霜、口腔薄膜、金霉素甘油、制霉菌素甘油等 (3) 常用漱口溶液：0.9%氯化钠注射液、1%~3%过氧化氢溶液、2%~3%硼酸溶液、1%~4%碳酸氢钠溶液、0.1%醋酸溶液、0.08%甲硝唑溶液
环境准备	床旁无多余用物，方便放置治疗盘，环境宽敞、光线充足或有足够的照明
擦洗	按实施步骤进行口腔护理

五、实施步骤

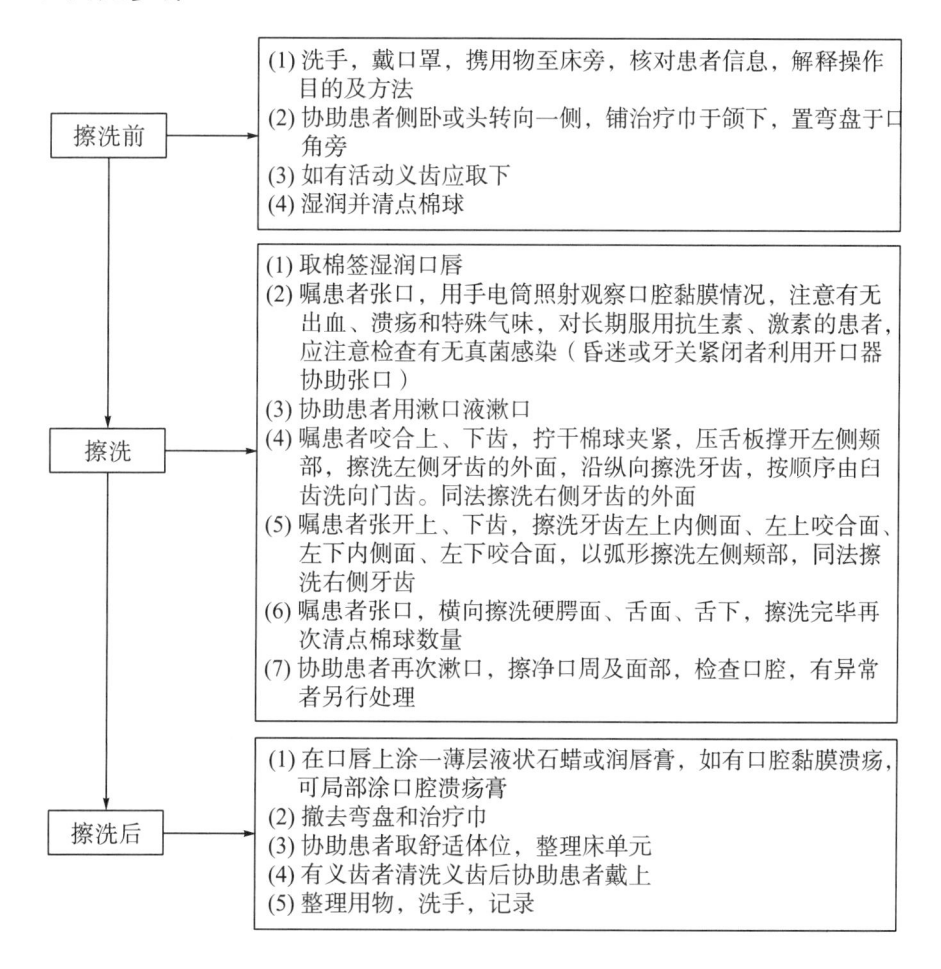

擦洗前	(1) 洗手，戴口罩，携用物至床旁，核对患者信息，解释操作目的及方法 (2) 协助患者侧卧或头转向一侧，铺治疗巾于颌下，置弯盘于口角旁 (3) 如有活动义齿应取下 (4) 湿润并清点棉球
擦洗	(1) 取棉签湿润口唇 (2) 嘱患者张口，用手电筒照射观察口腔黏膜情况，注意有无出血、溃疡和特殊气味，对长期服用抗生素、激素的患者，应注意检查有无真菌感染（昏迷或牙关紧闭者利用开口器协助张口） (3) 协助患者用漱口液漱口 (4) 嘱患者咬合上、下齿，拧干棉球夹紧，压舌板撑开左侧颊部，擦洗左侧牙齿的外面，沿纵向擦洗牙齿，按顺序由臼齿洗向门齿。同法擦洗右侧牙齿的外面 (5) 嘱患者张开上、下齿，擦洗牙齿左上内侧面、左上咬合面、左下内侧面、左下咬合面，以弧形擦洗左侧颊部，同法擦洗右侧牙齿 (6) 嘱患者张口，横向擦洗硬腭面、舌面、舌下，擦洗完毕再次清点棉球数量 (7) 协助患者再次漱口，擦净口周及面部，检查口腔，有异常者另行处理
擦洗后	(1) 在口唇上涂一薄层液状石蜡或润唇膏，如有口腔黏膜溃疡，可局部涂口腔溃疡膏 (2) 撤去弯盘和治疗巾 (3) 协助患者取舒适体位，整理床单元 (4) 有义齿者清洗义齿后协助患者戴上 (5) 整理用物，洗手，记录

口腔护理操作如图 2-1 所示，一次性口腔护理包如图 2-2 所示。

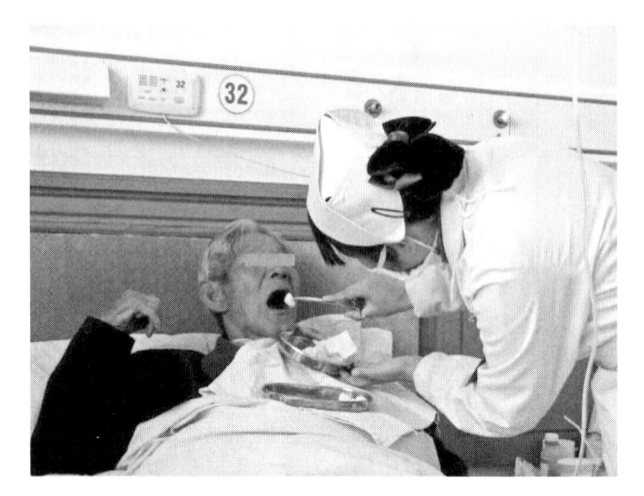

图 2-1 口腔护理操作

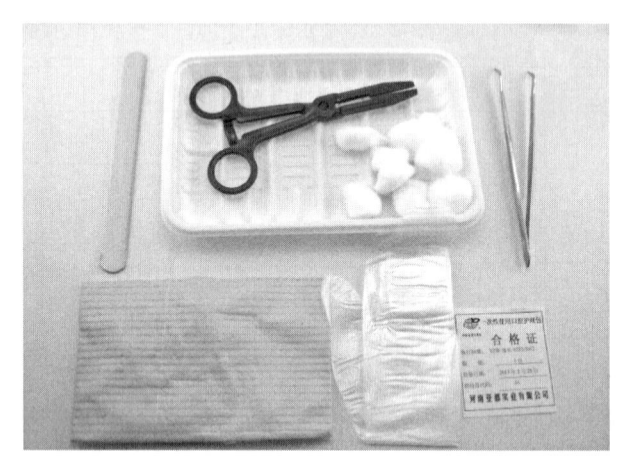

图 2-2 一次性口腔护理包

六、评价标准

1. 患者口唇润泽、清洁、舒适，口腔卫生得到改善。
2. 操作时未损伤口腔黏膜及牙龈。

七、注意事项

1. 昏迷患者禁止漱口，以免引起误吸。
2. 观察患者口腔黏膜、舌苔的变化，有无特殊口腔气味，提供病情变化的动态信息。
3. 使用的棉球不可过湿，以不能挤出液体为宜，防止因水分过多造成误吸。注意夹紧棉球，勿将其遗留在患者口腔内。
4. 对长期使用抗生素和激素的患者，应注意观察口腔内有无真菌感染。
5. 传染病患者的用物需按消毒隔离原则进行处理。

八、思考题

1. 为昏迷患者进行口腔护理时需要注意什么？
2. 哪些患者不能进行口腔护理？
3. 口腔护理的注意事项有哪些？
4. 常用的口腔护理溶液有哪些？各有什么作用？

实验二　头发护理

一、临床情境

姜某，女性，30岁，小学文化，自由职业。患者因"抑郁症9个月余"收入院治疗。入院时患者卫生状况差，头发污垢多，头发散乱，情绪低落、闷闷不乐，少言，动作迟缓，生活不能自理，自述注意不能集中，记忆力下降，失眠，常感心悸、胸闷。遵医嘱行一级护理。用药后，目前患者意识清楚，生命体征平稳。

请分析该患者主要的护理问题。

二、操作目的

1. 去除头皮屑及污物，使头发清洁，减少感染机会。
2. 按摩头皮，刺激头部血液循环，促进头发的生长。
3. 使患者舒适，促进身心健康，建立良好的护患关系。

三、护理评估

1. 患者的病情及治疗情况，注意生命体征变化，病情允许方可进行操作。
2. 头发卫生状况，观察有无头虱、虮及头皮情况。
3. 评估患者对头发清洁护理的理解程度及合作程度。

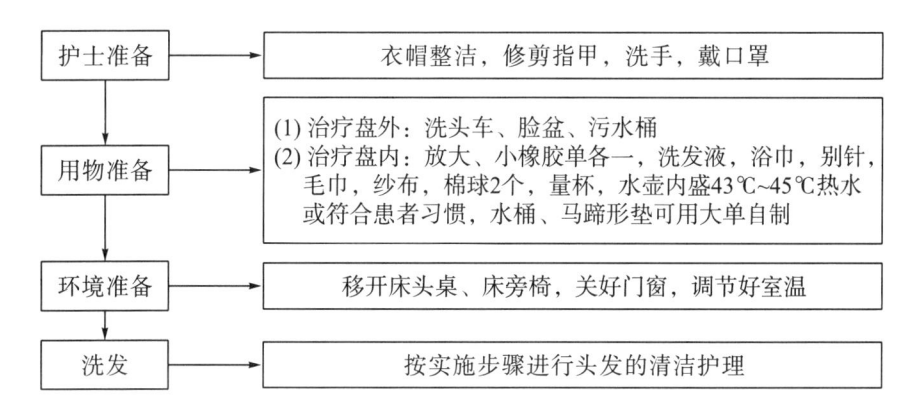

四、操作流程

护士准备	→	衣帽整洁，修剪指甲，洗手，戴口罩
用物准备	→	(1) 治疗盘外：洗头车、脸盆、污水桶 (2) 治疗盘内：放大、小橡胶单各一，洗发液，浴巾，别针，毛巾，纱布，棉球2个，量杯，水壶内盛43℃~45℃热水或符合患者习惯，水桶，马蹄形垫可用大单自制
环境准备	→	移开床头桌、床旁椅，关好门窗，调节好室温
洗发	→	按实施步骤进行头发的清洁护理

五、实施步骤

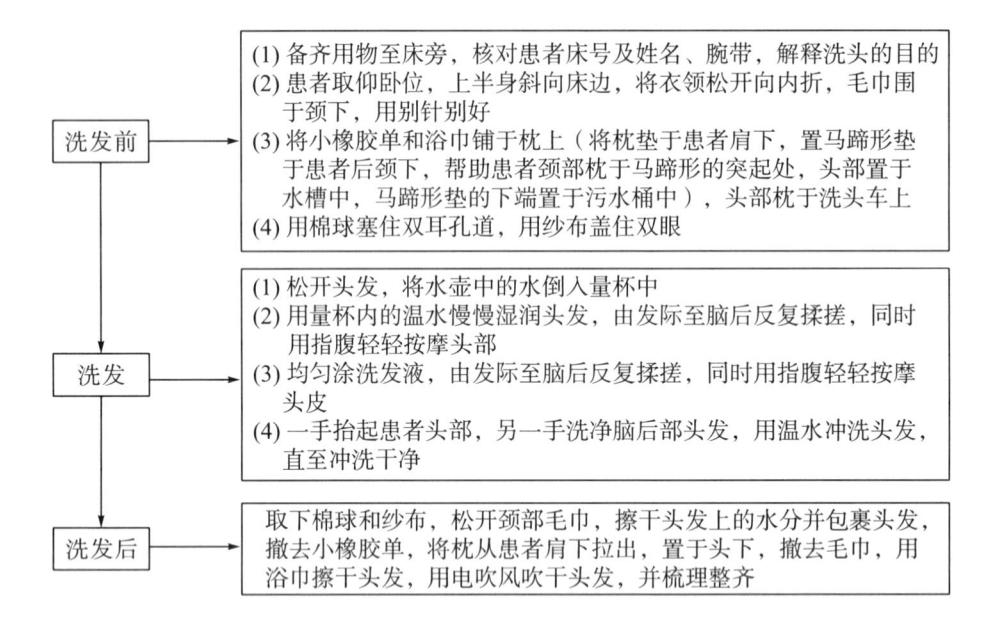

洗发前
(1) 备齐用物至床旁，核对患者床号及姓名、腕带，解释洗头的目的
(2) 患者取仰卧位，上半身斜向床边，将衣领松开向内折，毛巾围于颈下，用别针别好
(3) 将小橡胶单和浴巾铺于枕上（将枕垫于患者肩下，置马蹄形垫于患者后颈下，帮助患者颈部枕于马蹄形的突起处，头部置于水槽中，马蹄形垫的下端置于污水桶中），头部枕于洗头车上
(4) 用棉球塞住双耳孔道，用纱布盖住双眼

洗发
(1) 松开头发，将水壶中的水倒入量杯中
(2) 用量杯内的温水慢慢湿润头发，由发际至脑后反复揉搓，同时用指腹轻轻按摩头部
(3) 均匀涂洗发液，由发际至脑后反复揉搓，同时用指腹轻轻按摩头皮
(4) 一手抬起患者头部，另一手洗净脑后部头发，用温水冲洗头发，直至冲洗干净

洗发后
取下棉球和纱布，松开颈部毛巾，擦干头发上的水分并包裹头发，撤去小橡胶单，将枕从患者肩下拉出，置于头下，撤去毛巾，用浴巾擦干头发，用电吹风吹干头发，并梳理整齐

六、评价标准

1. 操作时动作轻稳，患者安全，正确运用人体力学的原理。
2. 头发清洁。

七、注意事项

1. 操作中，正确运用人体力学的原理，节时节力。
2. 操作过程中应注意观察患者的病情变化，如有异常，应立即停止。
3. 保护好患者的眼和耳，防止水进入，注意避免弄湿被褥和衣服。
4. 注意保暖，及时擦干，防止受凉。
5. 洗发应尽快完成，避免引起患者头部充血或疲劳不适。

八、思考题

1. 为患者进行床上洗头时需要注意些什么？
2. 如果患者有头虱，该如何配制灭虱药液？

实验三 床上擦浴

一、临床情境

张某，女性，60岁，临床诊断为"2型糖尿病，糖尿病肾病，肾功能不全（尿毒症期）"，长期卧床。

护士应如何为患者进行床上擦浴？

二、操作目的

1. 去除皮肤污垢，保持皮肤清洁，促进患者生理和心理上的舒适。
2. 促进皮肤血液循环，增强皮肤的排泄功能，预防感染和压力性损伤等并发症的发生。
3. 促进患者身体放松，增加患者活动的机会。
4. 为护士提供观察患者、与患者建立良好护患关系的机会。
5. 观察患者的一般情况、肢体活动情况，防止肌肉挛缩和关节僵硬等并发症的发生。

三、护理评估

1. 患者的皮肤清洁度及皮肤有无异常改变。
2. 患者的病情及理解、合作能力。
3. 患者的清洁习惯，对清洁卫生知识的了解程度。
4. 询问患者是否需要使用便器。

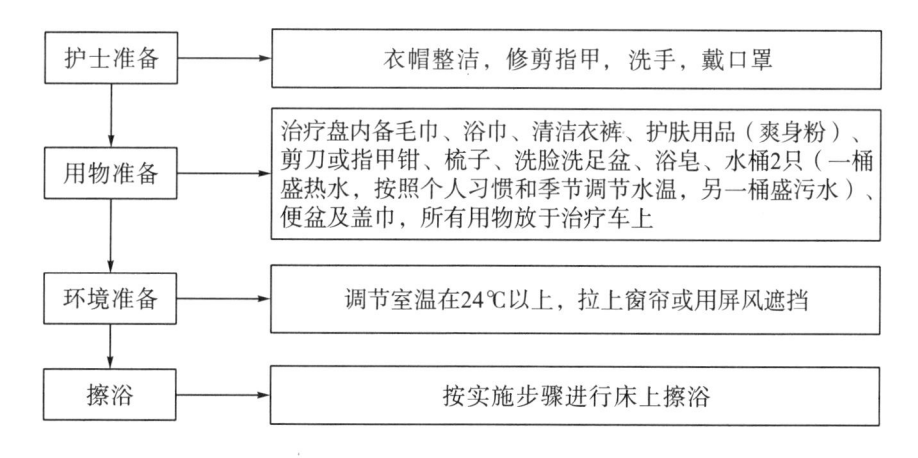

四、操作流程

护士准备	衣帽整洁，修剪指甲，洗手，戴口罩
用物准备	治疗盘内备毛巾、浴巾、清洁衣裤、护肤用品（爽身粉）、剪刀或指甲钳、梳子、洗脸洗足盆、浴皂、水桶2只（一桶盛热水，按照个人习惯和季节调节水温，另一桶盛污水）、便盆及盖巾，所有用物放于治疗车上
环境准备	调节室温在24℃以上，拉上窗帘或用屏风遮挡
擦浴	按实施步骤进行床上擦浴

五、实施步骤

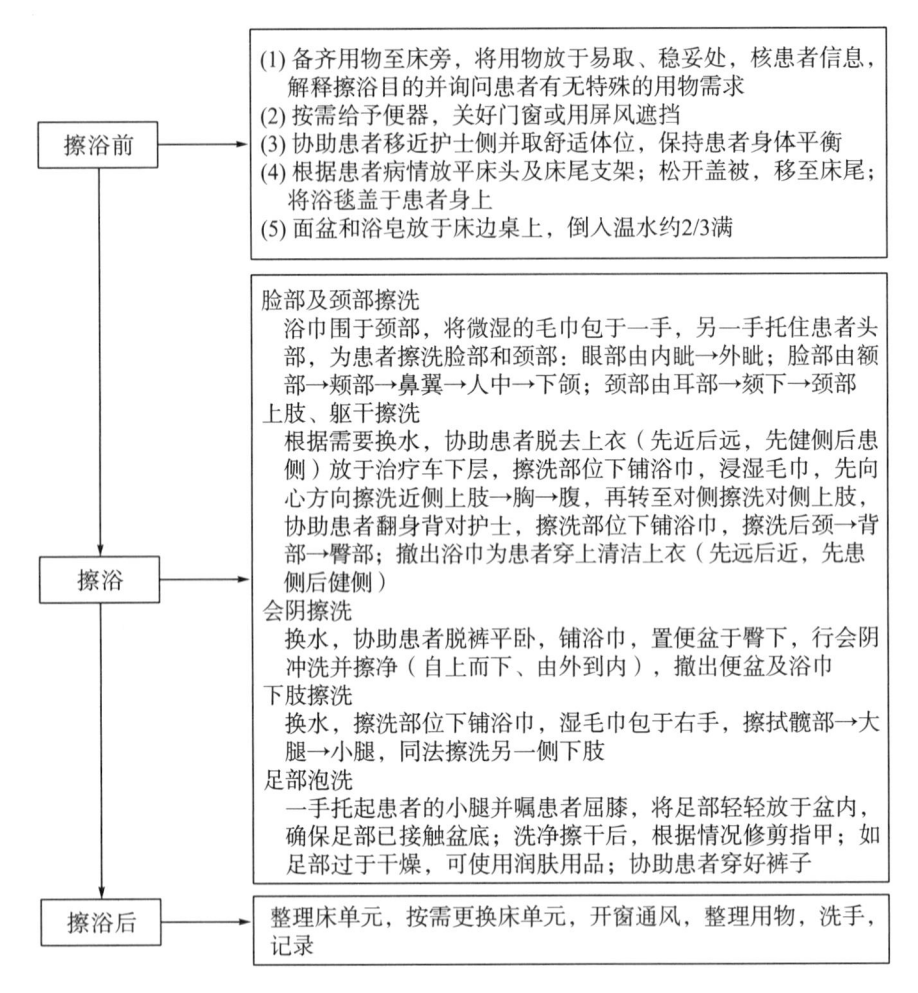

擦浴前	(1) 备齐用物至床旁，将用物放于易取、稳妥处，核患者信息，解释擦浴目的并询问患者有无特殊的用物需求 (2) 按需给予便器，关好门窗或用屏风遮挡 (3) 协助患者移近护士侧并取舒适体位，保持患者身体平衡 (4) 根据患者病情放平床头及床尾支架；松开盖被，移至床尾；将浴毯盖于患者身上 (5) 面盆和浴皂放于床边桌上，倒入温水约2/3满
擦浴	脸部及颈部擦洗 　浴巾围于颈部，将微湿的毛巾包于一手，另一手托住患者头部，为患者擦洗脸部和颈部：眼部由内眦→外眦；脸部由额部→颊部→鼻翼→人中→下颌；颈部由耳部→颏下→颈部 上肢、躯干擦洗 　根据需要换水，协助患者脱去上衣（先近后远，先健侧后患侧）放于治疗车下层，擦洗部位下铺浴巾，浸湿毛巾，先向心方向擦洗近侧上肢→胸→腹，再转至对侧擦洗对侧上肢，协助患者翻身背对护士，擦洗部位下铺浴巾，擦洗后颈→背部→臀部；撤出浴巾为患者穿上清洁上衣（先远后近，先患侧后健侧） 会阴擦洗 　换水，协助患者脱裤平卧，铺浴巾，置便盆于臀下，行会阴冲洗并擦净（自上而下、由外到内），撤出便盆及浴巾 下肢擦洗 　换水，擦洗部位下铺浴巾，湿毛巾包于右手，擦拭髋部→大腿→小腿，同法擦洗另一侧下肢 足部泡洗 　一手托起患者的小腿并嘱患者屈膝，将足部轻轻放于盆内，确保足部已接触盆底；洗净擦干后，根据情况修剪指甲；如足部过于干燥，可使用润肤用品；协助患者穿好裤子
擦浴后	整理床单元，按需更换床单元，开窗通风，整理用物，洗手，记录

六、评价标准

1. 患者清洁、舒适，身心愉快。
2. 注意擦浴过程中为患者保暖。

七、注意事项

1. 注意保暖，擦洗时只暴露正在擦洗的部位。
2. 沿肌肉分布走向擦洗，仔细擦净颈部、耳后、腋窝、腹股沟等皮肤皱褶处。
3. 擦洗过程中，及时更换热水及清水。如患者出现寒战、面色苍白等，应立即停止擦洗，通知医生处理。
4. 运用人体力学的原理，注意节时节力。
5. 擦浴过程中，注意保护伤口和引流管，避免伤口受压、引流管打折或扭曲。

八、思考题

1. 为患者进行床上擦浴时,对水温有什么要求?
2. 擦浴时有哪些注意事项?

实验四　背部按摩

一、临床情境

林某,男性,72 岁,小学文化。患者因"反复咳嗽、咳痰、气喘 30 年,加重 1 周。少尿伴意识障碍 2 天"入院。急诊拟以"慢性支气管炎急性发作、Ⅱ型呼吸衰竭、肾功能不全(尿毒症期)"收入重症监护室(ICU)治疗。患者骶尾部有 2 cm×3 cm 的 Ⅰ 期压力性损伤。

请分析该患者的主要护理要点。

二、操作目的

1. 促进皮肤血液循环,预防压力性损伤的进一步发展及并发症的发生。
2. 观察患者的一般情况,满足患者的身心需要。

三、护理评估

1. 患者的病情、意识状态、感觉功能及活动能力等。
2. 患者的皮肤情况,有无受压部位发红、缺血或皮肤损坏等并发症。
3. 患者的年龄、体重、营养状况。
4. 患者对压力性损伤及相关知识的了解程度、心理状态。

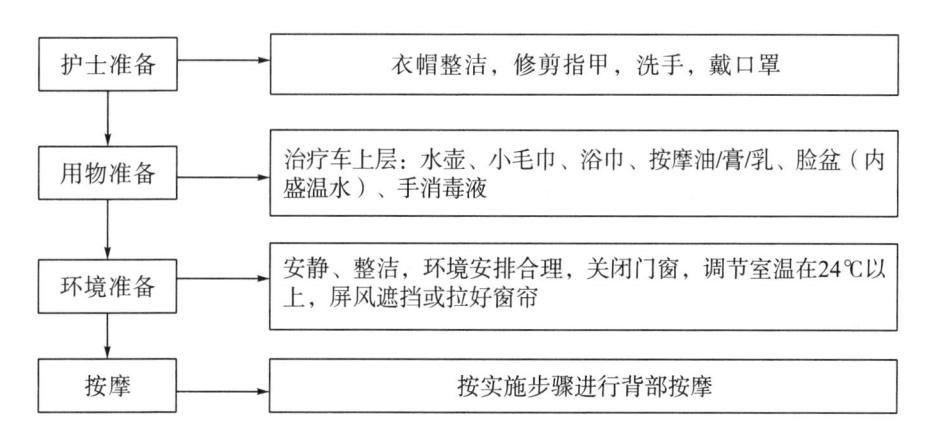

四、操作流程

护士准备	衣帽整洁,修剪指甲,洗手,戴口罩
用物准备	治疗车上层:水壶、小毛巾、浴巾、按摩油/膏/乳、脸盆(内盛温水)、手消毒液
环境准备	安静、整洁,环境安排合理,关闭门窗,调节室温在24℃以上,屏风遮挡或拉好窗帘
按摩	按实施步骤进行背部按摩

五、实施步骤

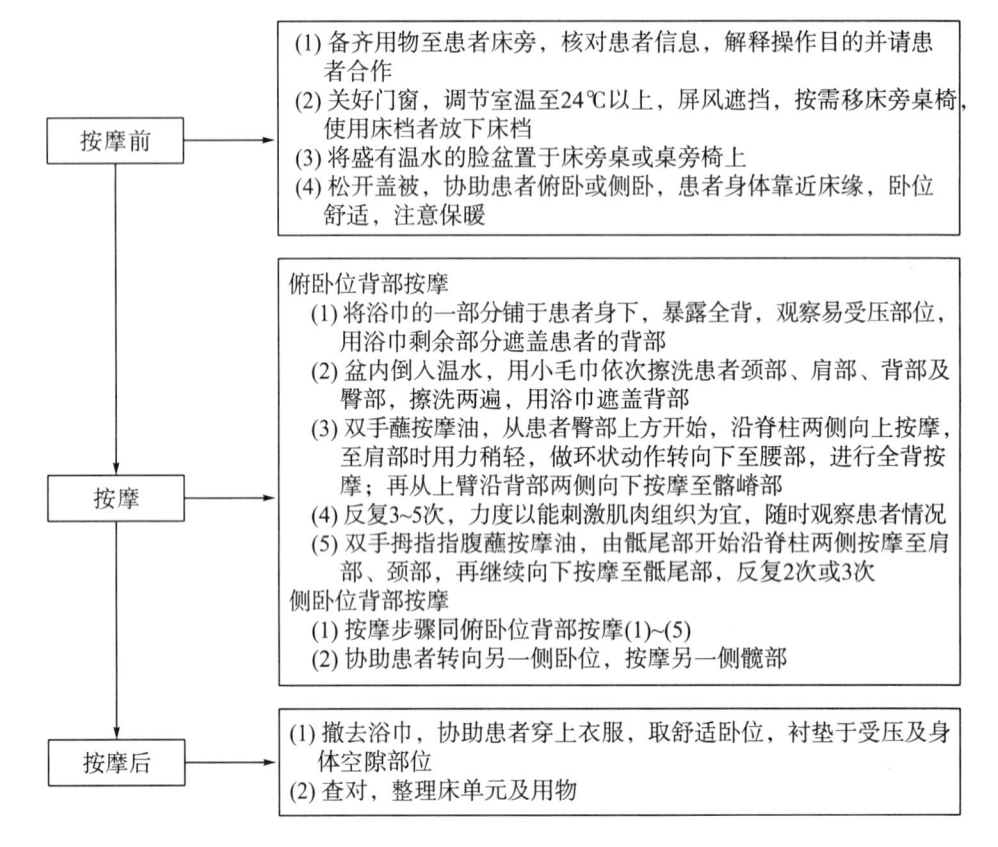

按摩前
(1) 备齐用物至患者床旁，核对患者信息，解释操作目的并请患者合作
(2) 关好门窗，调节室温至24℃以上，屏风遮挡，按需移床旁桌椅，使用床档者放下床档
(3) 将盛有温水的脸盆置于床旁桌或桌旁椅上
(4) 松开盖被，协助患者俯卧或侧卧，患者身体靠近床缘，卧位舒适，注意保暖

按摩

俯卧位背部按摩
(1) 将浴巾的一部分铺于患者身下，暴露全背，观察易受压部位，用浴巾剩余部分遮盖患者的背部
(2) 盆内倒入温水，用小毛巾依次擦洗患者颈部、肩部、背部及臀部，擦洗两遍，用浴巾遮盖背部
(3) 双手蘸按摩油，从患者臀部上方开始，沿脊柱两侧向上按摩，至肩部时用力稍轻，做环状动作转向下至腰部，进行全背按摩；再从上臂沿背部两侧向下按摩至髂嵴部
(4) 反复3~5次，力度以能刺激肌肉组织为宜，随时观察患者情况
(5) 双手拇指指腹蘸按摩油，由骶尾部开始沿脊柱两侧按摩至肩部、颈部，再继续向下按摩至骶尾部，反复2次或3次

侧卧位背部按摩
(1) 按摩步骤同俯卧位背部按摩(1)~(5)
(2) 协助患者转向另一侧卧位，按摩另一侧髋部

按摩后
(1) 撤去浴巾，协助患者穿上衣服，取舒适卧位，衬垫于受压及身体空隙部位
(2) 查对，整理床单元及用物

六、评价标准

1. 患者清洁、舒适。
2. 患者身心愉快。
3. 护理过程中注意为患者保暖。

七、注意事项

1. 操作中注意运用人体力学的原理，节时节力。
2. 注意保暖，避免患者受凉。
3. 观察患者病情变化，如出现寒战、面色苍白、脉数等，应立即停止按摩，通知医生处理。
4. 按摩力量适中，避免压力过大造成皮肤损伤。

八、思考题

1. 何谓压力性损伤？压力性损伤有哪些好发部位？
2. 压力性损伤有哪些分期？

第三章 无菌技术

实验一 无菌技术基本操作

一、临床情境

刘某，男性，30岁，大专文化，工厂工人。前臂刀切割伤经急诊缝合处理3天后来医院门诊换药。

在辅助医生换药的过程中护士应注意哪些问题？

二、操作目的

1. 防止病原微生物侵入或传播给他人。
2. 保持无菌区域中无菌物品不被污染。

三、护理评估

1. 操作环境是否整洁、宽敞。
2. 根据夹取物品的种类选择合适的持物钳。
3. 需夹取的无菌物品放置是否合理。
4. 清点无菌容器的种类。
5. 无菌包名称，无菌包是否完整及是否在消毒有效期。
6. 治疗盘是否清洁干燥，无菌治疗巾是否在有效期内。
7. 无菌溶液的名称、质量、有效期。
8. 无菌手套的尺寸、有效期。
9. 评估患者的病情，并向患者解释，做好准备；环境准备，保护隐私（必要时用屏风遮挡）。

四、操作流程

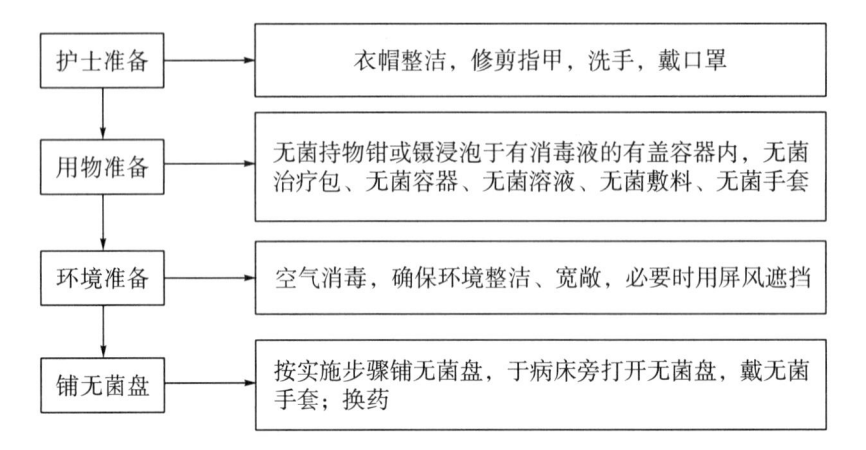

```
护士准备  →  衣帽整洁，修剪指甲，洗手，戴口罩
   ↓
用物准备  →  无菌持物钳或镊浸泡于有消毒液的有盖容器内，无菌治疗包、无菌容器、无菌溶液、无菌敷料、无菌手套
   ↓
环境准备  →  空气消毒，确保环境整洁、宽敞，必要时用屏风遮挡
   ↓
铺无菌盘  →  按实施步骤铺无菌盘，于病床旁打开无菌盘，戴无菌手套；换药
```

五、实施步骤

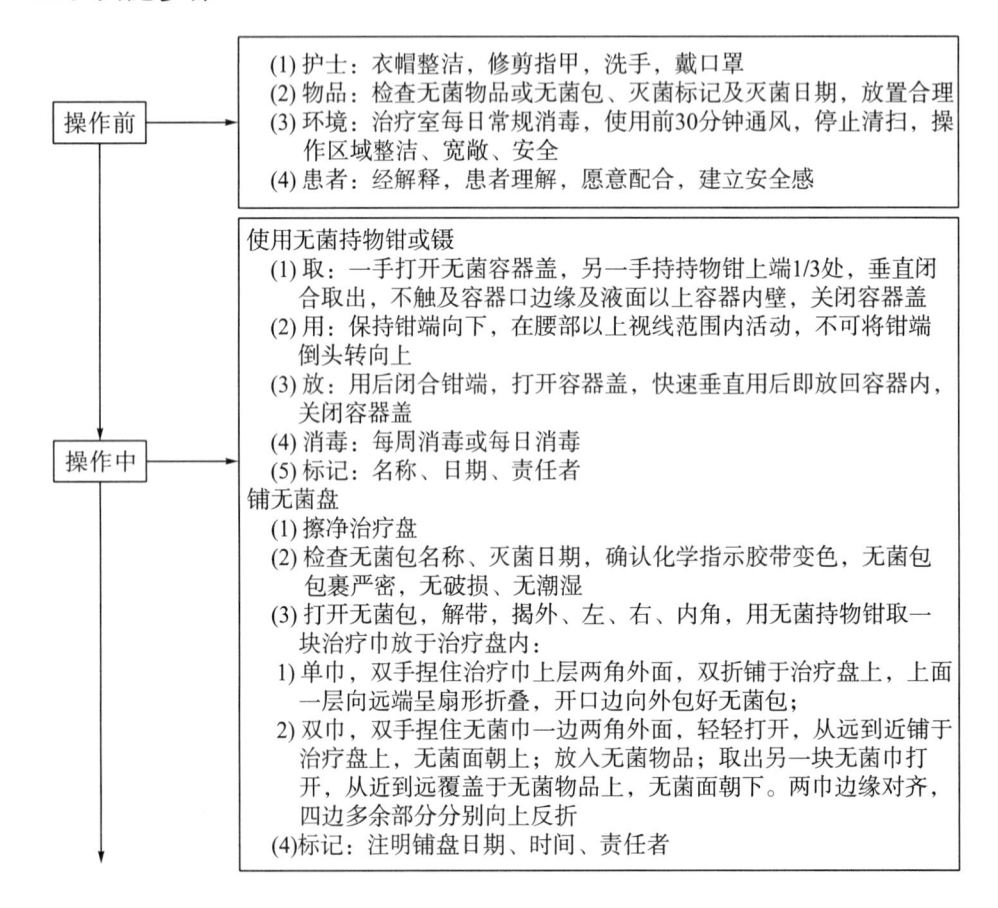

操作前：
(1) 护士：衣帽整洁，修剪指甲，洗手，戴口罩
(2) 物品：检查无菌物品或无菌包、灭菌标记及灭菌日期，放置合理
(3) 环境：治疗室每日常规消毒，使用前30分钟通风，停止清扫，操作区域整洁、宽敞、安全
(4) 患者：经解释，患者理解，愿意配合，建立安全感

操作中：

使用无菌持物钳或镊
(1) 取：一手打开无菌容器盖，另一手持持物钳上端1/3处，垂直闭合取出，不触及容器口边缘及液面以上容器内壁，关闭容器盖
(2) 用：保持钳端向下，在腰部以上视线范围内活动，不可将钳端倒头转向上
(3) 放：用后闭合钳端，打开容器盖，快速垂直用后即放回容器内，关闭容器盖
(4) 消毒：每周消毒或每日消毒
(5) 标记：名称、日期、责任者

铺无菌盘
(1) 擦净治疗盘
(2) 检查无菌包名称、灭菌日期，确认化学指示胶带变色，无菌包包裹严密，无破损、无潮湿
(3) 打开无菌包，解带，揭外、左、右、内角，用无菌持物钳取一块治疗巾放于治疗盘内：
　1) 单巾，双手捏住治疗巾上层两角外面，双折铺于治疗盘上，上面一层向远端呈扇形折叠，开口边向外包好无菌包；
　2) 双巾，双手捏住无菌巾一边两角外面，轻轻打开，从远到近铺于治疗盘上，无菌面朝上；放入无菌物品；取出另一块无菌巾打开，从近到远覆盖于无菌物品上，无菌面朝下。两巾边缘对齐，四边多余部分分别向上反折
(4) 标记：注明铺盘日期、时间、责任者

| 操作中 | 取无菌容器
(1) 检查无菌储槽灭菌日期、化学指示胶带变色、密封完好，打开储槽盖，用无菌持物钳夹取无菌治疗碗，放入无菌盘内
(2) 用无菌持物钳夹取无菌弯盘，放入无菌盘内
(3) 取物完成后立即盖严容器盖
倾倒无菌溶液
(1) 取出无菌溶液瓶，核对瓶上的药名、剂量、浓度和有效期
(2) 检查瓶盖无松动，瓶身无裂缝，溶液无浑浊、沉淀或变色，去掉瓶盖，消毒瓶口
(3) 打开瓶塞，冲洗瓶口，倒溶液于治疗碗内，盖瓶塞，注明第一次开瓶日期、时间并签名
取无菌容器
(1) 检查无菌储槽灭菌日期、化学指示胶带变色、密封完好，打开储槽盖，用无菌持物钳夹取无菌治疗碗，放入无菌盘内
(2) 用无菌持物钳夹取无菌弯盘，放入无菌盘内
(3) 取物完成后立即盖严容器盖
倒无菌溶液
(1) 取出无菌溶液瓶，核对瓶上的药名、剂量、浓度和有效期
(2) 检查瓶盖无松动，瓶身无裂缝，溶液无浑浊、沉淀或变色，去掉瓶盖，消毒瓶口
(3) 打开瓶塞，冲洗瓶口，倒溶液于治疗碗内，盖瓶塞，注明第一次开瓶日期、时间并签名取无菌敷料
(1) 检查无菌容器灭菌日期、化学指示胶带变色、密封完好
(2) 打开无菌容器盖，盖内面向上拿在手中
(3) 用无菌持物钳夹取无菌敷料
(4) 用后立即盖严容器盖
取无菌器械
(1) 检查无菌器械灭菌日期、化学指示胶带变色、密封完好
(2) 打开无菌容器盖，盖内面向上拿在手中
(3) 用无菌持物钳夹取止血钳放于无菌弯盘内，用无菌持物钳夹取无菌镊放于无菌弯盘内
(4) 用后立即盖严容器盖
戴无菌手套
(1) 核对无菌手套包灭菌日期、型号，确认包裹严密、无破损、无潮湿
(2) 两手同时掀开手套袋开口处，用一手拇指和示指同时捏住两只手套的反折部分，取出手套
(3) 将两手套五指对准，先戴一只手，再以戴好手套的手指插入另一只手套的反折面，同法戴好
(4) 调整：将手套的翻边扣套在工作服衣袖外面，双手对合交叉检查是否漏气，并调整手套位置
换药
检查伤口愈合情况，为患者换药并进行健康指导
脱手套
(1) 戴手套的手捏住另一手套腕部向外翻转脱下
(2) 已经脱下手套的手指插入另一手套内，将其翻转脱下
(3) 将手套放入医疗垃圾袋内 |
|---|---|
| 操作后 | 清理用物，洗手，记录 |

无菌技术基本操作如图 3-1～图 3-6 所示。

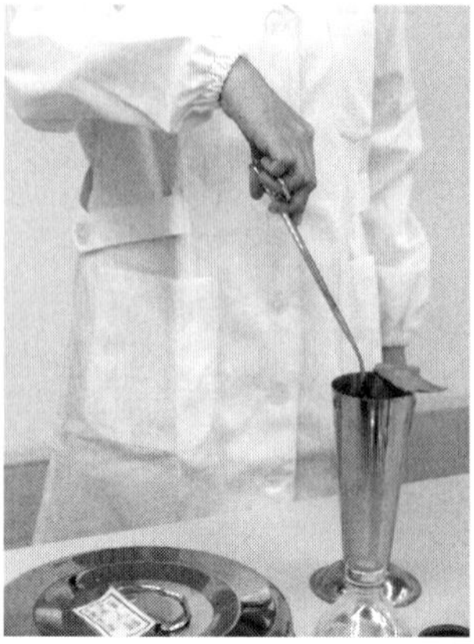

图 3-1　取放持物钳

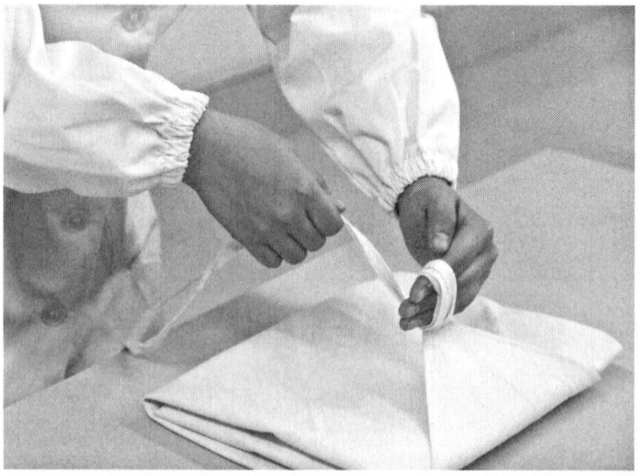

图 3-2　无菌包打开方法

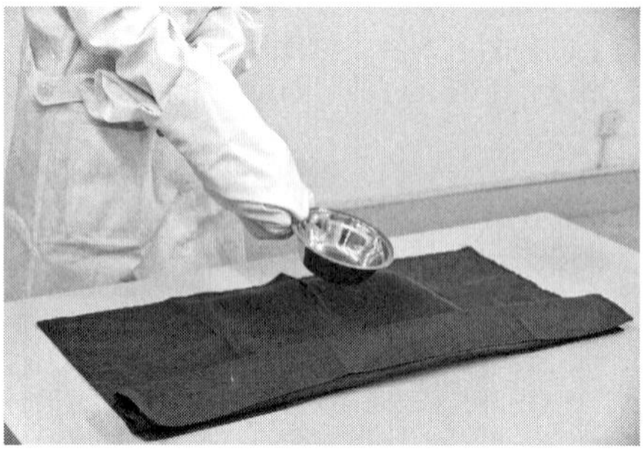

图 3-3　取出无菌包内物品

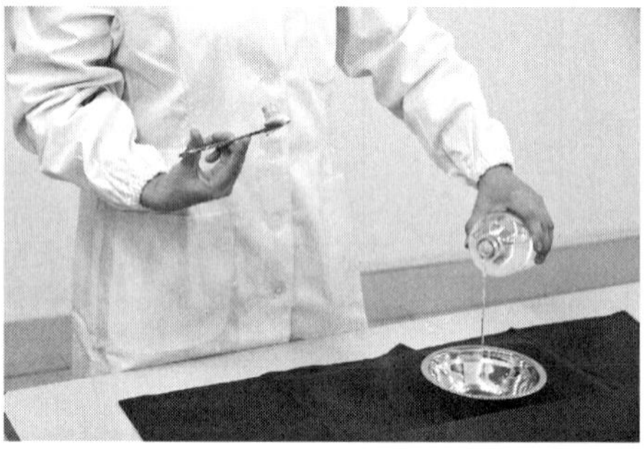

图 3-4　倾倒无菌溶液

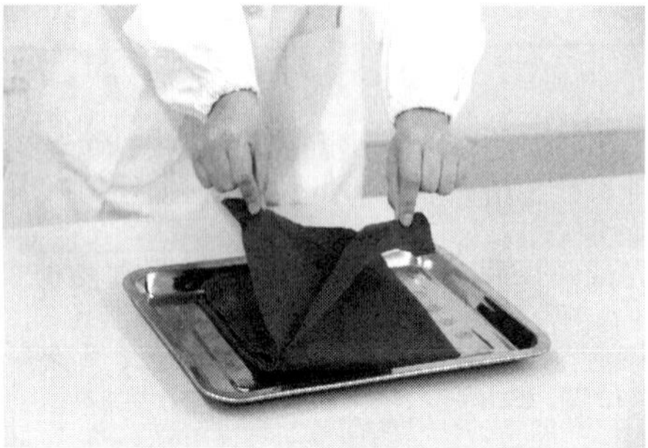

图 3-5　铺巾方法

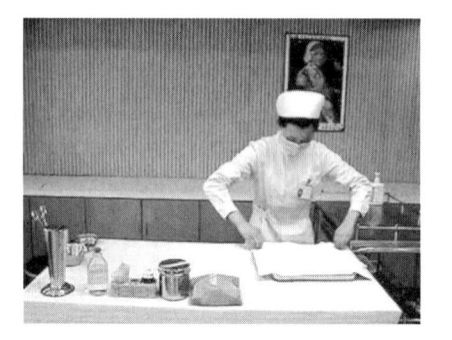

图 3-6　单层底铺盘法

六、操作要求

1. 能正确取、放、使用无菌持物钳，能根据夹取物品的种类选择合适的持物钳。

2. 能正确打开无菌容器，能正确取用无菌容器内的物品。

3. 能正确打开无菌包，能正确取用无菌包内的物品；若一次未取完，能正确打包并标记。

4. 能正确铺无菌治疗盘，能正确取用无菌盘内物品；对铺完未及时使用的无菌治疗盘能正确处理。

5. 能正确开瓶并倾倒无菌溶液，若溶液一次未用完，能正确处理。

6. 能正确戴、脱无菌手套，能选择适合自己的无菌手套型号。

七、评价标准

1. 取放无菌持物钳时钳端闭合，不触及溶液液面以上内壁部分或容器口边缘。
2. 使用过程中始终保持钳端向下，不触及非无菌区域。
3. 使用完毕后的持物钳立即放入容器内，关闭容器盖，并将钳端打开。
4. 手不触及无菌容器的内面及边缘。
5. 打开无菌包时系带处理妥善。
6. 开包、关包时手不触及包布内面。
7. 包内物品未用完，在关包时能将无菌包的系带横向扎好。
8. 准确注明开包日期、时间并签名。
9. 无菌巾的位置恰当，放入无菌物品后上下两层的边缘对齐。
10. 无菌巾上物品放置有序，取用方便。
11. 夹取、放置无菌物品时，手臂不跨越无菌区。
12. 操作中无菌巾内面未被污染。
13. 手未触及瓶口及瓶塞内面。
14. 倾倒溶液时，瓶签未浸湿，液体未溅至桌面。
15. 戴、脱手套时未强行拉扯手套边缘，没有污染，脱手套后洗手。
16. 操作始终在腰部或操作台面以上水平进行。

八、注意事项

1. 取放无菌持物钳时，不可触及容器口边缘及液面以上的容器内壁，以免污染。
2. 不可用无菌持物钳夹取油纱布，防止油粘于钳端而影响消毒效果。
3. 无菌持物钳及其浸泡容器每周消毒 2 次，并及时更换消毒液；必要时每日消毒、灭菌。
4. 到远处取物时，将持物钳和容器一起移至操作处使用。
5. 拿盖时，手不可触及盖的边缘及内面。
6. 取出无菌物品时，不可触及盖的边缘及内面。
7. 一般无菌物品放于质厚、致密、未脱脂的双层纯棉布包内。
8. 无菌包如超过有效期、有潮湿或破损不可使用
9. 保持无菌盘内无菌，铺好的无菌盘在 4 小时内使用有效。
10. 不可将物品伸入无菌溶液瓶内蘸取溶液，已倒出的溶液不可再倒回瓶内。
11. 倾倒无菌溶液时勿使瓶口接触容器口周围。
12. 已戴手套的手不可触及未戴手套的手及另一只手套的内面，未戴手套的手不可触及手套的外面。
13. 诊疗护理不同患者时应更换手套，一次性手套不可重复使用；戴手套不能替代洗手，必要时进行手消毒。

九、思考题

1. 无菌持物钳的使用原则有哪些?
2. 未开启过的无菌物品、开启过的无菌溶液、铺好的无菌盘的有效期各是多少?
3. 无菌操作需要注意哪些原则?
4. 简述无菌技术、无菌物品、无菌区域的基本概念。

实验二 隔离技术操作法——穿、脱隔离衣

一、临床情境

吴某,男性,18 岁,学生。患者诉牙龈出血半个月,2 周前自觉受凉后伴全身疼痛,以双膝、踝关节显著,既往健康。实验室检查:血红蛋白 98g/L,红细胞 $2.5×10^{12}/L$,白细胞 $24.0×10^9/L$,血小板 $82×10^9/L$;外周涂片可见大量幼稚淋巴细胞;骨髓检查提示原始淋巴细胞占 35%。门诊拟以"急性淋巴细胞白血病"收入院治疗。给予一级护理,保护性隔离。

请分析该患者的主要护理问题。

二、操作目的

保护工作人员和患者,防止病原微生物播散,避免交叉感染。

三、护理评估

1. 患者病情、临床表现、治疗及护理情况。
2. 患者目前采取的隔离种类、隔离措施。
3. 患者及家属对所患疾病有关防治知识、消毒隔离知识的了解程度及掌握情况。

四、操作流程

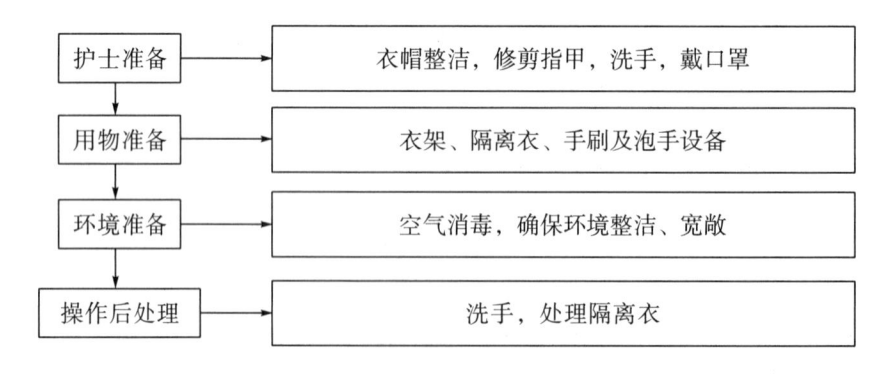

护士准备	衣帽整洁,修剪指甲,洗手,戴口罩
用物准备	衣架、隔离衣、手刷及泡手设备
环境准备	空气消毒,确保环境整洁、宽敞
操作后处理	洗手,处理隔离衣

五、实施步骤

1. 穿隔离衣法

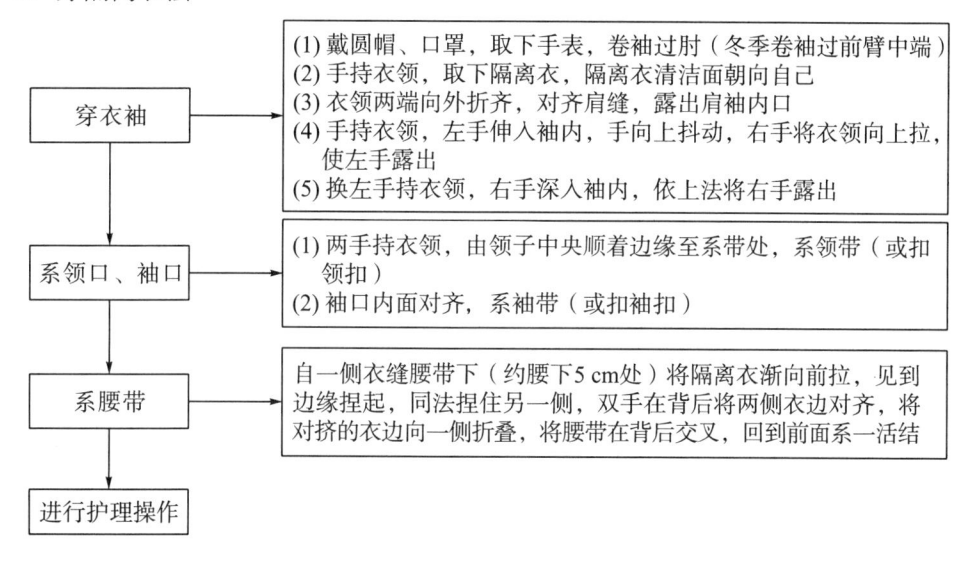

```
穿衣袖 → (1) 戴圆帽、口罩,取下手表,卷袖过肘(冬季卷袖过前臂中端)
        (2) 手持衣领,取下隔离衣,隔离衣清洁面朝向自己
        (3) 衣领两端向外折齐,对齐肩缝,露出肩袖内口
        (4) 手持衣领,左手伸入袖内,手向上抖动,右手将衣领向上拉,
            使左手露出
        (5) 换左手持衣领,右手深入袖内,依上法将右手露出

系领口、袖口 → (1) 两手持衣领,由领子中央顺着边缘至系带处,系领带(或扣
              领扣)
              (2) 袖口内面对齐,系袖带(或扣袖扣)

系腰带 → 自一侧衣缝腰带下(约腰下5 cm处)将隔离衣渐向前拉,见到
        边缘捏起,同法捏住另一侧,双手在背后将两侧衣边对齐,将
        对挤的衣边向一侧折叠,将腰带在背后交叉,回到前面系一活结

进行护理操作
```

2. 脱隔离衣法

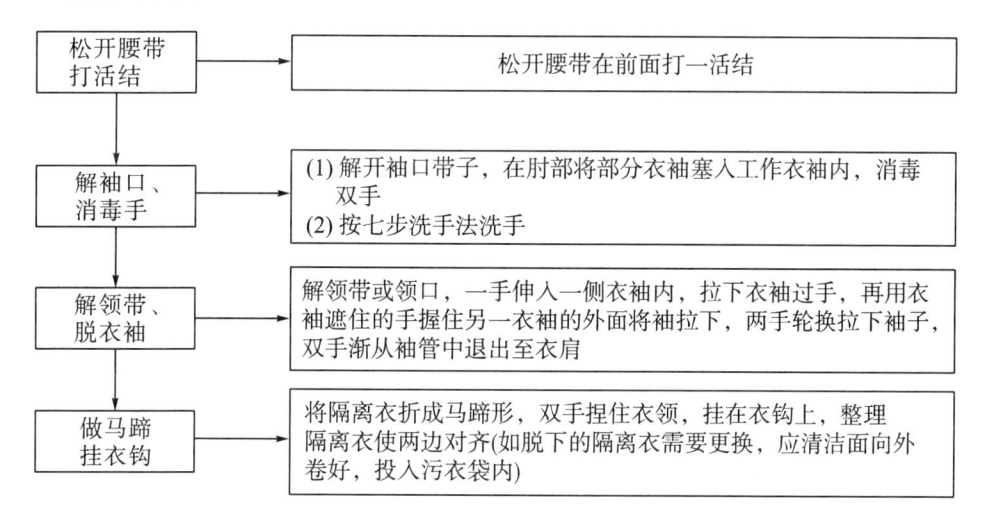

```
松开腰带
打活结 → 松开腰带在前面打一活结

解袖口、 → (1) 解开袖口带子,在肘部将部分衣袖塞入工作衣袖内,消毒
消毒手      双手
         (2) 按七步洗手法洗手

解领带、 → 解领带或领口,一手伸入一侧衣袖内,拉下衣袖过手,再用衣
脱衣袖    袖遮住的手握住另一衣袖的外面将拉下,两手轮换拉下袖子,
         双手渐从袖管中退出至衣肩

做马蹄 → 将隔离衣折成马蹄形,双手捏住衣领,挂在衣钩上,整理
挂衣钩   隔离衣使两边对齐(如脱下的隔离衣需要更换,应清洁面向外
        卷好,投入污衣袋内)
```

六、评价标准

1. 穿隔离衣
(1) 隔离衣长短合适。
(2) 系领带时衣袖未污染面部或颈部。
(3) 后侧边缘对齐,折叠处不松散。
(4) 衣领始终未被污染。

2. 脱隔离衣
(1) 刷手时,隔离衣未被溅湿,也未污染水池。
(2) 衣袖未污染手及手臂。

（3）衣领保持清洁。

七、注意事项

1. 系领子时污染的袖口不可触及衣领、面部和帽子。
2. 隔离衣应每日更换一次，污染或沾湿随时更换。
3. 隔离衣挂在半污染区，清洁面向外；挂在污染区，污染面向外。

八、思考题

1. 隔离技术的目的是什么？
2. 隔离衣的哪些区域是清洁的？
3. 隔离衣应多长时间更换一次？
4. 正确洗手的方法是什么？

知识链接

临床新技术、新方法

医用防护眼镜（眼罩）：针对医院及防疫工作环境，为确保护医护人员的眼部卫生及健康，同时提供最大的安全保护而设计。该产品广泛应用于观察室、清洗室、隔离室、手术室等，具有防液体飞溅，防菌、防污、防毒及超强的防冲击性能。

N95医用防护口罩：用来避免佩戴者被污染，适合近距离、长时间、密切接触疑似病例和确诊病例的医护人员使用。

第四章　生命体征测量

实验一　体温测量

一、临床情境

案例一：周某，男性，53岁，小学文化，自由职业者。患者因"体检发现右肺中叶结节20余天"由门诊收入院进一步治疗。在全身麻醉下行"胸腔镜下右肺中叶切除术"。术后第二天患者呼吸急促，面色潮红，体温39.5℃。

案例二：赵某，男性，6个月。患儿咳嗽2天，发热38℃～39.5℃，伴喘憋。以"小儿肺炎"收入院治疗。吃奶稍差，二便正常，母乳喂养，按常规添加辅食。体格检查：急性面容，呼吸急促，体温39.5℃，呼吸频率64次/分，脉搏频率180次/分；可见鼻翼扇动及三凹征，口唇发绀，两肺满布中小水泡音；肝肋下3 cm，腹软。

请分别分析以上案例中患者的护理要点。

二、操作目的

1. 判断体温有无异常。
2. 动态监测体温，提供患者病情的相关信息。
3. 协助诊断，为治疗、护理、康复提供依据。

三、护理评估

1. 患者年龄、病情、意识、治疗等情况。
2. 是否存在影响体温测量准确性的因素。
3. 患者的心理状态、合作程度。
4. 向患者解释体温测量的目的、方法、注意事项及配合要点。
5. 确认30分钟内没有影响体温的生理因素存在。

四、操作流程

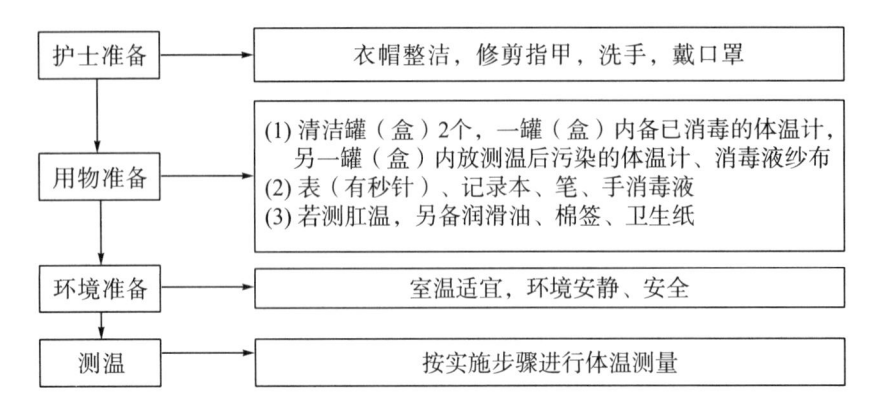

```
护士准备 → 衣帽整洁，修剪指甲，洗手，戴口罩
   ↓
用物准备 → (1) 清洁罐（盒）2个，一罐（盒）内备已消毒的体温计，
           另一罐（盒）内放测温后污染的体温计、消毒液纱布
           (2) 表（有秒针）、记录本、笔、手消毒液
           (3) 若测肛温，另备润滑油、棉签、卫生纸
   ↓
环境准备 → 室温适宜，环境安静、安全
   ↓
测温   → 按实施步骤进行体温测量
```

五、实施步骤

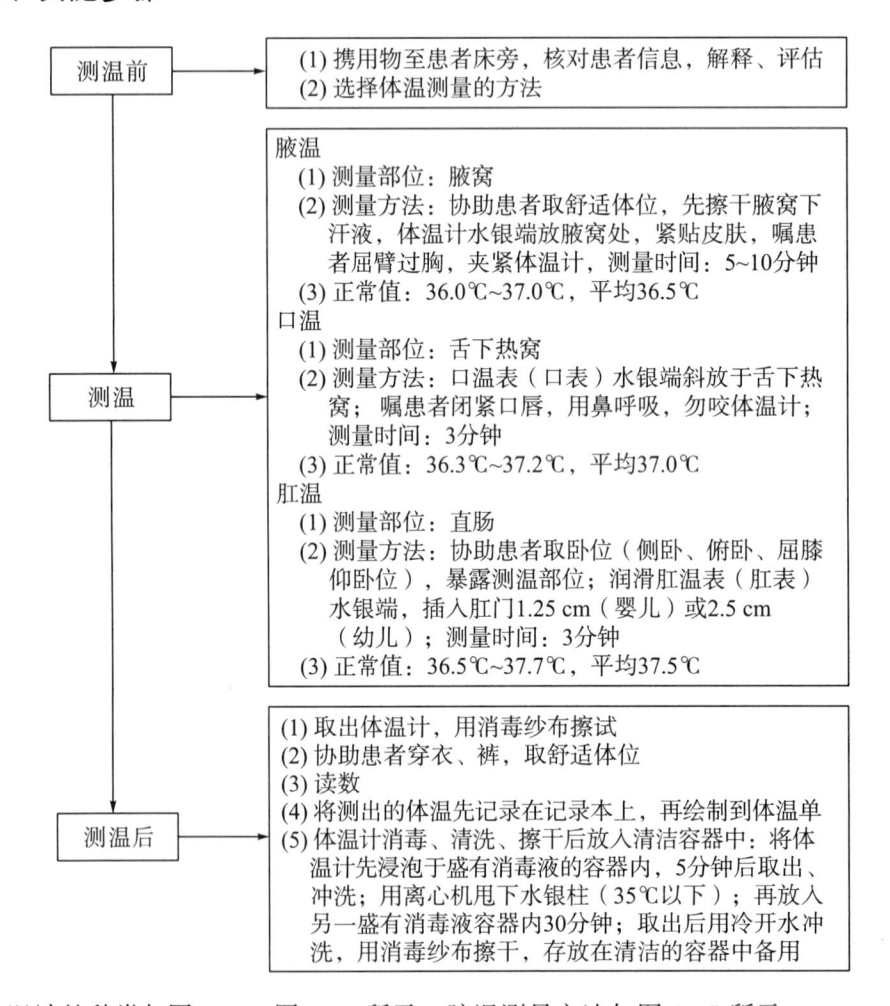

```
测温前 → (1) 携用物至患者床旁，核对患者信息，解释、评估
         (2) 选择体温测量的方法
   ↓
测温  → 腋温
        (1) 测量部位：腋窝
        (2) 测量方法：协助患者取舒适体位，先擦干腋窝下
            汗液，体温计水银端放腋窝处，紧贴皮肤，嘱患
            者屈臂过胸，夹紧体温计，测量时间：5~10分钟
        (3) 正常值：36.0℃~37.0℃，平均36.5℃
        口温
        (1) 测量部位：舌下热窝
        (2) 测量方法：口温表（口表）水银端斜放于舌下热
            窝；嘱患者闭紧口唇，用鼻呼吸，勿咬体温计；
            测量时间：3分钟
        (3) 正常值：36.3℃~37.2℃，平均37.0℃
        肛温
        (1) 测量部位：直肠
        (2) 测量方法：协助患者取卧位（侧卧、俯卧、屈膝
            仰卧位），暴露测温部位；润滑肛温表（肛表）
            水银端，插入肛门1.25 cm（婴儿）或2.5 cm
            （幼儿）；测量时间：3分钟
        (3) 正常值：36.5℃~37.7℃，平均37.5℃
   ↓
测温后 → (1) 取出体温计，用消毒纱布擦拭
         (2) 协助患者穿衣、裤，取舒适体位
         (3) 读数
         (4) 将测出的体温先记录在记录本上，再绘制到体温单
         (5) 体温计消毒、清洗、擦干后放入清洁容器中：将体
             温计先浸泡于盛有消毒液的容器内，5分钟后取出、
             冲洗；用离心机甩下水银柱（35℃以下）；再放入
             另一盛有消毒液容器内30分钟；取出后用冷开水冲
             洗，用消毒纱布擦干，存放在清洁的容器中备用
```

体温计的种类如图4-1~图4-4所示，腋温测量方法如图4-5所示。

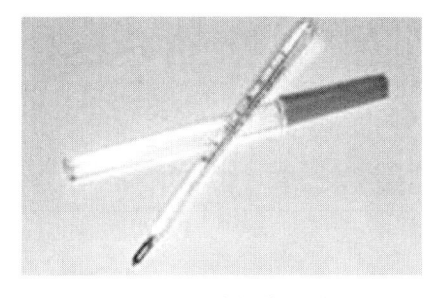

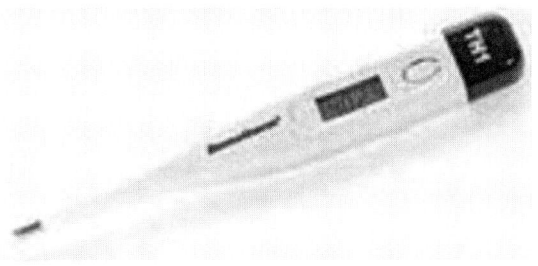

图 4-1　水银体温计

图 4-2　电子体温计

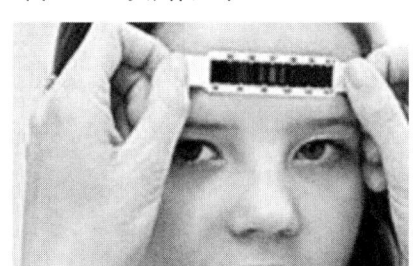

图 4-3　片式体温计

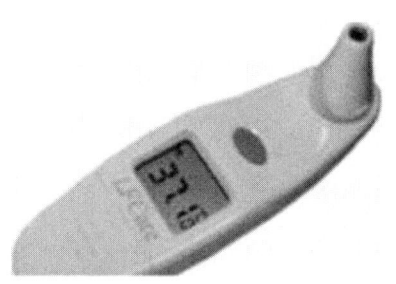

图 4-4　耳式体温计

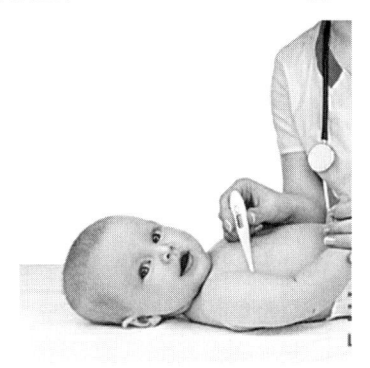

图 4-5　腋温测方法

六、评价标准

1. 患者理解测量体温的目的，愿意配合。
2. 患者知晓体温正常值及测量过程中的注意事项。
3. 体温测量结果准确。

七、注意事项

1. 测量腋温前，应擦干汗液，体温计水银端放腋窝处。
2. 测温前若患者有下列活动，如运动，进食，饮冷、热饮，冷、热敷，洗澡，坐浴，灌肠等，应休息 30 分钟后再测量。

八、思考题

1. 口表测量体温适用于哪些患者？

2. 肛表测量体温适用于哪些患者？
3. 在测口温过程中，如果口表被咬碎，应该如何处理？

实验二　脉搏测量

一、临床情境

周某，女，65岁，初中文化。患者10年前诊断为"二尖瓣狭窄"，行"二尖瓣置换术"，术后常规服用华法林。近2年反复心悸，伴胸闷、气促，为进一步治疗入院。体格检查：意识清楚，两肺呼吸音清，胃纳可。心电图检查示：心房颤动，心率119次/分，脉搏短绌。

请分析该患者的护理要点。

二、操作目的

1. 判断脉搏（脉搏频率）有无异常。
2. 动态监测脉搏变化，提供病情的相关信息。
3. 协助诊断，为患者的治疗、护理、康复提供依据。

三、护理评估

1. 评估患者的一般状况及病情、治疗情况。
2. 向患者解释脉搏测量的目的、方法、注意事项及配合要点，评估患者的心理状态及合作程度。
3. 确认30分钟内无影响脉搏的生理因素存在。

四、操作流程

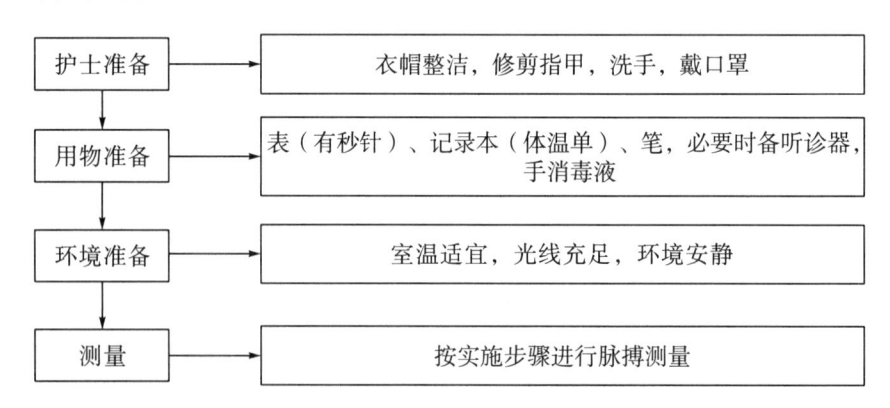

护士准备	衣帽整洁，修剪指甲，洗手，戴口罩
用物准备	表（有秒针）、记录本（体温单）、笔，必要时备听诊器，手消毒液
环境准备	室温适宜，光线充足，环境安静
测量	按实施步骤进行脉搏测量

五、实施步骤

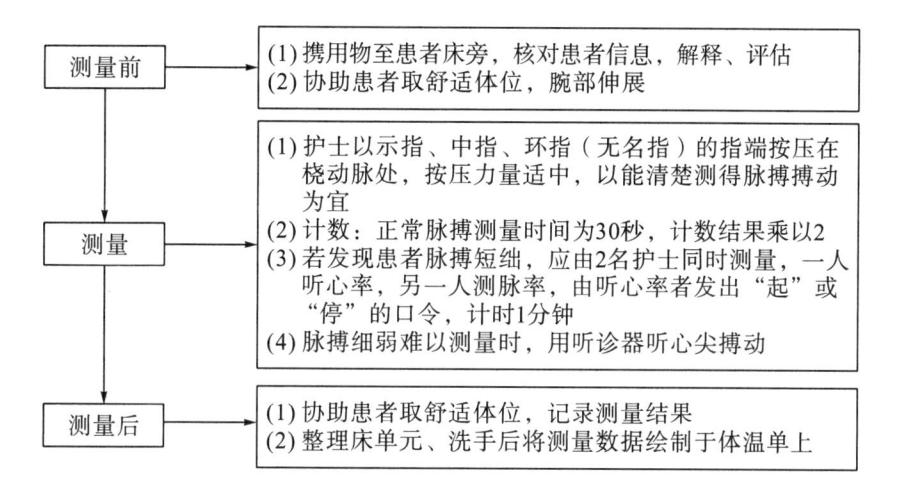

测量前	(1) 携用物至患者床旁，核对患者信息，解释、评估 (2) 协助患者取舒适体位，腕部伸展
测量	(1) 护士以示指、中指、环指（无名指）的指端按压在桡动脉处，按压力量适中，以能清楚测得脉搏搏动为宜 (2) 计数：正常脉搏测量时间为30秒，计数结果乘以2 (3) 若发现患者脉搏短绌，应由2名护士同时测量，一人听心率，另一人测脉率，由听心率者发出"起"或"停"的口令，计时1分钟 (4) 脉搏细弱难以测量时，用听诊器听心尖搏动
测量后	(1) 协助患者取舒适体位，记录测量结果 (2) 整理床单元、洗手后将测量数据绘制于体温单上

六、评价标准

1. 患者理解测量脉搏的目的，愿意配合。
2. 测量结果准确。
3. 患者知晓脉搏的正常值及测量过程中的注意事项。
4. 测量过程中无意外发生，患者有安全感、舒适感。

七、注意事项

1. 正常成人在安静状态下脉搏为 60～100 次/分。
2. 测量脉搏时，应保持患者体位舒适、情绪稳定。
3. 测脉搏前有如下活动时，如剧烈运动、紧张、恐惧、哭闹等，应休息 20～30 分钟后再测量。
4. 心脏病患者测量脉搏应计时 1 分钟。若发现患者存在脉搏短绌，应由 2 名护士同时测量，一人听心率，另一人测脉率，由听心率者发出"起"或"停"的口令，计时 1 分钟。

八、思考题

1. 如遇到脉搏异常的患者，应该如何测量？
2. 如发现患者存在脉搏短绌，应该如何测量？

实验三　呼吸测量

一、临床情境

李某，男性，58 岁，大学文化。因"反复咳嗽、咳痰 30 年，活动后喘息半年，加重

1 天"入院。患者活动后感胸闷明显加重，呼吸困难、急促，伴心悸、头晕等。请分析该患者的主要护理要点。

二、操作目的

1. 判断患者呼吸（呼吸频率）有无异常。
2. 动态监测患者呼吸变化，提供病情的相关信息。
3. 协助诊断，为治疗、护理、康复提供依据。

三、护理评估

1. 患者的年龄、病情、意识、治疗等情况。
2. 是否存在影响呼吸（呼吸频率）测量准确性的因素。
3. 患者的心理状态、合作程度。
4. 确认 30 分钟内无影响呼吸的生理因素存在。

四、操作流程

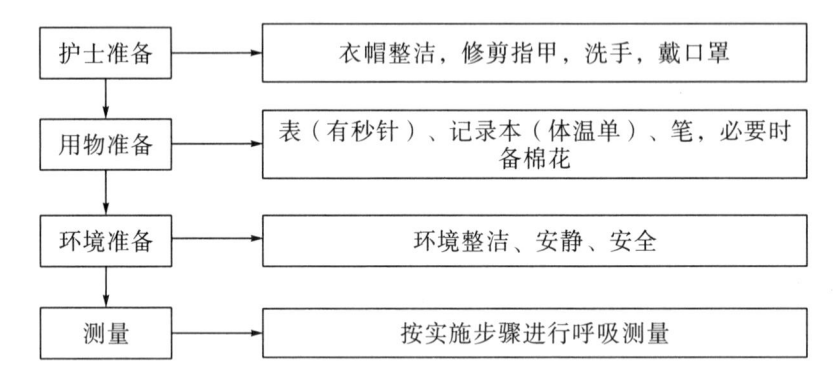

护士准备	→	衣帽整洁，修剪指甲，洗手，戴口罩
用物准备	→	表（有秒针）、记录本（体温单）、笔，必要时备棉花
环境准备	→	环境整洁、安静、安全
测量	→	按实施步骤进行呼吸测量

五、实施步骤

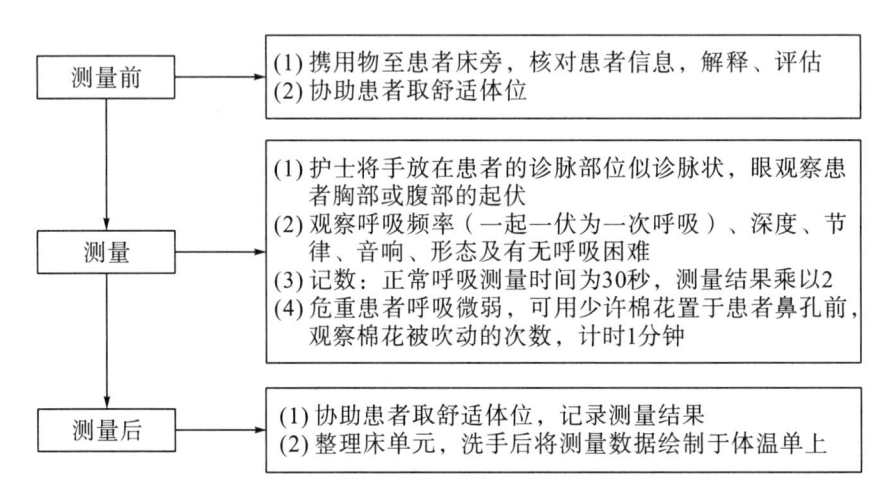

测量前	→	(1) 携用物至患者床旁，核对患者信息，解释、评估 (2) 协助患者取舒适体位
测量	→	(1) 护士将手放在患者的诊脉部位似诊脉状，眼观察患者胸部或腹部的起伏 (2) 观察呼吸频率（一起一伏为一次呼吸）、深度、节律、音响、形态及有无呼吸困难 (3) 记数：正常呼吸测量时间为30秒，测量结果乘以2 (4) 危重患者呼吸微弱，可用少许棉花置于患者鼻孔前，观察棉花被吹动的次数，计时1分钟
测量后	→	(1) 协助患者取舒适体位，记录测量结果 (2) 整理床单元，洗手后将测量数据绘制于体温单上

六、评价标准

1. 患者理解测量呼吸的目的，愿意配合。

2. 测量结果准确。
3. 患者知晓呼吸频率的正常值及测量过程中的注意事项。

七、注意事项

1. 正常成人安静状态下呼吸频率为 16~20 次/分。
2. 测量呼吸时，应保持患者体位舒适、情绪稳定、精神放松、愿意合作。
3. 测量前应判断有无影响呼吸测量的因素存在，如运动、情绪变化等，有以上情况者应休息 20~30 分钟后再测量。
4. 异常呼吸患者或婴儿测量呼吸时应计时 1 分钟。

八、思考题

1. 什么是呼吸困难？什么是三凹征？
2. 对于异常呼吸的患者，护士应该如何测量呼吸？

实验四　血压测量

一、临床情境

李某，女性，37 岁，大学本科，会计。因"发现高血压 3 年，头痛、头晕加重 1 周"入院，患者 3 年前体检时发现血压偏高，血压为 160/100 mmHg，无明显自觉症状，偶感劳累后头痛，无头晕、乏力、失眠、多梦等症状。近 1 周来因连续加班，头痛加重来院就诊，诊断为"高血压 2 级"。医嘱：给予一级护理，血压监护，抗高血压药物（降压药物）控制血压，低盐饮食。

请分析该患者主要的护理要点。

二、操作目的

1. 判断患者血压有无异常。
2. 动态监测血压变化，提供病情的相关信息。
3. 协助诊断，为治疗、护理、康复提供依据。

三、护理评估

1. 患者的年龄、病情、意识、治疗情况等。
2. 是否存在影响血压测量准确性的因素。
3. 患者的心理状态、合作程度。

四、操作流程

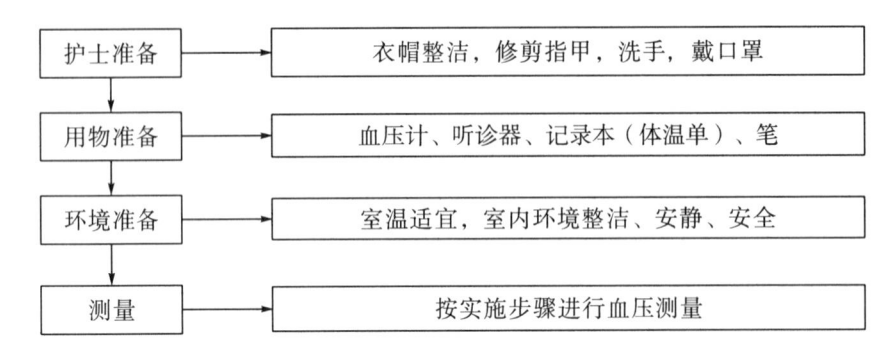

护士准备	→	衣帽整洁，修剪指甲，洗手，戴口罩
用物准备	→	血压计、听诊器、记录本（体温单）、笔
环境准备	→	室温适宜，室内环境整洁、安静、安全
测量	→	按实施步骤进行血压测量

五、实施步骤

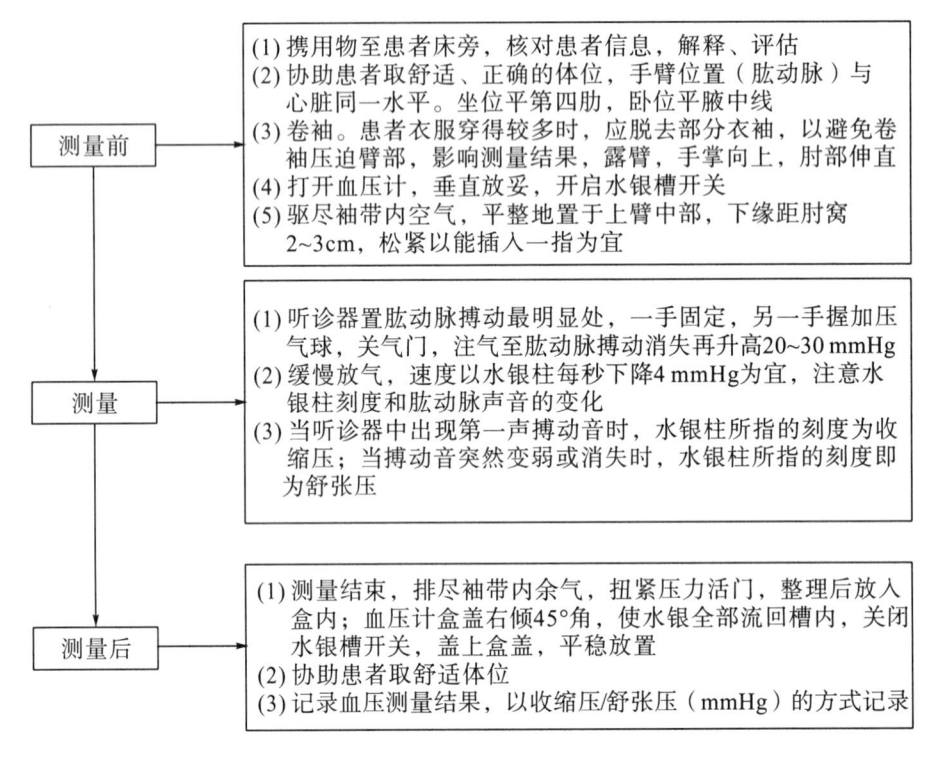

测量前
(1) 携用物至患者床旁，核对患者信息，解释、评估
(2) 协助患者取舒适、正确的体位，手臂位置（肱动脉）与心脏同一水平。坐位平第四肋，卧位平腋中线
(3) 卷袖。患者衣服穿得较多时，应脱去部分衣袖，以避免卷袖压迫臂部，影响测量结果，露臂，手掌向上，肘部伸直
(4) 打开血压计，垂直放妥，开启水银槽开关
(5) 驱尽袖带内空气，平整地置于上臂中部，下缘距肘窝 2~3cm，松紧以能插入一指为宜

测量
(1) 听诊器置肱动脉搏动最明显处，一手固定，另一手握加压气球，关气门，注气至肱动脉搏动消失再升高20~30 mmHg
(2) 缓慢放气，速度以水银柱每秒下降4 mmHg为宜，注意水银柱刻度和肱动脉声音的变化
(3) 当听诊器中出现第一声搏动音时，水银柱所指的刻度为收缩压；当搏动音突然变弱或消失时，水银柱所指的刻度即为舒张压

测量后
(1) 测量结束，排尽袖带内余气，扭紧压力活门，整理后放入盒内；血压计盒盖右倾45°角，使水银全部流回槽内，关闭水银槽开关，盖上盒盖，平稳放置
(2) 协助患者取舒适体位
(3) 记录血压测量结果，以收缩压/舒张压（mmHg）的方式记录

六、评价标准

1. 患者理解测量血压的目的。
2. 测量结果准确。
3. 患者知晓血压的正常值及测量过程中的注意事项。
4. 在测量过程中，患者安全、舒适。
5. 中国高血压分类标准（2018年版），见表4-1。

表 4-1 中国高血压分类标准（2018 年版）

分类	收缩压（mmHg）		舒张压（mmHg）
正常血压	<120	和	<80
正常高值血压	120~139	和（或）	80~89
高血压	≥140	和（或）	≥90
1级高血压（轻度）	140~159	和（或）	90~99
2级高血压（中度）	160~179	和（或）	100~109
3级高血压（重度）	≥180	和（或）	≥110
单纯收缩期高血压	≥140	和	<90

注：正常收缩压<120 mmHg，但应≥90 mmHg，舒张压<80 mmHg，但应≥60 mmHg。当收缩压和舒张压分属于不同级别时，以较高的分级为准。

七、操作要求

1. 能够正确测量患者的血压。
2. 能够正确使用各种常见的血压计。

八、注意事项

1. 测量血压时，应保持患者体位正确、舒适，情绪稳定，并愿意配合护士操作。
2. 测量前应判断有无影响血压测量的因素存在，如有吸烟、运动、情绪变化等，应休息20~30分钟后再测量。
3. 对需要密切观察血压的患者，监测血压应做到"四定"：定时间、定部位、定体位、定血压计。

九、思考题

1. 何谓生命体征？其正常值范围分别是多少？
2. 测量血压时，袖带的宽窄对测得的数值有什么影响？
3. 对需要密切观察血压的患者应做到哪"四定"？

附：常用血压计

常用血压计如图4-6~图4-10所示，血压测量方法如图4-11所示。

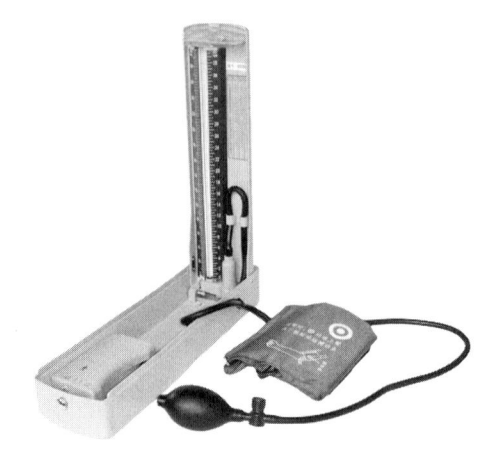

图 4-6 水银柱式血压计

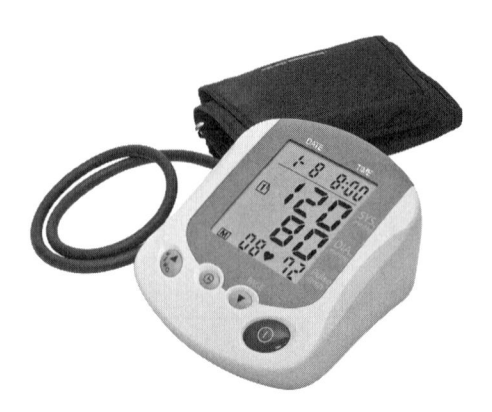

图 4-7 气压表式血压计

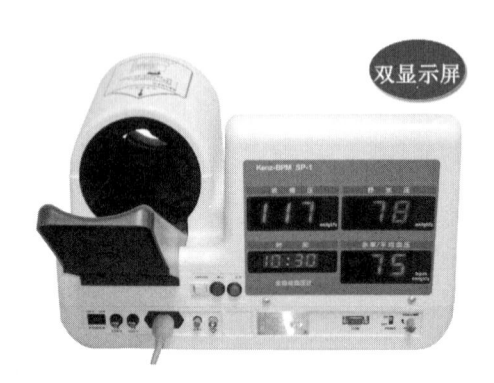

图 4-8 全自动医用电子血压计

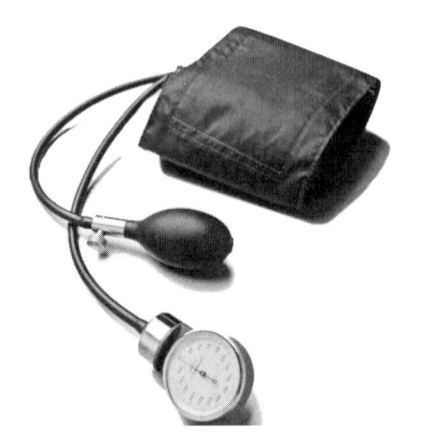

图 4-9 家用臂式血压计

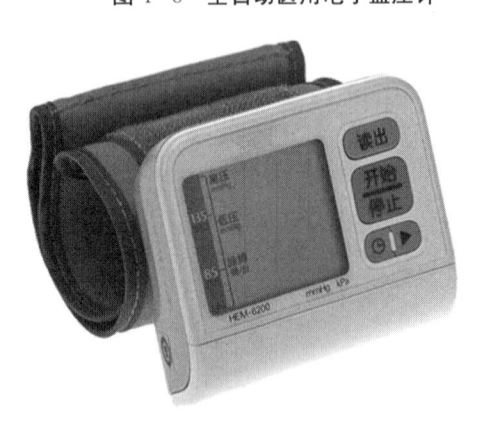

图 4-10 手腕式电子血压计

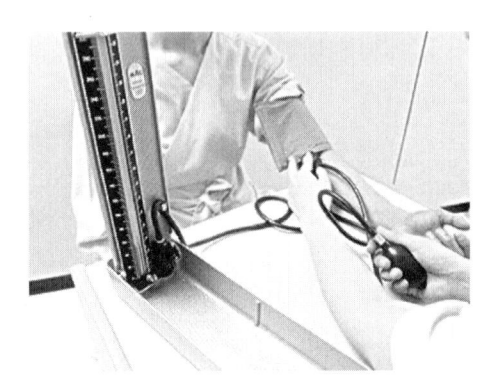

图 4-11 血压测量方法

第五章 冷、热疗法

实验一 冷疗法

项目一 冰袋的使用

一、临床情境

刘某，女性，41岁，高中文化，职员。患者下楼时不慎摔倒，踝关节扭伤，来院就诊。检查发现踝关节局部压痛、肿胀、活动受限，X线检查确定无骨折。
请分析该患者的护理要点。

二、操作目的

降温、止血、镇痛、消炎。

三、护理评估

1. 患者的年龄、病情、体温及治疗情况等。
2. 患者局部皮肤状况，如颜色、温度，有无硬结、淤血等，有无感觉障碍及对冷敏感等。
3. 患者的意识状况、活动能力及合作程度等。

四、操作流程

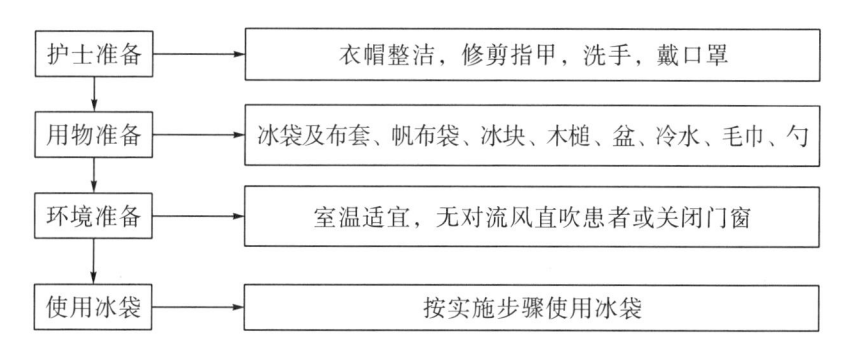

护士准备	衣帽整洁，修剪指甲，洗手，戴口罩
用物准备	冰袋及布套、帆布袋、冰块、木槌、盆、冷水、毛巾、勺
环境准备	室温适宜，无对流风直吹患者或关闭门窗
使用冰袋	按实施步骤使用冰袋

五、实施步骤

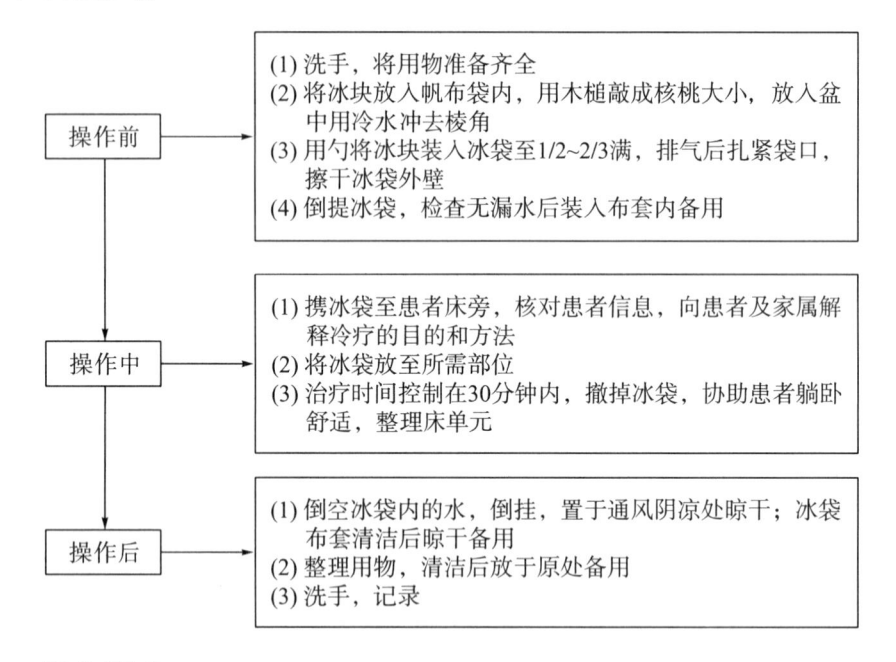

操作前：
(1) 洗手，将用物准备齐全
(2) 将冰块放入帆布袋内，用木槌敲成核桃大小，放入盆中用冷水冲去棱角
(3) 用勺将冰块装入冰袋至1/2~2/3满，排气后扎紧袋口，擦干冰袋外壁
(4) 倒提冰袋，检查无漏水后装入布套内备用

操作中：
(1) 携冰袋至患者床旁，核对患者信息，向患者及家属解释冷疗的目的和方法
(2) 将冰袋放至所需部位
(3) 治疗时间控制在30分钟内，撤掉冰袋，协助患者躺卧舒适，整理床单元

操作后：
(1) 倒空冰袋内的水，倒挂，置于通风阴凉处晾干；冰袋布套清洁后晾干备用
(2) 整理用物，清洁后放于原处备用
(3) 洗手，记录

六、操作要求

能够熟练掌握冷疗法的操作，明确注意事项。

七、评价标准

1. 用物备齐，操作方法和步骤正确、熟练。
2. 冰袋使用方法正确。
3. 操作过程中注意关心患者。

八、注意事项

1. 避免冰袋与患者直接接触，用布套或毛巾隔开。
2. 冰块需去棱角，防止冰袋被损坏。
3. 冰袋内空气需排尽，阻止冰的加速融化。
4. 如为降温，冰袋使用后30分钟需要测量体温，当体温降至39℃以下，应取下冰袋，并在体温单上做好记录。

九、思考题

1. 简述冷疗法的目的。
2. 使用冰袋冷疗的时间以多久为宜？

项目二 冰帽的使用

一、临床情境

高某，男性，12岁，初中生。患者8天前因"晨起后呕吐不止、视物时有不清、阵发性眩晕"来院检查。头部CT扫描示：颞叶肿瘤。门诊拟以"原发性颞叶肿瘤"收入院治疗。完善术前检查，在全麻下行"颞叶肿瘤切除术"，术后安返病房，带入颞部引流管一根。术后第二天发生中枢性发热，体温最高达39.8℃。为减轻发热对患者脑的损害，医生开医嘱给患者用冰帽进行物理降温。

请分析该患者的主要护理要点。

二、操作目的

头部降温，防治脑水肿，减轻脑细胞损害。

三、护理评估

1. 患者的年龄、病情、体温及治疗情况。
2. 患者头部的情况。
3. 患者的意识状况、活动能力及合作程度等。

四、操作流程

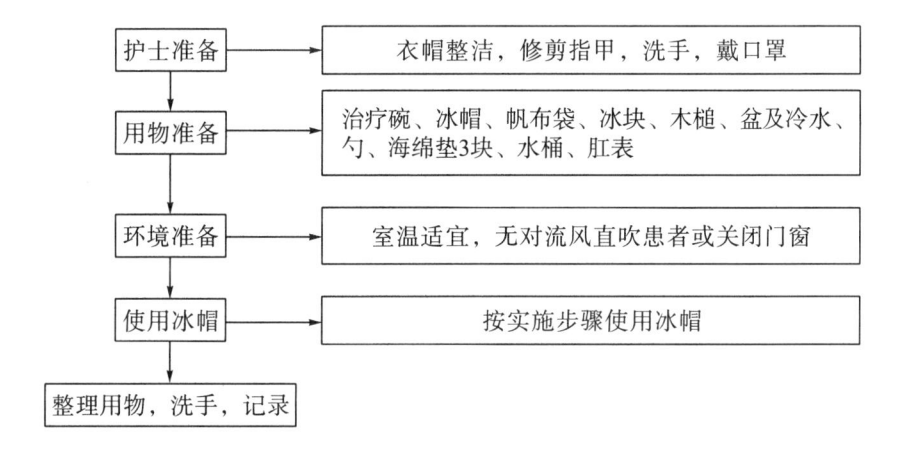

```
护士准备 → 衣帽整洁，修剪指甲，洗手，戴口罩
   ↓
用物准备 → 治疗碗、冰帽、帆布袋、冰块、木槌、盆及冷水、勺、海绵垫3块、水桶、肛表
   ↓
环境准备 → 室温适宜，无对流风直吹患者或关闭门窗
   ↓
使用冰帽 → 按实施步骤使用冰帽
   ↓
整理用物，洗手，记录
```

五、实施步骤

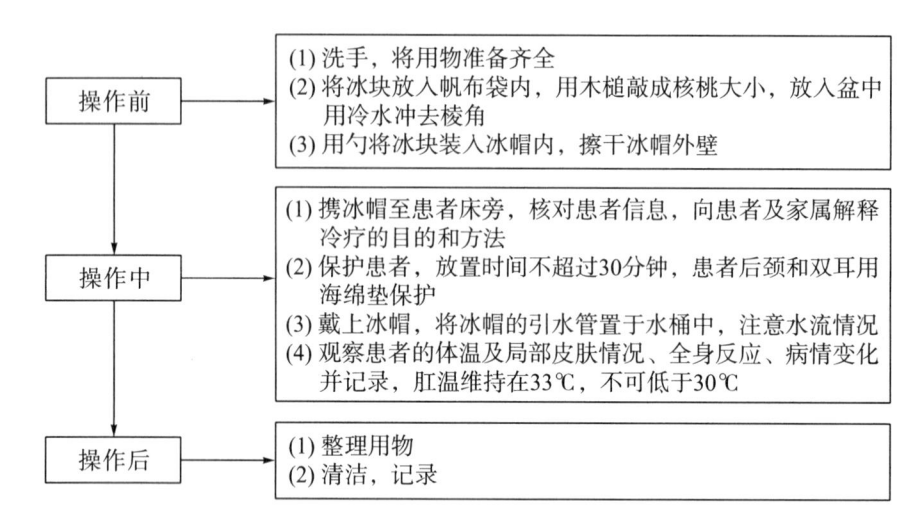

操作前	(1) 洗手，将用物准备齐全 (2) 将冰块放入帆布袋内，用木槌敲成核桃大小，放入盆中用冷水冲去棱角 (3) 用勺将冰块装入冰帽内，擦干冰帽外壁
操作中	(1) 携冰帽至患者床旁，核对患者信息，向患者及家属解释冷疗的目的和方法 (2) 保护患者，放置时间不超过30分钟，患者后颈和双耳用海绵垫保护 (3) 戴上冰帽，将冰帽的引水管置于水桶中，注意水流情况 (4) 观察患者的体温及局部皮肤情况、全身反应、病情变化并记录，肛温维持在33℃，不可低于30℃
操作后	(1) 整理用物 (2) 清洁，记录

六、操作要求

能够熟练掌握冷疗法的操作，明确注意事项。

七、评价标准

1. 用物备齐，操作方法和实施步骤正确，操作熟练。
2. 冰帽的使用方法正确。
3. 操作过程中注意关心患者。

八、注意事项

1. 冷疗时间最长不超过 30 分钟，必要时休息 60 分钟后再使用，给予局部组织复原时间。
2. 注意观察冷疗局部皮肤变化。
3. 使用过程中，检查冰块融化情况，及时更换与添加。
4. 记录使用部位、时间、效果、反应，并绘制体温单。
5. 禁忌冷疗的部位严格禁止使用。
6. 注意监测肛温，肛温不可低于 30℃。

九、思考题

1. 简述冷疗法的禁忌证。
2. 为患者使用冰帽降温时，护士应该注意些什么？

实验二 热疗法

一、临床情境

史某，女性，38岁，大学教师。手术后麻醉未清醒，手足厥冷，浑身寒战。医嘱：给予热水袋保暖。

请简述护士该如何操作。

二、操作目的

保温、舒适、解痉、镇痛。

三、护理评估

1. 患者的年龄、病情、体温及治疗情况。
2. 患者局部皮肤状况，如皮肤颜色、温度，有无硬结、淤血等，有无感觉障碍及对热敏感等。
3. 患者的意识状况、活动能力及合作程度等。
4. 向患者解释热疗的目的、方法、注意事项及配合要点。

四、操作流程

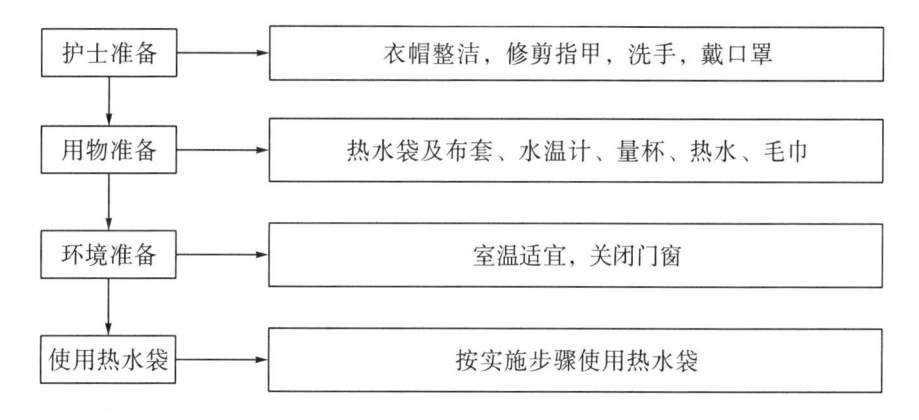

护士准备	衣帽整洁，修剪指甲，洗手，戴口罩
用物准备	热水袋及布套、水温计、量杯、热水、毛巾
环境准备	室温适宜，关闭门窗
使用热水袋	按实施步骤使用热水袋

五、实施步骤

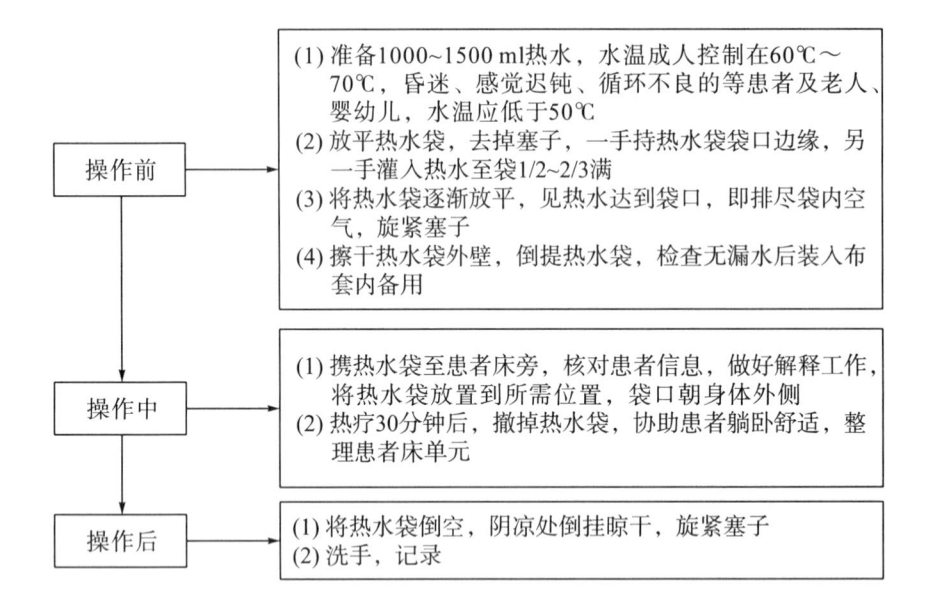

操作前
(1) 准备1000~1500 ml热水，水温成人控制在60℃~70℃，昏迷、感觉迟钝、循环不良的等患者及老人、婴幼儿，水温应低于50℃
(2) 放平热水袋，去掉塞子，一手持热水袋袋口边缘，另一手灌入热水至袋1/2~2/3满
(3) 将热水袋逐渐放平，见热水达到袋口，即排尽袋内空气，旋紧塞子
(4) 擦干热水袋外壁，倒提热水袋，检查无漏水后装入布套内备用

操作中
(1) 携热水袋至患者床旁，核对患者信息，做好解释工作，将热水袋放置到所需位置，袋口朝身体外侧
(2) 热疗30分钟后，撤掉热水袋，协助患者躺卧舒适，整理患者床单元

操作后
(1) 将热水袋倒空，阴凉处倒挂晾干，旋紧塞子
(2) 洗手，记录

六、操作要求

能够熟练掌握热疗法的操作，明确注意事项。

七、评价标准

1. 用物备齐，操作方法和步骤正确、熟练。
2. 热水袋使用方法正确。
3. 操作过程中注意关心患者。

八、注意事项

1. 注意观察热疗局部皮肤的变化。
2. 连续使用热水袋保温者，每30分钟检查水温一次，并及时更换热水。
3. 严格执行交班制度。
4. 老年人、婴幼儿、昏迷的患者以及热疗部位感觉迟钝、麻醉未清醒者，热疗水温应低于50℃。
5. 炎症部位热敷时，热水袋灌水1/3满，以免压力过大，引起伤害。

九、思考题

1. 简述热疗法的目的。
2. 简述热疗法的禁忌证。

第六章　饮食及排泄护理技术

实验一　鼻饲法

一、临床情境

王某，男性，68岁，高中文化。患者2周前无明显诱因出现右侧肢体偏瘫，伴失语、吞咽困难。行头颅CT检查示：基底节梗死，左额叶梗死。医嘱：一级护理，鼻饲饮食，给予肠内营养混悬液500 ml/d、果汁200 ml/d营养支持治疗。

请分析该患者的主要护理要点。

二、操作目的

保证患者摄入足够的热量、蛋白质等多种营养素，满足其对营养的需求，以利早日康复。鼻饲法适用于以下情况的患者：

(1) 昏迷患者或不能经口进食者，如口腔疾病、口腔手术后的患者。
(2) 不能张口的患者，如破伤风患者。
(3) 早产儿、病情危重的患者以及拒绝进食的患者。

三、护理评估

1. 患者的病情及治疗情况、意识状态、心理反应及合作态度，是否能承受插入导管的刺激。
2. 患者鼻腔是否通畅，黏膜有无肿胀、炎症，鼻中隔是否存在偏曲，有无鼻息肉等。
3. 向患者及家属介绍操作目的、过程及操作中的配合方法。

四、操作流程

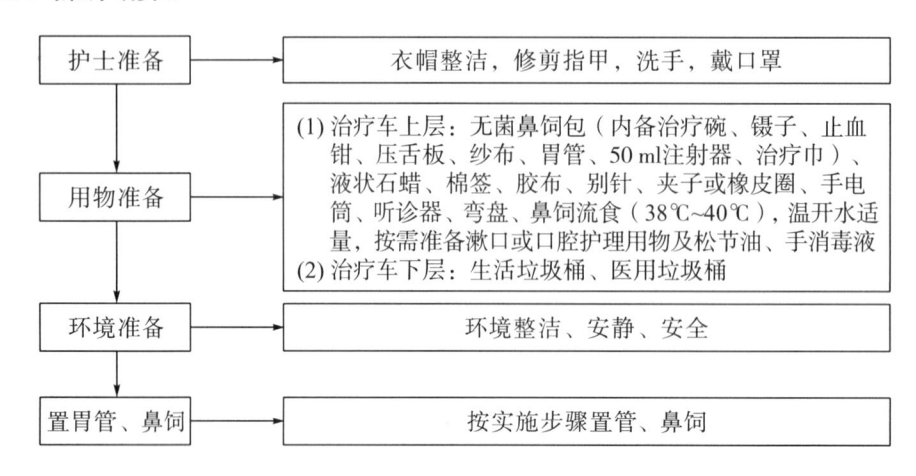

```
护士准备 → 衣帽整洁，修剪指甲，洗手，戴口罩
    ↓
用物准备 → (1) 治疗车上层：无菌鼻饲包（内备治疗碗、镊子、止血钳、压舌板、纱布、胃管、50 ml注射器、治疗巾）、液状石蜡、棉签、胶布、别针、夹子或橡皮圈、手电筒、听诊器、弯盘、鼻饲流食（38℃~40℃），温开水适量，按需准备漱口或口腔护理用物及松节油、手消毒液
         (2) 治疗车下层：生活垃圾桶、医用垃圾桶
    ↓
环境准备 → 环境整洁、安静、安全
    ↓
置胃管、鼻饲 → 按实施步骤置管、鼻饲
```

五、实施步骤

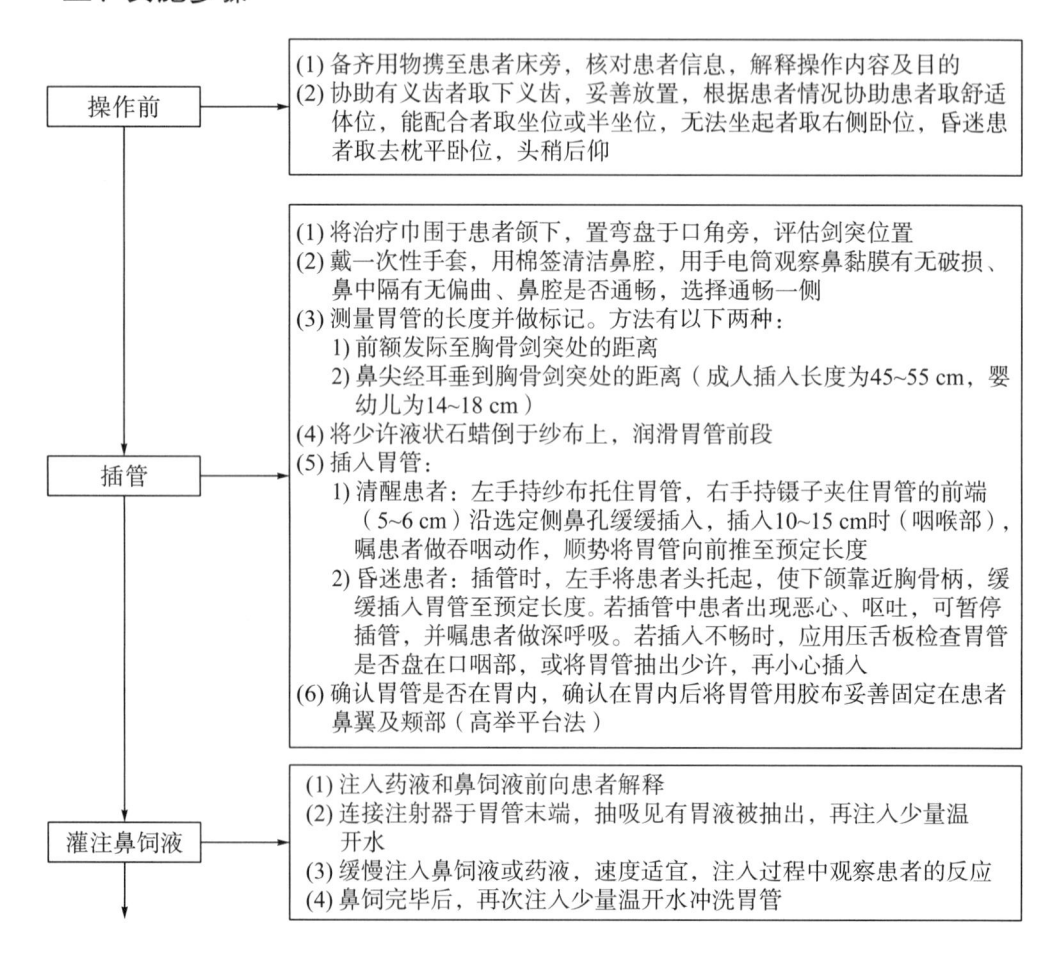

操作前
(1) 备齐用物携至患者床旁，核对患者信息，解释操作内容及目的
(2) 协助有义齿者取下义齿，妥善放置，根据患者情况协助患者取舒适体位，能配合者取坐位或半坐位，无法坐起者取右侧卧位，昏迷患者取去枕平卧位，头稍后仰

插管
(1) 将治疗巾围于患者颔下，置弯盘于口角旁，评估剑突位置
(2) 戴一次性手套，用棉签清洁鼻腔，用手电筒观察鼻黏膜有无破损、鼻中隔有无偏曲、鼻腔是否通畅，选择通畅一侧
(3) 测量胃管的长度并做标记。方法有以下两种：
　　1) 前额发际至胸骨剑突处的距离
　　2) 鼻尖经耳垂到胸骨剑突处的距离（成人插入长度为45~55 cm，婴幼儿为14~18 cm）
(4) 将少许液状石蜡倒于纱布上，润滑胃管前段
(5) 插入胃管：
　　1) 清醒患者：左手持纱布托住胃管，右手持镊子夹住胃管的前端（5~6 cm）沿选定侧鼻孔缓缓插入，插入10~15 cm时（咽喉部），嘱患者做吞咽动作，顺势将胃管向前推至预定长度
　　2) 昏迷患者：插管时，左手将患者头托起，使下颌靠近胸骨柄，缓缓插入胃管至预定长度。若插管中患者出现恶心、呕吐，可暂停插管，并嘱患者做深呼吸。若插入不畅时，应用压舌板检查胃管是否盘在口咽部，或将胃管抽出少许，再小心插入
(6) 确认胃管是否在胃内，确认在胃内后将胃管用胶布妥善固定在患者鼻翼及颊部（高举平台法）

灌注鼻饲液
(1) 注入药液和鼻饲液前向患者解释
(2) 连接注射器于胃管末端，抽吸见有胃液被抽出，再注入少量温开水
(3) 缓慢注入鼻饲液或药液，速度适宜，注入过程中观察患者的反应
(4) 鼻饲完毕后，再次注入少量温开水冲洗胃管

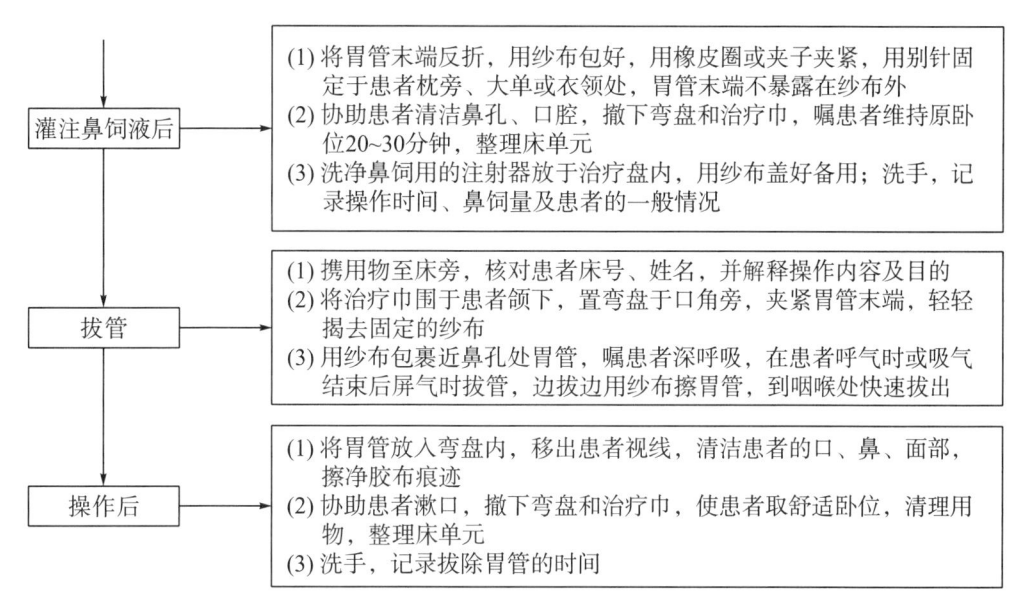

灌注鼻饲液后	(1) 将胃管末端反折，用纱布包好，用橡皮圈或夹子夹紧，用别针固定于患者枕旁、大单或衣领处，胃管末端不暴露在纱布外 (2) 协助患者清洁鼻孔、口腔，撤下弯盘和治疗巾，嘱患者维持原卧位20~30分钟，整理床单元 (3) 洗净鼻饲用的注射器放于治疗盘内，用纱布盖好备用；洗手，记录操作时间、鼻饲量及患者的一般情况
拔管	(1) 携用物至床旁，核对患者床号、姓名，并解释操作内容及目的 (2) 将治疗巾围于患者颌下，置弯盘于口角旁，夹紧胃管末端，轻轻揭去固定的纱布 (3) 用纱布包裹近鼻孔处胃管，嘱患者深呼吸，在患者呼气时或吸气结束后屏气时拔管，边拔边用纱布擦胃管，到咽喉处快速拔出
操作后	(1) 将胃管放入弯盘内，移出患者视线，清洁患者的口、鼻、面部，擦净胶布痕迹 (2) 协助患者漱口，撤下弯盘和治疗巾，使患者取舒适卧位，清理用物，整理床单元 (3) 洗手，记录拔除胃管的时间

鼻饲器具如图6-1、图6-2所示，操作方法如图6-3、图6-4所示。

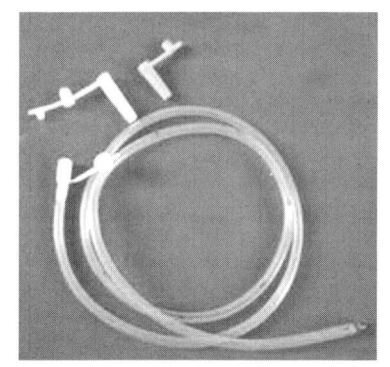

图6-1　一次性胃管

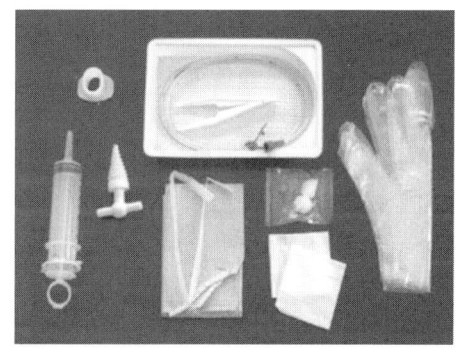

图6-2　一次性胃管包

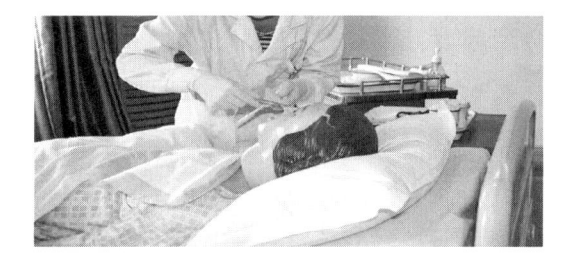

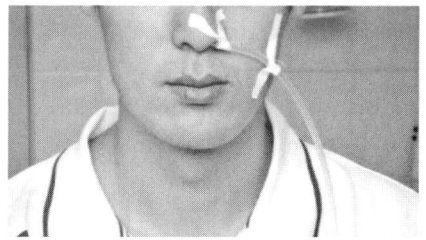

图6-3　鼻饲液注入

图6-4　鼻胃管的固定

六、操作要求

1. 插管姿势正确，操作熟练，动作轻、稳。
2. 熟悉插管中途遇到困难后需采取的措施及昏迷患者的插管方法。
3. 掌握插入胃管的长度测量方法及鉴别胃管在胃内的方法。
4. 掌握鼻饲饮食量、温度及间隔时间。

七、评价标准

1. 遵循查对制度、标准预防、消毒隔离原则。
2. 告知患者或其家属鼻饲的目的、注意事项，取得患者的配合。
3. 用物准备齐全。
4. 能够准确测量胃管插入的长度，掌握插管过程中的注意事项。
5. 能够正确检查胃管是否在胃内，并正确固定胃管。
6. 灌注鼻饲液前后检查胃管是否在胃内，并用温开水冲洗胃管。
7. 每次灌注鼻饲液的量不超过 200 ml，灌注鼻饲液后胃管末端反折并用纱布包扎。

八、注意事项

1. 插管动作应轻、稳，特别是在通过食管三个狭窄（环状软骨水平处、平气管分叉处、食管通过膈处）时，以免损伤食管黏膜。
2. 准确测量并标记胃管插入的长度。对于昏迷患者应先将头向后仰，插至咽喉部（约15 cm），再用一只手托起头部，使下颌靠近胸骨柄，插至需要长度。如插入不畅，应检查胃管是否盘曲在口咽部。插管过程中如患者发生剧烈呛咳、呼吸困难、发绀等情况，应立即拔出，休息片刻后重插。插入适当深度后应检查胃管是否在胃内。
3. 鼻饲前了解上一次鼻饲时间、进食量，检查胃管是否在胃内以及有无胃潴留，胃内容物。
4. 鼻饲前后用温开水 20 ml 冲洗管道，防止管道堵塞。
5. 缓慢灌注鼻饲液，温度 38℃～40℃。鼻饲混合流食，应当间接加温，以免蛋白凝固。
6. 鼻饲给药时应先研碎，溶解后注入。
7. 对长期鼻饲的患者，应当定期更换胃管。
8. 成人插管长度为 45～55 cm，婴幼儿插管长度为 14～18 cm。
9. 鉴别胃管在胃内有以下三种方法：

（1）连接注射器于胃管末端回抽，抽出胃液即可证明。

（2）置听诊器于患者胃部，用注射器从胃管末端快速注入 10 ml 空气，同时在胃部听到气过水声。

（3）将胃管末端置于治疗碗的水中，无气体逸出。

九、思考题

1. 为患者进行鼻饲操作时有哪些注意事项？
2. 为昏迷患者插胃管时有哪些注意事项？
3. 鼻饲液的温度、量分别是多少？
4. 哪些患者不能进行鼻饲？
5. 如何确定胃管在胃内？

实验二 灌肠法

项目一 大量不保留灌肠法

一、临床情境

郑某，男性，44 岁，建筑工人，在户外冒着烈日连续工作 6 小时后感到头痛、头晕、全身乏力，出汗减少，急诊入院。体格检查：意识清楚，面色潮红，体温为 41℃，脉搏 114 次/分，呼吸 30 次/分，诊断为"中暑（轻度）"。医嘱：给予大量不保留灌肠降温。

请问护士该如何操作。

二、操作目的

1. 解除便秘、肠胀气。
2. 清洁肠道，为肠道手术、检查做准备。
3. 稀释并清除肠道内的有害物质，减轻中毒。
4. 灌入低温液体，为高热患者降温。

三、护理评估

1. 患者的病情和治疗情况、意识状态、生命体征、排便情况和生活自理能力。
2. 患者的心理状况及对灌肠的理解、配合程度。
3. 向患者及家属解释灌肠的目的、方法、注意事项、配合方法。

四、操作流程

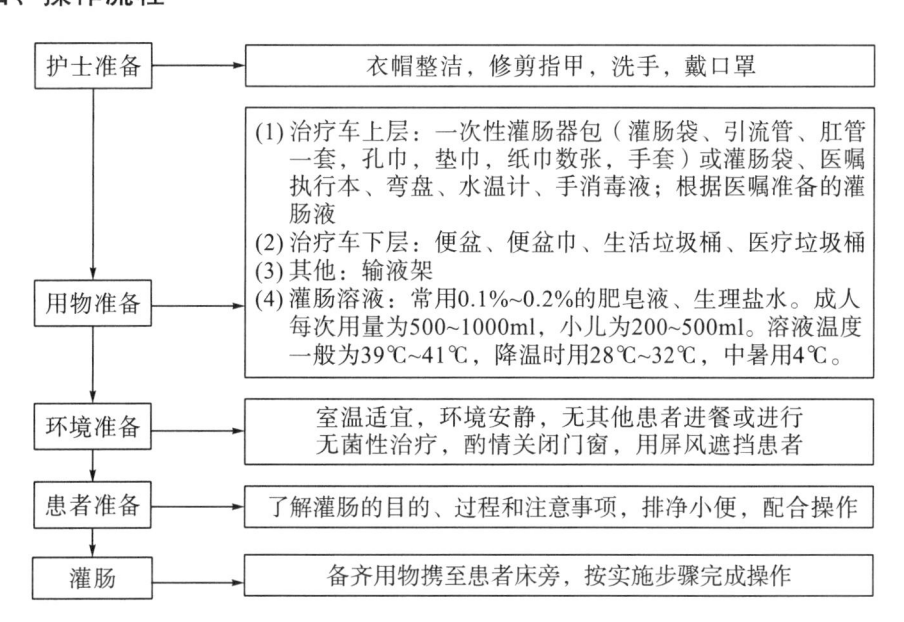

护士准备	衣帽整洁，修剪指甲，洗手，戴口罩
用物准备	(1) 治疗车上层：一次性灌肠器包（灌肠袋、引流管、肛管一套，孔巾，垫巾，纸巾数张，手套）或灌肠袋、医嘱执行本、弯盘、水温计、手消毒液；根据医嘱准备的灌肠液 (2) 治疗车下层：便盆、便盆巾、生活垃圾桶、医疗垃圾桶 (3) 其他：输液架 (4) 灌肠溶液：常用 0.1%~0.2% 的肥皂液、生理盐水。成人每次用量为 500~1000ml，小儿为 200~500ml。溶液温度一般为 39℃~41℃，降温时用 28℃~32℃，中暑用 4℃。
环境准备	室温适宜，环境安静，无其他患者进餐或进行无菌性治疗，酌情关闭门窗，用屏风遮挡患者
患者准备	了解灌肠的目的、过程和注意事项，排净小便，配合操作
灌肠	备齐用物携至患者床旁，按实施步骤完成操作

五、实施步骤

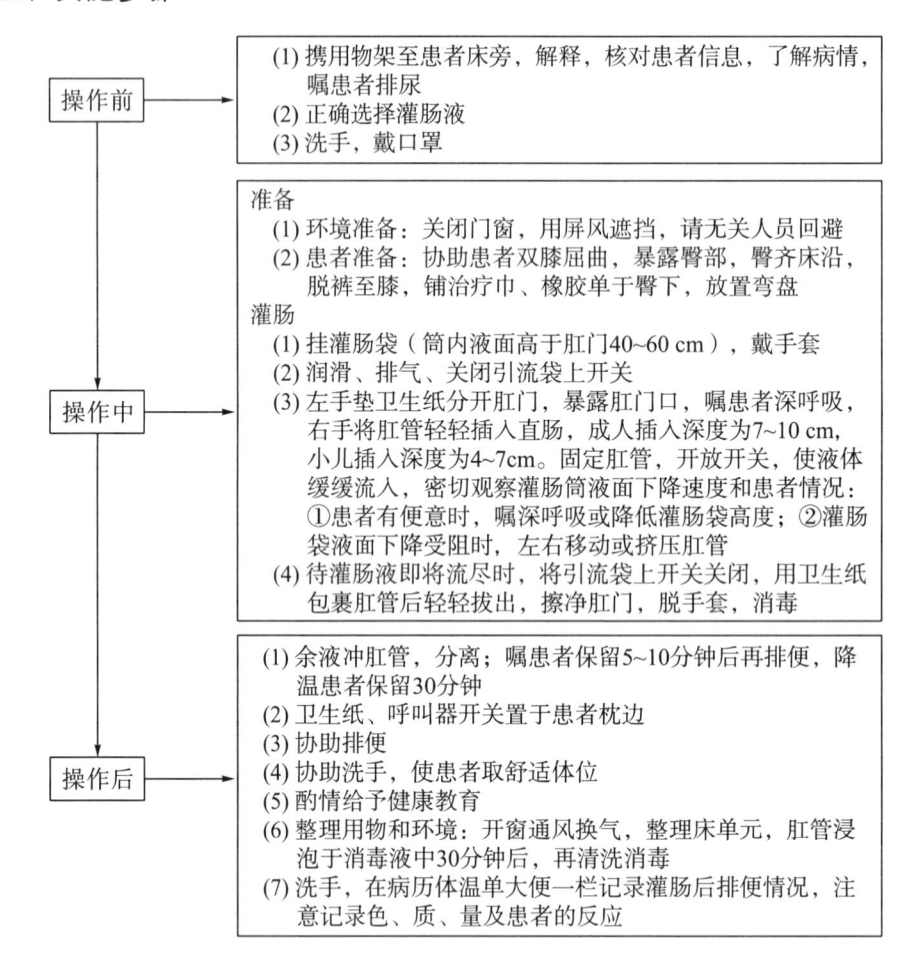

操作前：
(1) 携用物架至患者床旁，解释，核对患者信息，了解病情，嘱患者排尿
(2) 正确选择灌肠液
(3) 洗手，戴口罩

操作中：
准备
(1) 环境准备：关闭门窗，用屏风遮挡，请无关人员回避
(2) 患者准备：协助患者双膝屈曲，暴露臀部，臀齐床沿，脱裤至膝，铺治疗巾、橡胶单于臀下，放置弯盘

灌肠
(1) 挂灌肠袋（筒内液面高于肛门40~60 cm），戴手套
(2) 润滑、排气、关闭引流袋上开关
(3) 左手垫卫生纸分开肛门，暴露肛门口，嘱患者深呼吸，右手将肛管轻轻插入直肠，成人插入深度为7~10 cm，小儿插入深度为4~7cm。固定肛管，开放开关，使液体缓缓流入，密切观察灌肠筒液面下降速度和患者情况：①患者有便意时，嘱深呼吸或降低灌肠袋高度；②灌肠袋液面下降受阻时，左右移动或挤压肛管
(4) 待灌肠液即将流尽时，将引流袋上开关关闭，用卫生纸包裹肛管后轻轻拔出，擦净肛门，脱手套，消毒

操作后：
(1) 余液冲肛管，分离；嘱患者保留5~10分钟后再排便，降温患者保留30分钟
(2) 卫生纸、呼叫器开关置于患者枕边
(3) 协助排便
(4) 协助洗手，使患者取舒适体位
(5) 酌情给予健康教育
(6) 整理用物和环境：开窗通风换气，整理床单元，肛管浸泡于消毒液中30分钟后，再清洗消毒
(7) 洗手，在病历体温单大便一栏记录灌肠后排便情况，注意记录色、质、量及患者的反应

灌肠操作中的相关技术如图6-5、图6-6所示。

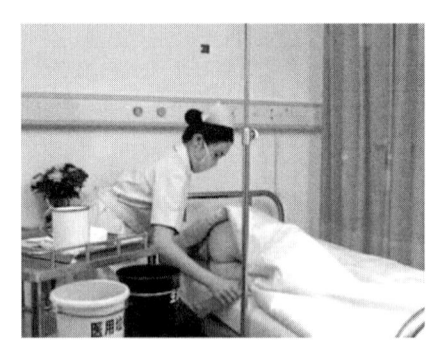

图6-5 插入肛管

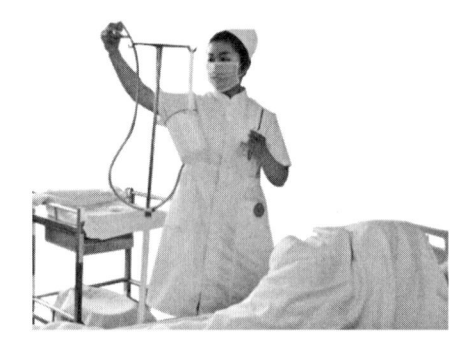

图6-6 观察灌肠液下降高度

六、操作要求

1. 能够为患者灌肠。
2. 掌握各种灌肠方法。

3. 患者理解灌肠的目的，并能正确配合。
4. 排出肠道内的积气和粪便，高热者体温下降。
5. 患者感觉安全、舒适。

七、评价标准

1. 用物备齐，操作方法和步骤正确、熟练。
2. 灌肠液选择正确，灌肠袋高度及肛管插入深度合适。
3. 操作过程中密切关注患者。
4. 与患者沟通有效，使患者能正确配合，达到治疗效果。

八、注意事项

1. 注意执行查对制度，掌握好灌肠溶液的量、温度、浓度、流速和压力。
2. 插管动作轻稳，以防损伤直肠黏膜，注意保暖。
3. 注意观察患者病情变化，发现面色苍白、出冷汗、脉数、剧烈腹痛、心悸、气促，应停止灌肠，并进行相应处理。
4. 降温灌肠时，液体要保留30分钟，排便后30分钟应测量体温并记录。
5. 急腹症、妊娠、消化道出血、严重心血管疾病者不宜灌肠；充血性心力衰竭和水钠潴留的患者禁用0.9%氯化钠注射液（生理盐水）灌肠；肝性脑病患者禁用肥皂水灌肠，以减少氨的产生和吸收；伤寒患者灌肠液体量不得超过500 ml，液面距肛门不得超过30 cm。
6. 灌肠过程中应防止气体进入直肠。
7. 小儿灌肠时肛管的插入深度为4~7 cm。
8. 伤寒患者灌肠时溶液不得超过500 ml，压力要低，液面距肛门不得超过30 cm。

九、思考题

1. 简述灌肠溶液的温度。
2. 对伤寒患者灌肠时有哪些注意事项？
3. 为什么肝性脑病的患者禁用肥皂水灌肠？

项目二 小量不保留灌肠法

一、临床情境

王某，女性，69岁，初中文化。发现静脉曲张5年余，左下肢肿胀、疼痛，小腿足靴区色素沉着。行走后左下肢酸沉、肿胀、疼痛加剧。下肢静脉造影显示左髂骨静脉受压，以"左髂静脉受压综合征"收治入院。患者各项生命体征平稳，在局部麻醉下行"左髂静脉受压段球囊扩张＋支架植入术"。术后需卧床休息，患者因卧床，排便习惯改变，排便困难。

请分析该患者的主要护理要点。

二、操作目的

1. 软化粪便，解除便秘。
2. 排除肠道内的气体，减轻腹胀。
3. 用于腹部或盆腔手术后患者、危重患者、老年患者、小儿、孕妇。

三、护理评估

1. 患者的病情、临床诊断、肠道病变部位。
2. 患者的意识状态、生命体征、心理状况和排便情况。
3. 患者肛周皮肤、黏膜情况。
4. 患者对灌肠的理解程度、配合能力。

四、操作流程

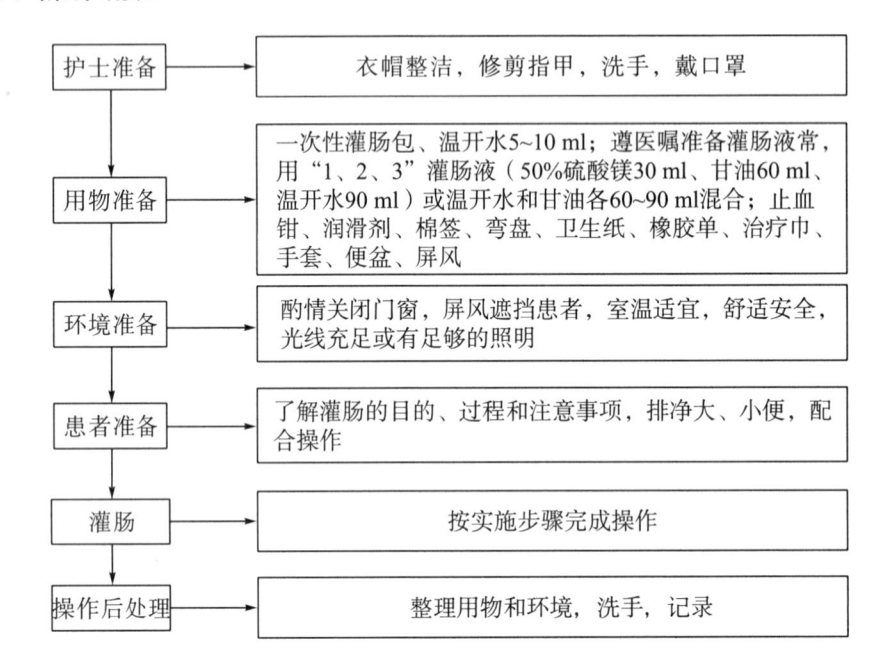

护士准备	衣帽整洁，修剪指甲，洗手，戴口罩
用物准备	一次性灌肠包、温开水5~10 ml；遵医嘱准备灌肠液常用"1、2、3"灌肠液（50%硫酸镁30 ml、甘油60 ml、温开水90 ml）或温开水和甘油各60~90 ml混合；止血钳、润滑剂、棉签、弯盘、卫生纸、橡胶单、治疗巾、手套、便盆、屏风
环境准备	酌情关闭门窗，屏风遮挡患者，室温适宜，舒适安全，光线充足或有足够的照明
患者准备	了解灌肠的目的、过程和注意事项，排净大、小便，配合操作
灌肠	按实施步骤完成操作
操作后处理	整理用物和环境，洗手，记录

五、实施步骤

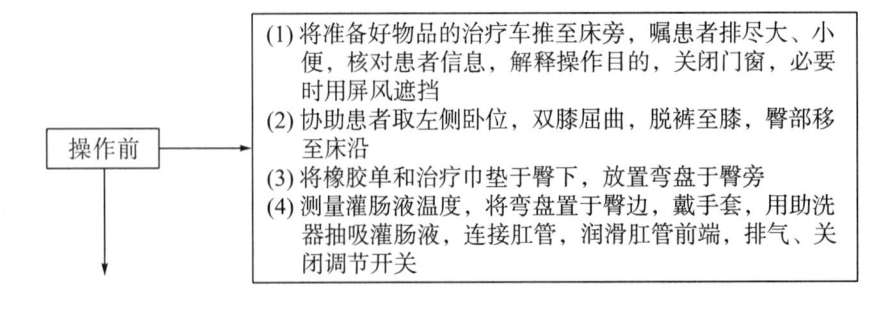

操作前：
(1) 将准备好物品的治疗车推至床旁，嘱患者排尽大、小便，核对患者信息，解释操作目的，关闭门窗，必要时用屏风遮挡
(2) 协助患者取左侧卧位，双膝屈曲，脱裤至膝，臀部移至床沿
(3) 将橡胶单和治疗巾垫于臀下，放置弯盘于臀旁
(4) 测量灌肠液温度，将弯盘置于臀边，戴手套，用助洗器抽吸灌肠液，连接肛管，润滑肛管前端，排气、关闭调节开关

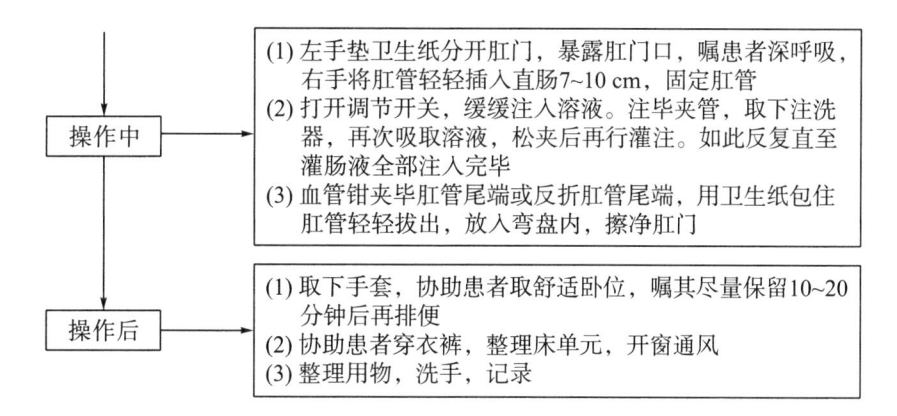

```
                    ┌─────────────────────────────────────────────────┐
                    │ (1) 左手垫卫生纸分开肛门,暴露肛门口,嘱患者深呼吸,│
                    │     右手将肛管轻轻插入直肠7~10 cm,固定肛管      │
          ┌──────┐  │ (2) 打开调节开关,缓缓注入溶液。注毕夹管,取下注洗│
          │操作中│─▶│     器,再次吸取溶液,松夹后再行灌注。如此反复直至│
          └──────┘  │     灌肠液全部注入完毕                          │
                    │ (3) 血管钳夹毕肛管尾端或反折肛管尾端,用卫生纸包住│
                    │     肛管轻轻拔出,放入弯盘内,擦净肛门            │
                    └─────────────────────────────────────────────────┘
                    ┌─────────────────────────────────────────────────┐
          ┌──────┐  │ (1) 取下手套,协助患者取舒适卧位,嘱其尽量保留10~20│
          │操作后│─▶│     分钟后再排便                                │
          └──────┘  │ (2) 协助患者穿衣裤,整理床单元,开窗通风          │
                    │ (3) 整理用物,洗手,记录                          │
                    └─────────────────────────────────────────────────┘
```

六、操作要求

1. 能够为患者灌肠。
2. 掌握各种灌肠方法。
3. 患者理解灌肠的目的,正确配合。
4. 排出肠道内的气体和粪便,高热者体温下降。
5. 患者感觉安全、舒适。

七、评价标准

1. 用物备齐,操作方法和步骤正确、熟练。
2. 灌肠液选择正确,灌肠筒高度及肛管插入深度合适。
3. 操作过程中关心患者。
4. 与患者沟通有效,使患者能正确配合,达到治疗效果。

八、注意事项

1. 灌肠时插管深度7~10 cm,压力宜低,灌肠液注入的速度不宜过快。
2. 每次抽吸灌肠液时应反折肛管尾端,防止空气进入肠道,引起腹胀。

九、思考题

1. 简述小量不保留灌肠的目的。
2. 什么是"1、2、3"灌肠液?

项目三 保留灌肠法

一、临床情境

徐某,男性,51岁,初中文化,工人。诊断为"溃疡性结肠炎、Ⅳ期内痔"。医嘱:给予保留灌肠。

护士该如何操作?

二、操作目的

1. 镇静、催眠。
2. 治疗肠道感染。

三、护理评估

1. 患者的病情、临床诊断、肠道病变部位。
2. 患者的意识状态、生命体征、心理状况。
3. 患者对灌肠的理解、配合程度。

四、操作流程

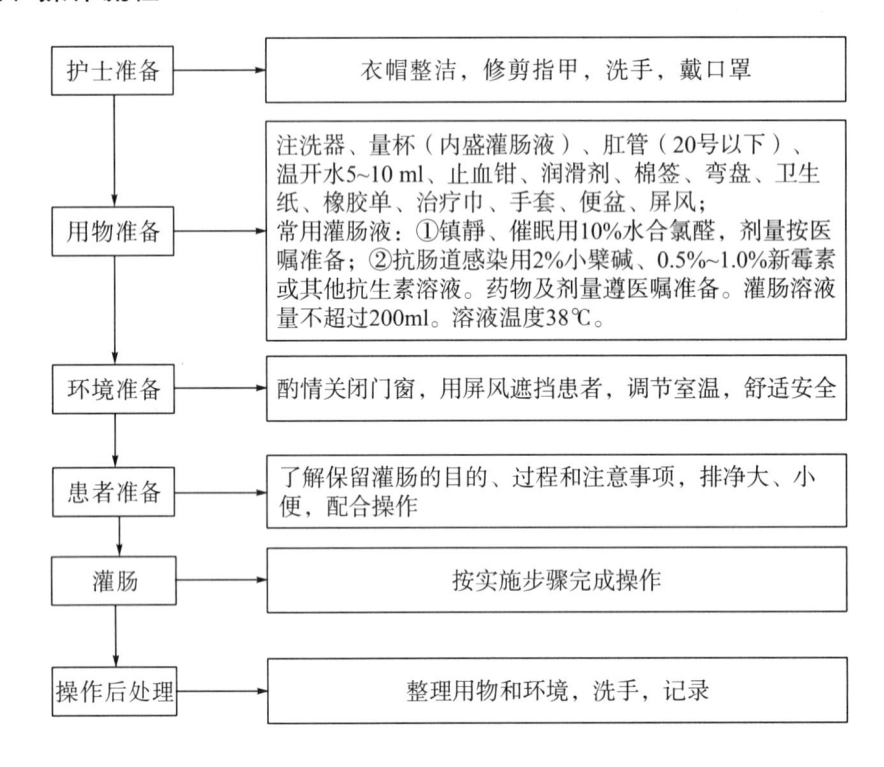

护士准备	衣帽整洁，修剪指甲，洗手，戴口罩
用物准备	注洗器、量杯（内盛灌肠液）、肛管（20号以下）、温开水5~10ml、止血钳、润滑剂、棉签、弯盘、卫生纸、橡胶单、治疗巾、手套、便盆、屏风；常用灌肠液：①镇静、催眠用10%水合氯醛，剂量按医嘱准备；②抗肠道感染用2%小檗碱、0.5%~1.0%新霉素或其他抗生素溶液。药物及剂量遵医嘱准备。灌肠溶液量不超过200ml。溶液温度38℃。
环境准备	酌情关闭门窗，用屏风遮挡患者，调节室温，舒适安全
患者准备	了解保留灌肠的目的、过程和注意事项，排净大、小便，配合操作
灌肠	按实施步骤完成操作
操作后处理	整理用物和环境，洗手，记录

五、实施步骤

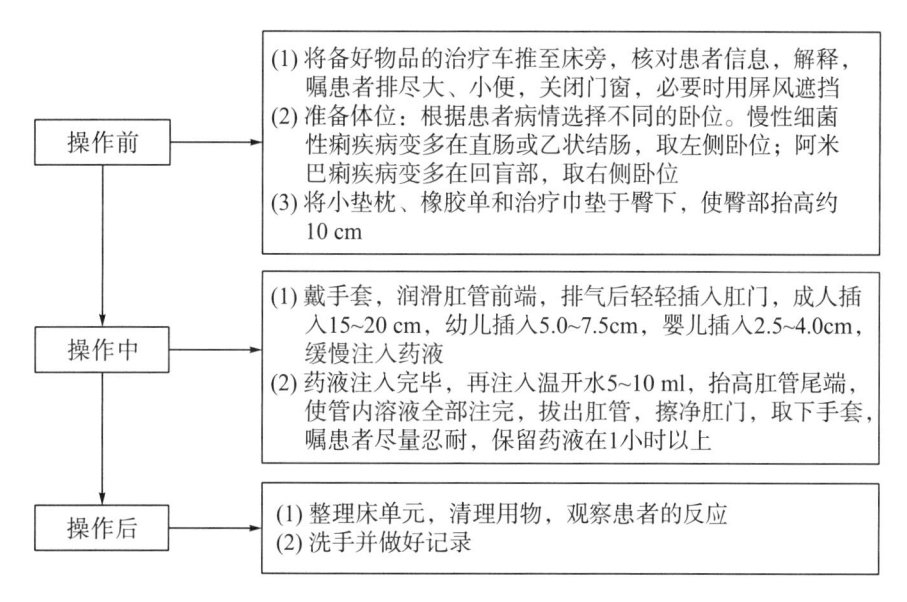

- 操作前
  - (1) 将备好物品的治疗车推至床旁，核对患者信息，解释，嘱患者排尽大、小便，关闭门窗，必要时用屏风遮挡
  - (2) 准备体位：根据患者病情选择不同的卧位。慢性细菌性痢疾病变多在直肠或乙状结肠，取左侧卧位；阿米巴痢疾病变多在回盲部，取右侧卧位
  - (3) 将小垫枕、橡胶单和治疗巾垫于臀下，使臀部抬高约10 cm

- 操作中
  - (1) 戴手套，润滑肛管前端，排气后轻轻插入肛门，成人插入15~20 cm，幼儿插入5.0~7.5cm，婴儿插入2.5~4.0cm，缓慢注入药液
  - (2) 药液注入完毕，再注入温开水5~10 ml，抬高肛管尾端，使管内溶液全部注完，拔出肛管，擦净肛门，取下手套，嘱患者尽量忍耐，保留药液在1小时以上

- 操作后
  - (1) 整理床单元，清理用物，观察患者的反应
  - (2) 洗手并做好记录

灌肠使用器具如图6-7~图6-10所示。

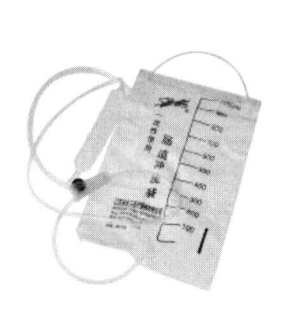

图6-7　一次性肠道冲洗袋

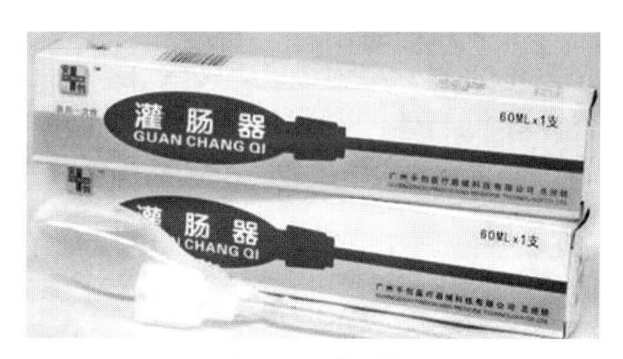

图6-8　灌肠器

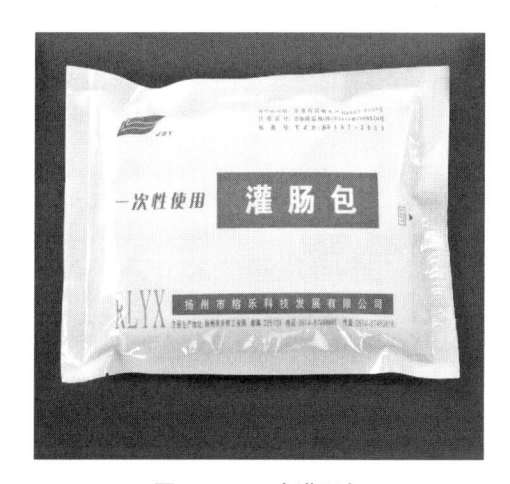

图6-9　一次灌肠包

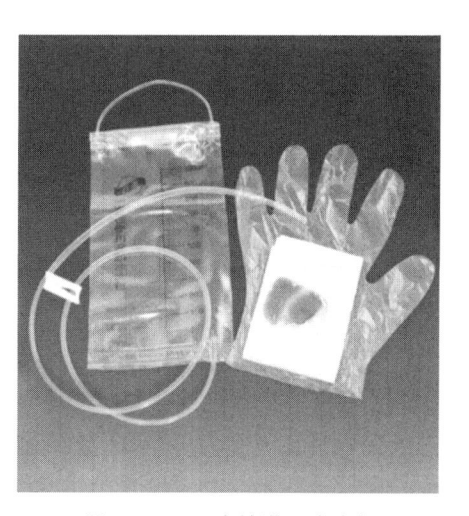

图6-10　一次性灌肠冲洗包

六、操作要求

1. 能够熟练地为患者灌肠。
2. 掌握各种灌肠方法。
3. 患者理解灌肠的目的,并能正确配合。

七、评价标准

1. 用物备齐,操作方法和步骤正确、熟练。
2. 灌肠液选择正确,灌肠筒高度及肛管插入深度合适。
3. 操作过程中关心患者。
4. 与患者沟通有效,使患者能正确配合,达到治疗效果。
5. 排出肠道内积气和粪便,高热者体温下降。
6. 患者感觉安全、舒适。

八、注意事项

1. 保留灌肠前嘱患者排便,使肠道排空有利于药液吸收。对灌肠目的和病变部位应了解清楚,以确定患者的卧位和插入的深度。
2. 保留灌肠时,肛管要细且插入要深,液量不宜过多,压力要低,灌入速度要慢,以减少刺激,使灌入的药液能够保留较长时间,有利于肠黏膜的吸收。
3. 行肛门、直肠、结肠手术的患者及大便失禁的患者不宜做保留灌肠。

九、思考题

1. 针对成人进行大量不保留灌肠和保留灌肠时,肛管插入肛门的距离是多少?小儿应插入多少?
2. 保留灌肠有哪些注意事项?

实验三　女性患者导尿术

一、临床情境

李某,女性,32岁,公司职员。混合痔疮手术后5小时,膀胱充盈,经多种方法促排尿无效,患者无法在床上排尿。医嘱:立即对患者进行导尿。

针对以上情境,护士应如何操作?

二、操作目的

1. 为尿潴留患者引流尿液,减轻痛苦。
2. 协助临床诊断,如留取未受污染的尿标本做细菌培养,测定膀胱容量、压力及残余尿量,进行尿道或膀胱造影等。

3. 为膀胱肿瘤患者进行膀胱化疗。

三、护理评估

1. 患者的病情、临床诊断，导尿的目的。
2. 患者的意识状态、生命体征。
3. 患者对导尿这一操作的理解、合作程度。

四、操作流程

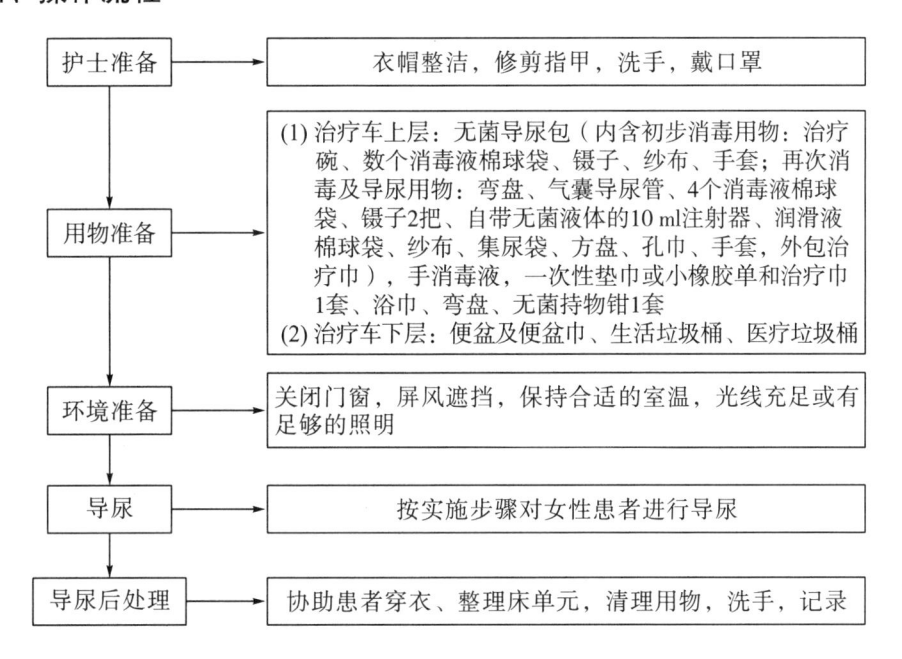

护士准备	→	衣帽整洁，修剪指甲，洗手，戴口罩
用物准备	→	(1) 治疗车上层：无菌导尿包（内含初步消毒用物：治疗碗、数个消毒液棉球袋、镊子、纱布、手套；再次消毒及导尿用物：弯盘、气囊导尿管、4个消毒液棉球袋、镊子2把、自带无菌液体的10 ml注射器、润滑液棉球袋、纱布、集尿袋、方盘、孔巾、手套、外包治疗巾），手消毒液，一次性垫巾或小橡胶单和治疗巾1套、浴巾、弯盘、无菌持物钳1套 (2) 治疗车下层：便盆及便盆巾、生活垃圾桶、医疗垃圾桶
环境准备	→	关闭门窗，屏风遮挡，保持合适的室温，光线充足或有足够的照明
导尿	→	按实施步骤对女性患者进行导尿
导尿后处理	→	协助患者穿衣、整理床单元，清理用物，洗手，记录

五、实施步骤

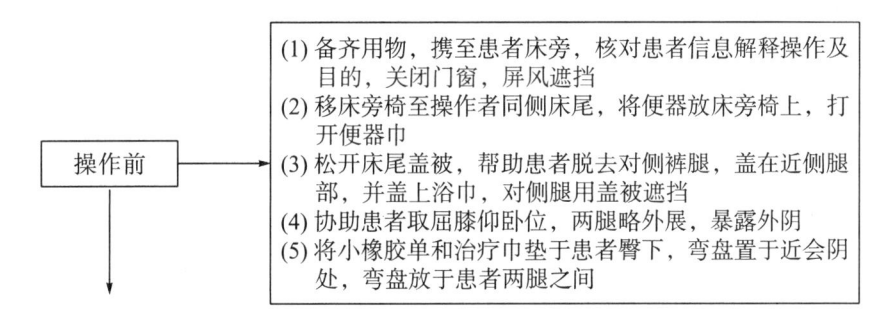

| 操作前 | → | (1) 备齐用物，携至患者床旁，核对患者信息解释操作及目的，关闭门窗，屏风遮挡
(2) 移床旁椅至操作者同侧床尾，将便器放床旁椅上，打开便器巾
(3) 松开床尾盖被，帮助患者脱去对侧裤腿，盖在近侧腿部，并盖上浴巾，对侧腿用盖被遮挡
(4) 协助患者取屈膝仰卧位，两腿略外展，暴露外阴
(5) 将小橡胶单和治疗巾垫于患者臀下，弯盘置于近会阴处，弯盘放于患者两腿之间 |

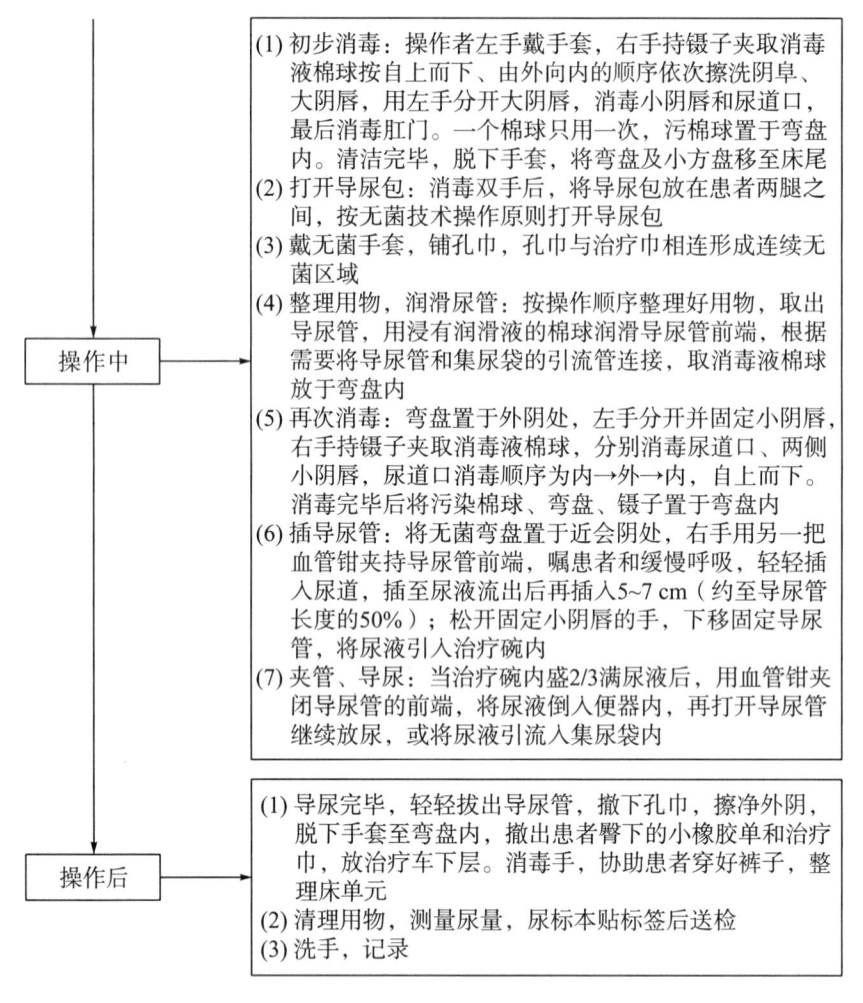

操作中	(1) 初步消毒：操作者左手戴手套，右手持镊子夹取消毒液棉球按自上而下、由外向内的顺序依次擦洗阴阜、大阴唇，用左手分开大阴唇，消毒小阴唇和尿道口，最后消毒肛门。一个棉球只用一次，污棉球置于弯盘内。清洁完毕，脱下手套，将弯盘及小方盘移至床尾 (2) 打开导尿包：消毒双手后，将导尿包放在患者两腿之间，按无菌技术操作原则打开导尿包 (3) 戴无菌手套，铺孔巾，孔巾与治疗巾相连形成连续无菌区域 (4) 整理用物，润滑尿管：按操作顺序整理好用物，取出导尿管，用浸有润滑液的棉球润滑导尿管前端，根据需要将导尿管和集尿袋的引流管连接，取消毒液棉球放于弯盘内 (5) 再次消毒：弯盘置于外阴处，左手分开并固定小阴唇，右手持镊子夹取消毒液棉球，分别消毒尿道口、两侧小阴唇，尿道口消毒顺序为内→外→内，自上而下。消毒完毕后将污染棉球、弯盘、镊子置于弯盘内 (6) 插导尿管：将无菌弯盘置于近会阴处，右手用另一把血管钳夹持导尿管前端，嘱患者和缓慢呼吸，轻轻插入尿道，插至尿液流出后再插入5~7 cm（约至导尿管长度的50%）；松开固定小阴唇的手，下移固定导尿管，将尿液引入治疗碗内 (7) 夹管、导尿：当治疗碗内盛2/3满尿液后，用血管钳夹闭导尿管的前端，将尿液倒入便器内，再打开导尿管继续放尿，或将尿液引流入集尿袋内
操作后	(1) 导尿完毕，轻轻拔出导尿管，撤去孔巾，擦净外阴，脱下手套至弯盘内，撤出患者臀下的小橡胶单和治疗巾，放治疗车下层。消毒手，协助患者穿好裤子，整理床单元 (2) 清理用物，测量尿量，尿标本贴标签后送检 (3) 洗手，记录

六、操作要求

1. 关心、尊重患者，动作轻柔。
2. 严格执行查对制度和无菌技术操作原则。
3. 能够正确为女性患者实施导尿术。

七、评价标准

1. 遵循查对制度和无菌技术操作原则。
2. 告知患者及其家属导尿的目的、注意事项，取得患者的配合。
3. 在操作过程中注意保护患者隐私，并注意保暖。
4. 用物准备正确、齐全。
5. 铺橡胶单和治疗巾方法正确，会阴消毒方法正确。
6. 插导尿管及固定导尿管的方法正确。

八、注意事项

1. 严格执行查对制度和无菌技术操作原则，导尿管一经污染或拔出均不得再次使用。

2. 在操作过程中注意保护患者隐私，并注意保暖。
3. 对膀胱高度膨胀且极度虚弱的患者，首次放尿不得超过 1000 ml。
4. 老年女性尿道口回缩，插管时应仔细观察、辨认，以免导尿管误入阴道。
5. 为女性患者导尿时，如导尿管误入阴道，应另换无菌导尿管重新操作。
6. 若需取标本做尿培养，用无菌试管接取中段尿 5ml，盖好瓶盖，放置合适处。
7. 插入、拔出导尿管时，动作要轻、慢、稳，切勿用力过重，以免损伤尿道黏膜。

九、思考题

1. 为女性患者导尿的过程中有哪些注意事项？
2. 对膀胱高度膨胀且极度虚弱的患者，首次放尿不得超过多少？为什么？

实验四　女性患者留置导尿术

一、临床情境

卞某，女性，74 岁，小学文化。患者于 3 个月前无明显诱因出现反应迟钝、言语不清，伴有大、小便失禁和走路不稳，无明显头痛、头晕、恶心、呕吐，无癫痫发作，头颅 MRI 检查提示：脑积液、脑萎缩。门诊以"脑积液"收入院进一步治疗。入院后完善各项检查，行"脑室－腹腔分流术"，术后留置导尿管。医嘱：一级护理，神经外科护理常规，低盐、半流质饮食。

请分析该患者的主要护理诊断及护理要点。

二、操作目的

1. 抢救休克或者危重患者，准确记录尿量、尿相对密度（尿比重），为病情变化提供依据。
2. 为盆腔手术排空膀胱，使膀胱持续保持空虚状态，避免术中误伤。
3. 某些泌尿系统疾病手术后留置导尿管，便于引流和冲洗，并减轻手术切口的张力，促进切口的愈合。
4. 为尿失禁或会阴部有伤口的患者引流尿液，保持会阴部的清洁干燥。
5. 为尿失禁患者行膀胱功能训练。

三、护理评估

1. 患者的病情、临床诊断，导尿的目的。
2. 患者的意识状态、生命体征。
3. 患者的卧位、膀胱充盈度及会阴皮肤、黏膜情况。
4. 患者对留置导尿管的理解、合作程度。

四、操作流程

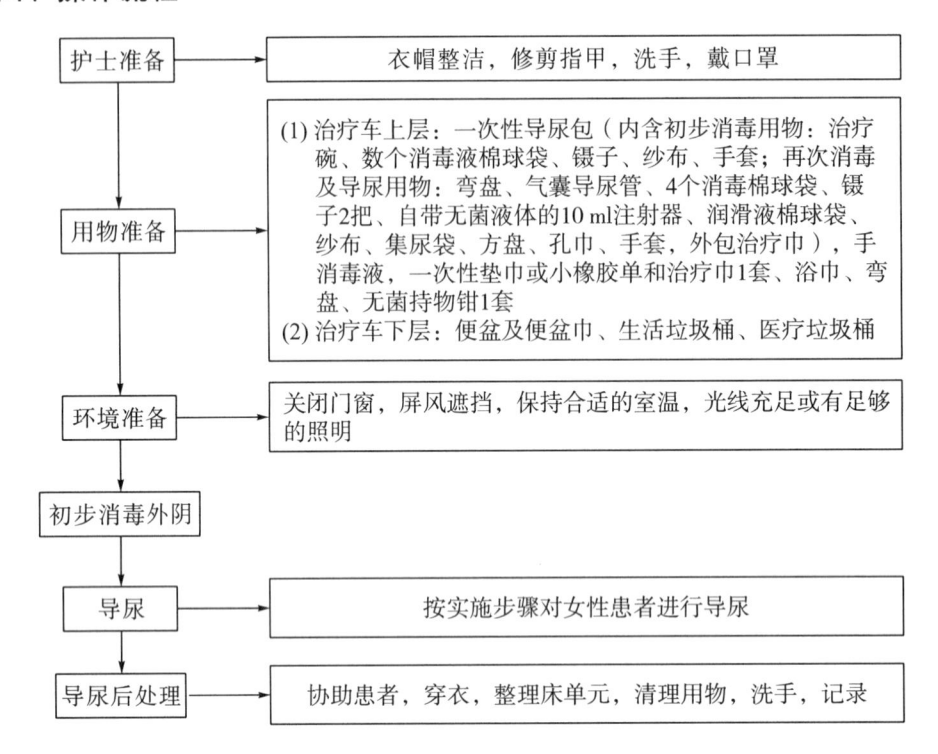

护士准备	衣帽整洁，修剪指甲，洗手，戴口罩
用物准备	(1) 治疗车上层：一次性导尿包（内含初步消毒用物：治疗碗、数个消毒液棉球袋、镊子、纱布、手套；再次消毒及导尿用物：弯盘、气囊导尿管、4个消毒棉球袋、镊子2把、自带无菌液体的10 ml注射器、润滑液棉球袋、纱布、集尿袋、方盘、孔巾、手套、外包治疗巾），手消毒液，一次性垫巾或小橡胶单和治疗巾1套、浴巾、弯盘、无菌持物钳1套 (2) 治疗车下层：便盆及便盆巾、生活垃圾桶、医疗垃圾桶
环境准备	关闭门窗，屏风遮挡，保持合适的室温，光线充足或有足够的照明
初步消毒外阴	
导尿	按实施步骤对女性患者进行导尿
导尿后处理	协助患者，穿衣，整理床单元，清理用物，洗手，记录

五、实施步骤

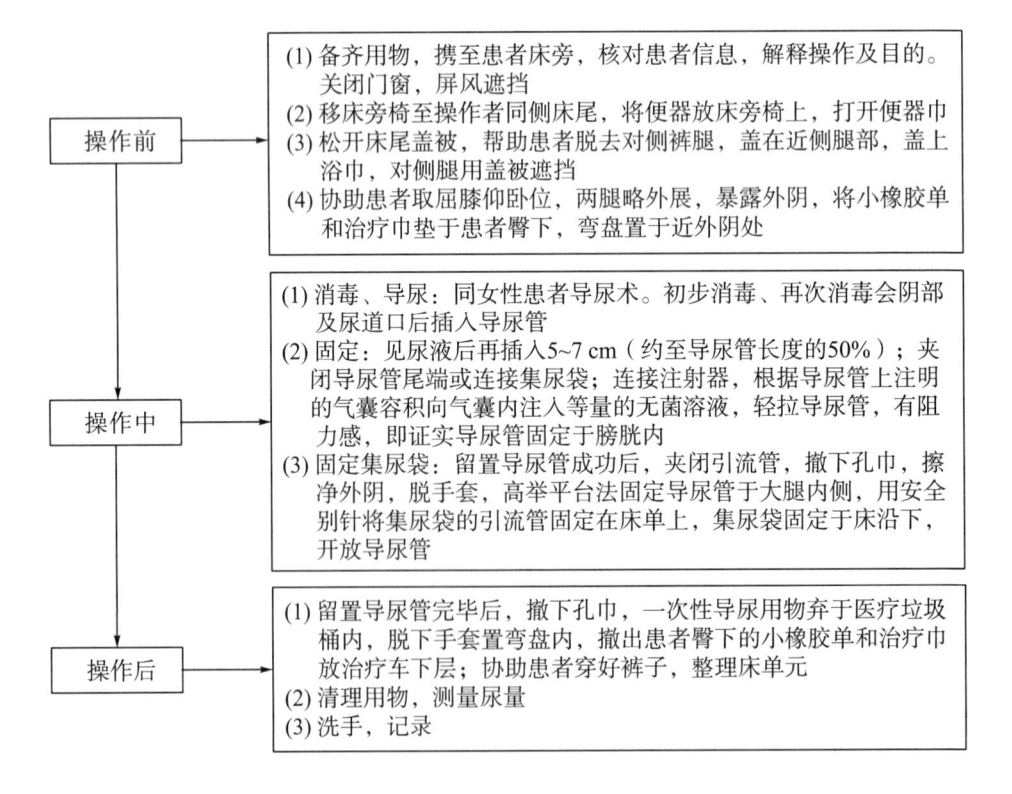

操作前	(1) 备齐用物，携至患者床旁，核对患者信息，解释操作及目的。关闭门窗，屏风遮挡 (2) 移床旁椅至操作者同侧床尾，将便器放床旁椅上，打开便器巾 (3) 松开床尾盖被，帮助患者脱去对侧裤腿，盖在近侧腿部，盖上浴巾，对侧腿用盖被遮挡 (4) 协助患者取屈膝仰卧位，两腿略外展，暴露外阴，将小橡胶单和治疗巾垫于患者臀下，弯盘置于近外阴处
操作中	(1) 消毒、导尿：同女性患者导尿术。初步消毒、再次消毒会阴部及尿道口后插入导尿管 (2) 固定：见尿液后再插入5~7 cm（约至导尿管长度的50%）；夹闭导尿管尾端或连接集尿袋；连接注射器，根据导尿管上注明的气囊容积向气囊内注入等量的无菌溶液，轻拉导尿管，有阻力感，即证实导尿管固定于膀胱内 (3) 固定集尿袋：留置导尿管成功后，夹闭引流管，撤下孔巾，擦净外阴，脱手套，高举平台法固定导尿管于大腿内侧，用安全别针将集尿袋的引流管固定在床单上，集尿袋固定于床沿下，开放导尿管
操作后	(1) 留置导尿管完毕后，撤下孔巾，一次性导尿用物弃于医疗垃圾桶内，脱下手套置弯盘内，撤出患者臀下的小橡胶单和治疗巾放治疗车下层；协助患者穿好裤子，整理床单元 (2) 清理用物，测量尿量 (3) 洗手，记录

导尿器具及留置导尿管过程中的相关操作如图6-11~图6-18所示。

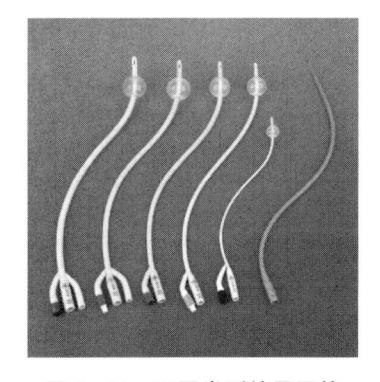

图6-11 不同类型的导尿管

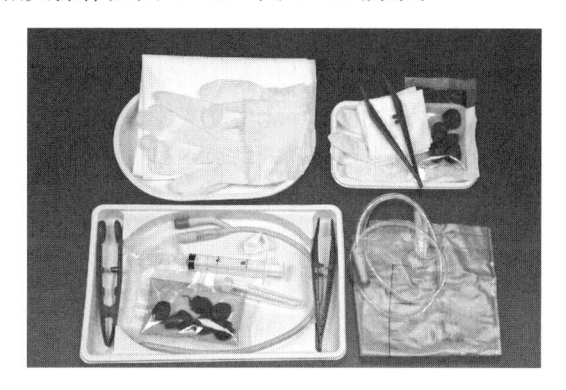

图6-12 一次性导尿包

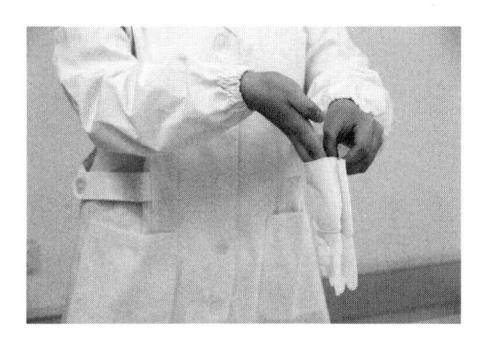

图6-13 取一次性手套

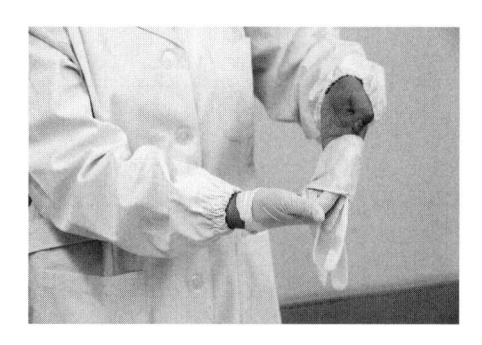

图6-14 分次戴手套

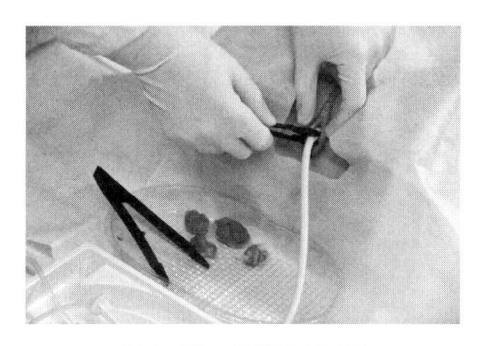

图6-15 女性患者导尿

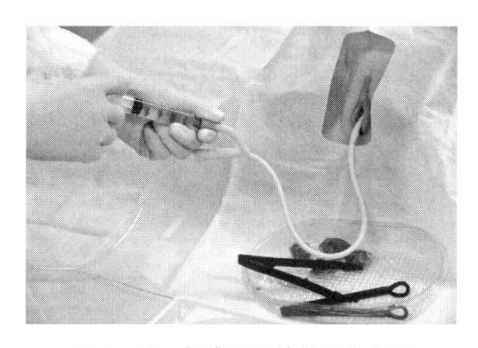

图6-16 气囊导尿管的固定方法

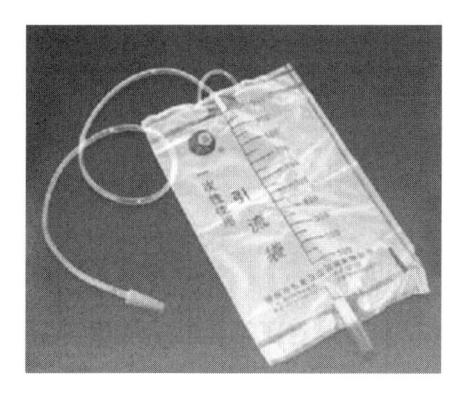

图6-17 集尿袋

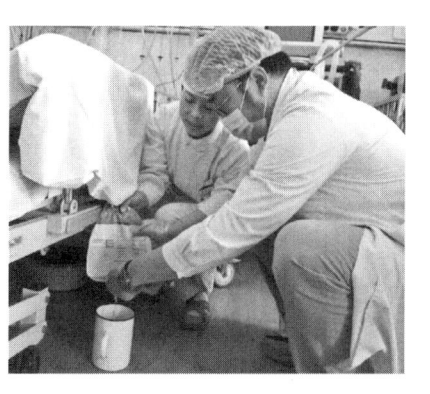

图6-18 集尿袋的固定方法

六、操作要求

1. 关心、尊重患者，动作轻柔。
2. 严格执行查对制度和无菌技术操作原则。
3. 能够正确实施女性患者导尿术。

七、评价标准

1. 遵循查对制度和无菌技术操作原则。
2. 告知患者及家属导尿的目的、注意事项，取得患者的配合。
3. 在操作过程中注意保护患者隐私，并注意保暖。
4. 用物准备正确、齐全。
5. 铺橡胶单和治疗巾方法正确，会阴清洁及消毒方法正确。
6. 插导尿管及固定方法正确。

八、注意事项

1. 严格执行查对制度和无菌技术操作原则，导尿管一经污染或拔出均不得再次使用。
2. 在操作过程中注意保护患者隐私，并注意保暖。
3. 对膀胱高度膨胀且极度虚弱的患者，首次放尿不得超过1000 ml。
4. 老年女性尿道口回缩，插管时应仔细观察、辨认，以免误入阴道。
5. 为女性患者留置导尿管时，如导尿管误入阴道，应另换无菌导尿管重新插入。
6. 插入、拔出导尿管时，动作要轻、慢、稳，切勿用力过重，以免损伤尿道黏膜。
7. 指导患者及家属在留置导尿管期间防止导尿管打折、弯曲、受压、脱出等，保持导尿管通畅，保持集尿袋高度低于耻骨联合水平，防止逆行感染。
8. 指导长期留置导尿管的患者进行膀胱功能训练及骨盆底的锻炼，以增强控制排尿的能力。

九、思考题

1. 术后尿潴留患者的护理要点有哪些？
2. 为女性患者导尿时，初次消毒、再次消毒的顺序是什么？

实验五 男性患者导尿术

一、临床情境

郭某，男性，59岁，初中文化，自由职业者。于数月前因右下肢动脉闭塞行"右小腿截肢术"。术后残端红肿，渗出较多，伴明显疼痛，以"双下肢动脉粥样硬化闭塞症"收入院行进一步治疗。患者生命体征稳定，在全麻下行"右大腿截肢术"。术后安全返回病房，生命体征平稳，患者因长期卧床，排尿困难。医嘱：一级护理，低盐、低脂饮食，导尿。

请分析该患者的主要护理问题。

二、操作目的

1. 为存在尿潴留的男性患者引流尿液，减轻痛苦。
2. 协助临床诊断，如留取未受污染的尿标本做细菌培养；测定膀胱容量、压力及残余尿量；进行尿道或膀胱造影；用于患者术前膀胱减压以及下腹、盆腔器官手术中持续排空膀胱，避免术中误伤等。
3. 患者尿道损伤早期或者手术后作为支架引流，经导尿管对膀胱进行药物灌注治疗。
4. 抢救休克或者危重患者，准确记录尿量、尿比重，监测患者的病情变化。

三、护理评估

1. 患者的病情、临床诊断，导尿的目的。
2. 患者的意识状态、生命体征。
3. 患者膀胱充盈度及会阴皮肤、黏膜情况。
4. 患者导尿的理解、合作程度。

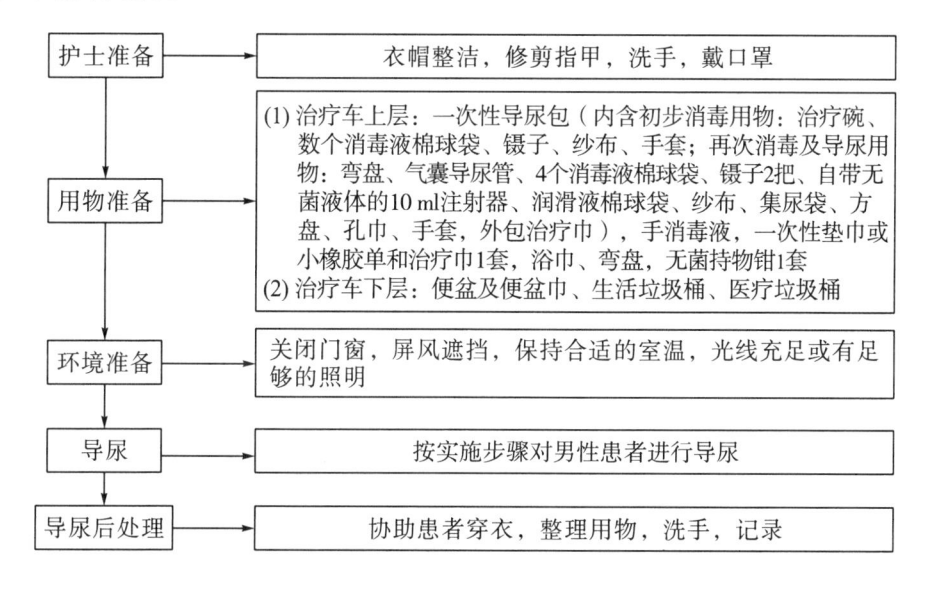

四、操作流程

护士准备	→	衣帽整洁，修剪指甲，洗手，戴口罩
用物准备	→	(1) 治疗车上层：一次性导尿包（内含初步消毒用物：治疗碗、数个消毒液棉球袋、镊子、纱布、手套；再次消毒及导尿用物：弯盘、气囊导尿管、4个消毒液棉球袋、镊子2把、自带无菌液体的10 ml注射器、润滑液棉球袋、纱布、集尿袋、方盘、孔巾、手套、外包治疗巾），手消毒液，一次性垫巾或小橡胶单和治疗巾1套、浴巾、弯盘、无菌持物钳1套 (2) 治疗车下层：便盆及便盆巾、生活垃圾桶、医疗垃圾桶
环境准备	→	关闭门窗，屏风遮挡，保持合适的室温，光线充足或有足够的照明
导尿	→	按实施步骤对男性患者进行导尿
导尿后处理	→	协助患者穿衣，整理用物，洗手，记录

五、实施步骤

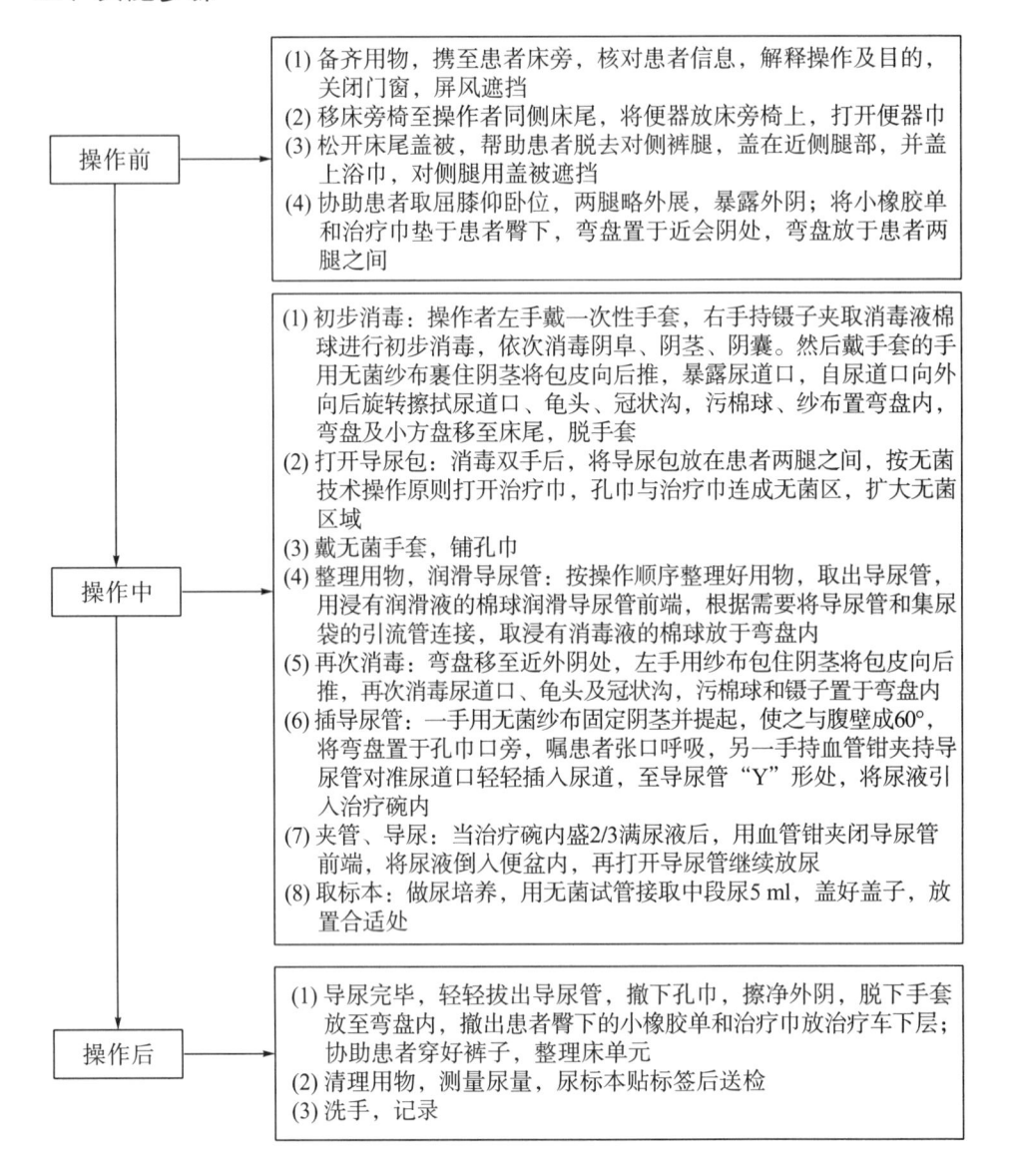

操作前
(1) 备齐用物，携至患者床旁，核对患者信息，解释操作及目的，关闭门窗，屏风遮挡
(2) 移床旁椅至操作者同侧床尾，将便器放床旁椅上，打开便器巾
(3) 松开床尾盖被，帮助患者脱去对侧裤腿，盖在近侧腿部，并盖上浴巾，对侧腿用盖被遮挡
(4) 协助患者取屈膝仰卧位，两腿略外展，暴露外阴；将小橡胶单和治疗巾垫于患者臀下，弯盘置于近会阴处，弯盘放于患者两腿之间

操作中
(1) 初步消毒：操作者左手戴一次性手套，右手持镊子夹取消毒液棉球进行初步消毒，依次消毒阴阜、阴茎、阴囊。然后戴手套的手用无菌纱布裹住阴茎将包皮向后推，暴露尿道口，自尿道口向外向后旋转擦拭尿道口、龟头、冠状沟、污棉球、纱布置弯盘内，弯盘及小方盘移至床尾，脱手套
(2) 打开导尿包：消毒双手后，将导尿包放在患者两腿之间，按无菌技术操作原则打开治疗巾，孔巾与治疗巾连成无菌区，扩大无菌区域
(3) 戴无菌手套，铺孔巾
(4) 整理用物，润滑导尿管：按操作顺序整理好用物，取出导尿管，用浸有润滑液的棉球润滑导尿管前端，根据需要将导尿管和集尿袋的引流管连接，取浸有消毒液的棉球放于弯盘内
(5) 再次消毒：弯盘移至近外阴处，左手用纱布包住阴茎将包皮向后推，再次消毒尿道口、龟头及冠状沟，污棉球和镊子置于弯盘内
(6) 插导尿管：一手用无菌纱布固定阴茎并提起，使之与腹壁成60°，将弯盘置于孔巾口旁，嘱患者张口呼吸，另一手持血管钳夹持导尿管对准尿道口轻轻插入尿道，至导尿管"Y"形处，将尿液引入治疗碗内
(7) 夹管、导尿：当治疗碗内盛2/3满尿液后，用血管钳夹闭导尿管前端，将尿液倒入便盆内，再打开导尿管继续放尿
(8) 取标本：做尿培养，用无菌试管接取中段尿5 ml，盖好盖子，放置合适处

操作后
(1) 导尿完毕，轻轻拔出导尿管，撤下孔巾，擦净外阴，脱下手套放至弯盘内，撤出患者臀下的小橡胶单和治疗巾放治疗车下层；协助患者穿好裤子，整理床单元
(2) 清理用物，测量尿量，尿标本贴标签后送检
(3) 洗手，记录

六、操作要求

1. 关心、尊重患者，动作轻柔。
2. 严格执行查对制度和无菌技术操作原则。
3. 能够正确实施男性患者导尿术。

七、评价标准

1. 遵循查对制度和无菌技术操作原则。
2. 告知患者或家属导尿的目的、注意事项，取得患者的配合。
3. 在操作过程中注意保护患者隐私，并注意保暖。

4. 用物准备正确、齐全。
5. 铺橡胶单和治疗巾方法正确，会阴清洁方法正确。
6. 插导尿管及固定方法正确。

八、注意事项

1. 严格执行查对制度和无菌技术操作原则，导尿管一经污染或拔出均不得再使用。
2. 在操作过程中注意保护患者隐私，并注意保暖。
3. 对膀胱高度膨胀且极度虚弱的患者，首次放尿不得超过 1000 ml。
4. 取标本：若需做尿培养，用无菌试管接取中段尿 5 ml，盖好瓶盖，放置合适处。
5. 插管时用无菌纱布固定阴茎并提起，使之与腹壁成 60°，使耻骨前弯消失，以利于插管。
6. 插入、拔出导尿管时，动作要轻、慢、稳，切勿用力过重，以免损伤尿道黏膜。

九、思考题

男性患者尿道的"两个生理弯曲，三个狭窄"分别指什么？

实验六　男性患者留置导尿术

一、临床情境

黄某，男性，36 岁，初中文化，自由职业者。因"车祸受伤后左下肢发凉 2 天"入院，车祸伤造成复合性外伤，第四、第五胸椎脱位，脊髓损伤致截瘫，左股骨开放性骨折，行"左股骨开放性骨折清创内固定术"。术后发现下肢发凉，足部动脉搏动未扪及，尿量减少。患者各项生命体征平稳。医嘱：给予一级护理，流质饮食。患者因高位截瘫，给予留置导尿。

请分析患者的主要护理要点。

二、操作目的

1. 为尿潴留患者引流尿液，减轻痛苦。
2. 协助临床诊断，如留取未受污染的尿标本做细菌培养；测定膀胱容量、压力及残余尿量；进行尿道或膀胱造影等；用于患者术前膀胱减压以及下腹、盆腔器官手术中持续排空膀胱，避免术中误伤。
3. 患者尿道损伤早期或者手术后作为支架引流，经导尿管对膀胱进行药物灌注治疗。
4. 患者昏迷、尿失禁或者会阴部有损伤时，留置导尿管以保持局部干燥、清洁，避免尿液的刺激。
5. 抢救休克或者危重患者，准确记录尿量、尿相对密度，监测病情变化。

三、护理评估

1. 患者的病情、临床诊断,导尿的目的。
2. 患者的意识状态、生命体征。
3. 患者的卧位、膀胱充盈度及会阴皮肤和黏膜情况。
4. 患者对留置导尿管的理解、合作程度。

四、操作流程

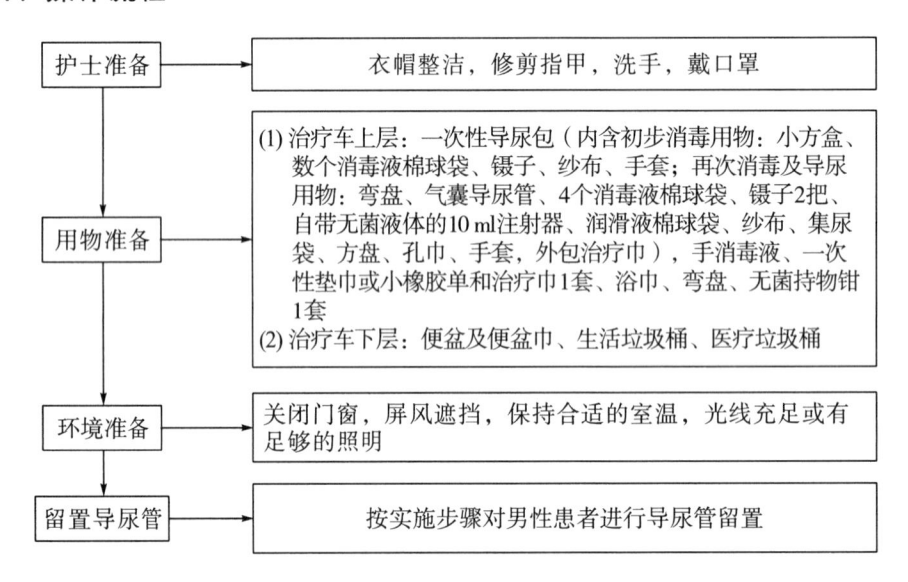

护士准备	→	衣帽整洁,修剪指甲,洗手,戴口罩
用物准备	→	(1) 治疗车上层:一次性导尿包(内含初步消毒用物:小方盒、数个消毒液棉球袋、镊子、纱布、手套;再次消毒及导尿用物:弯盘、气囊导尿管、4个消毒液棉球袋、镊子2把、自带无菌液体的10 ml注射器、润滑液棉球袋、纱布、集尿袋、方盘、孔巾、手套、外包治疗巾),手消毒液、一次性垫巾或小橡胶单和治疗巾1套、浴巾、弯盘、无菌持物钳1套 (2) 治疗车下层:便盆及便盆巾、生活垃圾桶、医疗垃圾桶
环境准备	→	关闭门窗,屏风遮挡,保持合适的室温,光线充足或有足够的照明
留置导尿管	→	按实施步骤对男性患者进行导尿管留置

五、实施步骤

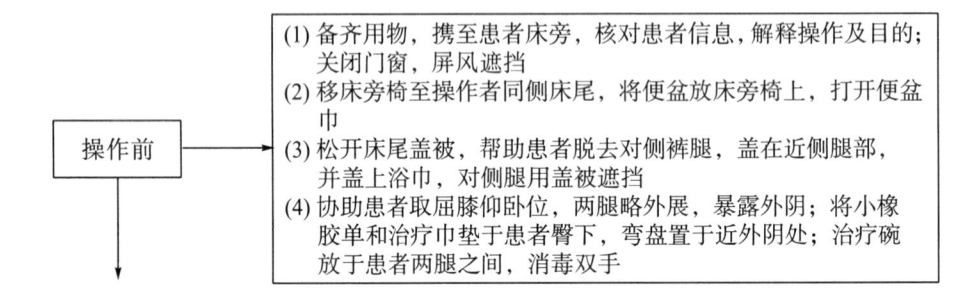

| 操作前 | → | (1) 备齐用物,携至患者床旁,核对患者信息,解释操作及目的;关闭门窗,屏风遮挡
(2) 移床旁椅至操作者同侧床尾,将便盆放床旁椅上,打开便盆巾
(3) 松开床尾盖被,帮助患者脱去对侧裤腿,盖在近侧腿部,并盖上浴巾,对侧腿用盖被遮挡
(4) 协助患者取屈膝仰卧位,两腿略外展,暴露外阴;将小橡胶单和治疗巾垫于患者臀下,弯盘置于近外阴处;治疗碗放于患者两腿之间,消毒双手 |

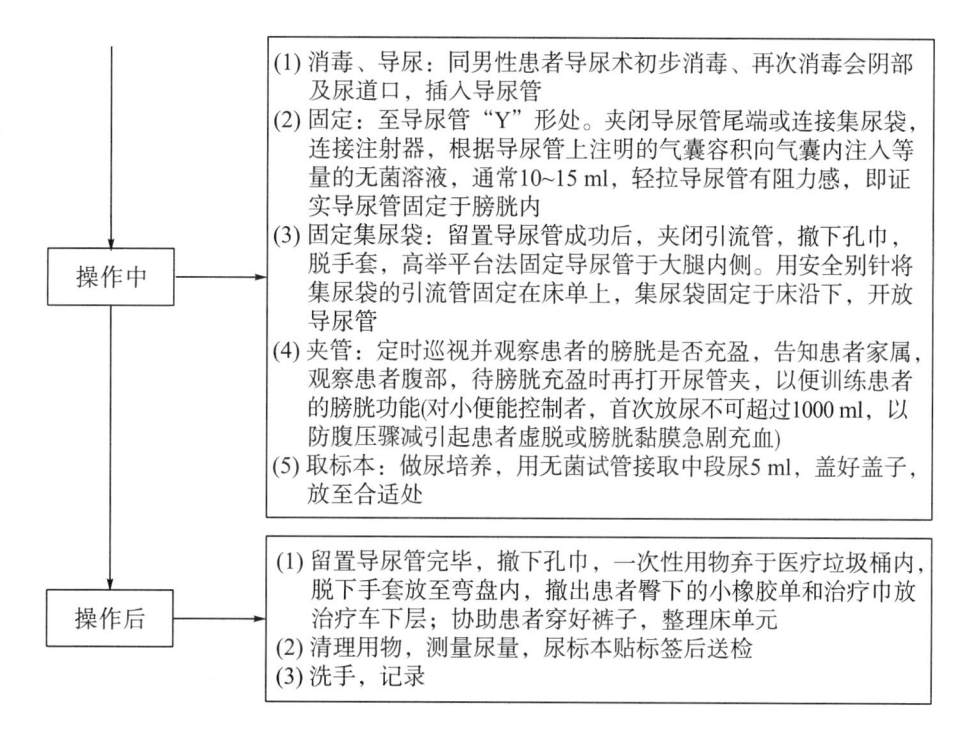

操作中 →
(1) 消毒、导尿：同男性患者导尿术初步消毒、再次消毒会阴部及尿道口，插入导尿管
(2) 固定：至导尿管"Y"形处。夹闭导尿管尾端或连接集尿袋，连接注射器，根据导尿管上注明的气囊容积向气囊内注入等量的无菌溶液，通常10~15 ml，轻拉导尿管有阻力感，即证实导尿管固定于膀胱内
(3) 固定集尿袋：留置导尿管成功后，夹闭引流管，撤下孔巾，脱手套，高举平台法固定导尿管于大腿内侧。用安全别针将集尿袋的引流管固定在床单上，集尿袋固定于床沿下，开放导尿管
(4) 夹管：定时巡视并观察患者的膀胱是否充盈，告知患者家属，观察患者腹部，待膀胱充盈时再打开尿管夹，以便训练患者的膀胱功能(对小便能控制者，首次放尿不可超过1000 ml，以防腹压骤减引起患者虚脱或膀胱黏膜急剧充血)
(5) 取标本：做尿培养，用无菌试管接取中段尿5 ml，盖好盖子，放至合适处

操作后 →
(1) 留置导尿管完毕，撤下孔巾，一次性用物弃于医疗垃圾桶内，脱下手套放至弯盘内，撤出患者臀下的小橡胶单和治疗巾放治疗车下层；协助患者穿好裤子，整理床单元
(2) 清理用物，测量尿量，尿标本贴标签后送检
(3) 洗手，记录

男性患者留置导尿术操作如图6-19所示，不同型号的导尿管如图6-20所示。

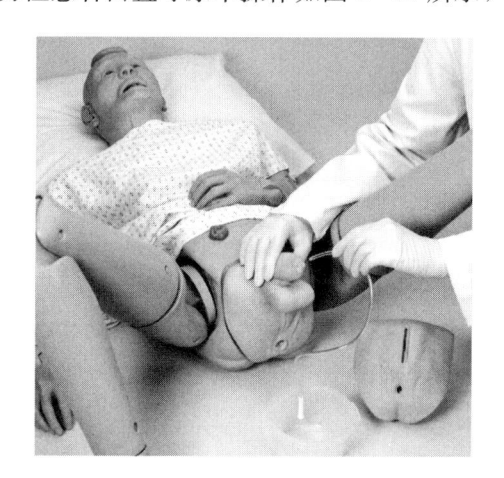

图 6-19　男性患者留置导尿术

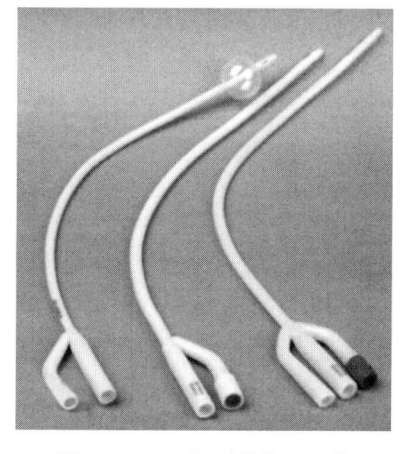

图 6-20　不同型号的导尿管

六、操作要求

1. 关心、尊重患者，动作轻柔。
2. 严格执行查对制度和无菌技术操作原则。
3. 能够正确实施男性患者留置导尿术。

七、评价标准

1. 遵循查对制度和无菌技术操作原则。
2. 告知患者及家属导尿的目的、注意事项，取得患者的配合。

3. 在操作过程中注意保护患者隐私，并注意保暖。
4. 用物准备正确、齐全。
5. 铺橡胶单和治疗巾方法正确，会阴清洁方法正确。
6. 留置导尿管及固定方法正确。

八、注意事项

1. 严格执行查对制度和无菌技术操作原则，导尿管一经污染或拔出均不得再次使用。
2. 在操作过程中注意保护患者隐私，并注意保暖。
3. 对膀胱高度膨胀且极度虚弱的患者，首次放尿不得超过 1000 ml。
4. 若需做尿培养，用无菌试管接取中段尿 5 ml，盖好瓶盖，放置合适处。
5. 插管时用无菌纱布固定阴茎并提起，使之与腹壁成 60°，使耻骨前弯消失，利于插管。
6. 插入、拔出导尿管时，动作要轻、慢、稳，切勿用力过重，以免损伤尿道黏膜。
7. 指导患者及其家属在留置导尿管期间防止导尿管打折、弯曲、受压、脱出等情况发生，保持集尿袋高度低于耻骨联合水平，防止逆行感染。
8. 指导长期留置导尿管的患者进行膀胱功能训练及骨盆底的锻炼，以增强控制排尿的能力。

九、思考题

1. 留置导尿管的患者如何预防逆行感染？
2. 男性患者留置导尿管时有哪些注意事项？

第七章　给药技术

实验一　药液抽吸法

一、临床情境

毛某，男性，31岁，公司员工。因"右侧腰部酸胀、疼痛3个月余"来院就诊。彩超检查提示：左输尿管结石、左肾积液。为进一步治疗收治入院。入院诊断：左肾积液、左肾输尿管结石。入院后完善各项基本检查，尿镜检：红细胞（＋＋＋），白细胞（＋＋＋），尿蛋白（＋＋）。医嘱：0.9%氯化钠注射液100 ml＋哌拉西林－三唑巴坦45 g，静脉滴注，每天2次；静脉输液前行青霉素过敏试验。

请分析该患者的主要护理要点。

二、操作目的

为各种注射准备药液。

三、护理评估

1. 患者的用药史与过敏史。
2. 所用药物可能产生的疗效与不良反应。

四、操作流程

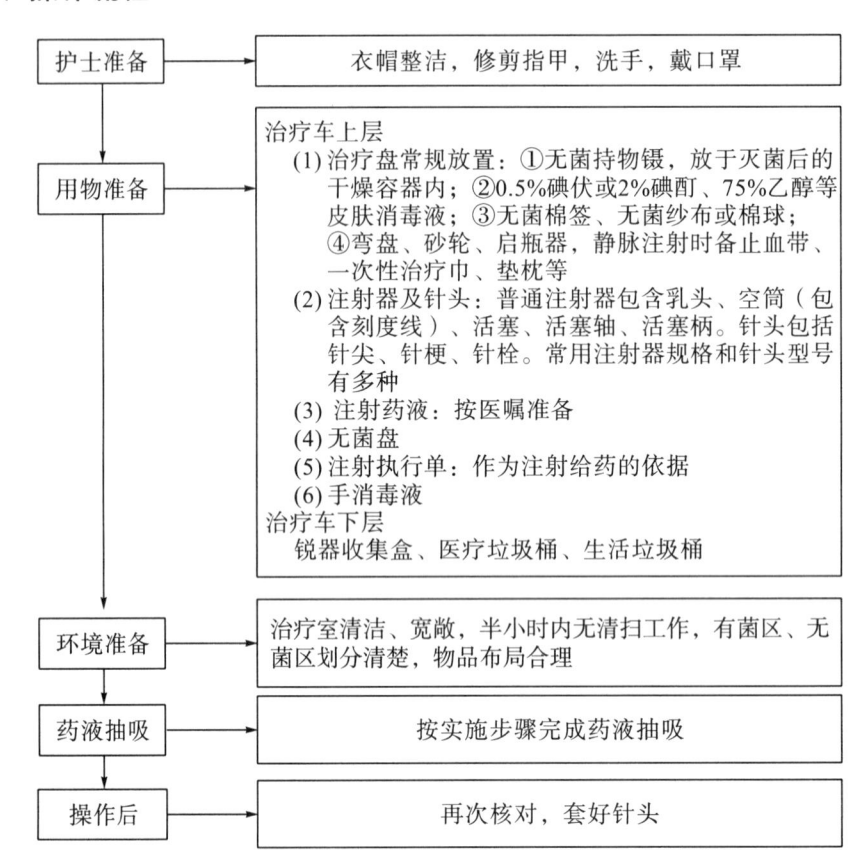

护士准备 →	衣帽整洁，修剪指甲，洗手，戴口罩
用物准备 →	治疗车上层 　(1) 治疗盘常规放置：①无菌持物镊，放于灭菌后的干燥容器内；②0.5%碘伏或2%碘酊、75%乙醇等皮肤消毒液；③无菌棉签、无菌纱布或棉球；④弯盘、砂轮、启瓶器，静脉注射时备止血带、一次性治疗巾、垫枕等 　(2) 注射器及针头：普通注射器包含乳头、空筒（包含刻度线）、活塞、活塞轴、活塞柄。针头包括针尖、针梗、针栓。常用注射器规格和针头型号有多种 　(3) 注射药液：按医嘱准备 　(4) 无菌盘 　(5) 注射执行单：作为注射给药的依据 　(6) 手消毒液 治疗车下层 　锐器收集盒、医疗垃圾桶、生活垃圾桶
环境准备 →	治疗室清洁、宽敞，半小时内无清扫工作，有菌区、无菌区划分清楚，物品布局合理
药液抽吸 →	按实施步骤完成药液抽吸
操作后 →	再次核对，套好针头

五、实施步骤

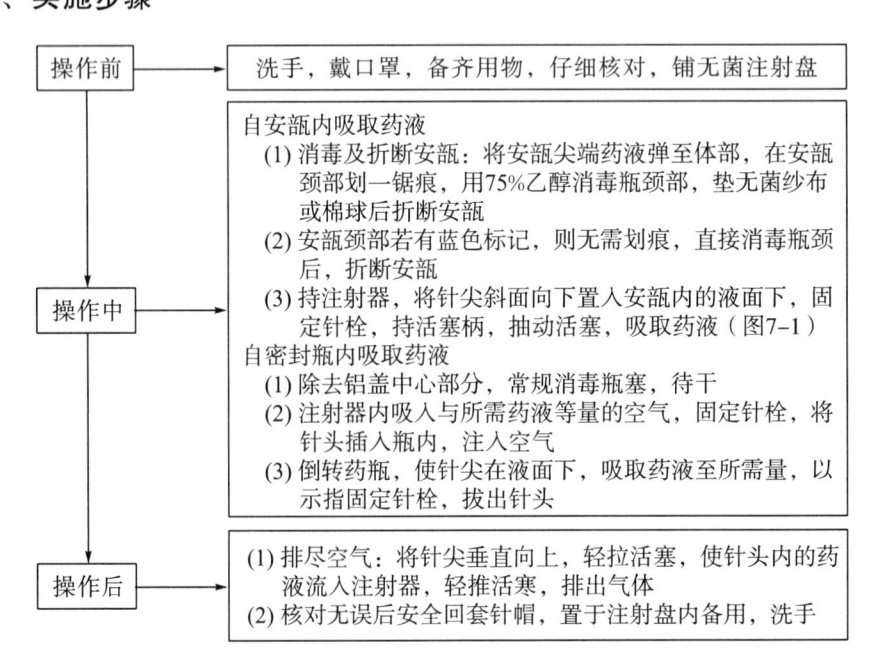

操作前 →	洗手，戴口罩，备齐用物，仔细核对，铺无菌注射盘
操作中 →	自安瓿内吸取药液 　(1) 消毒及折断安瓿：将安瓿尖端药液弹至体部，在安瓿颈部划一锯痕，用75%乙醇消毒瓶颈部，垫无菌纱布或棉球后折断安瓿 　(2) 安瓿颈部若有蓝色标记，则无需划痕，直接消毒瓶颈后，折断安瓿 　(3) 持注射器，将针尖斜面向下置入安瓿内的液面下，固定针栓，持活塞柄，抽动活塞，吸取药液（图7-1） 自密封瓶内吸取药液 　(1) 除去铝盖中心部分，常规消毒瓶塞，待干 　(2) 注射器内吸入与所需药液等量的空气，固定针栓，将针头插入瓶内，注入空气 　(3) 倒转药瓶，使针尖在液面下，吸取药液至所需量，以示指固定针栓，拔出针头
操作后 →	(1) 排尽空气：将针尖垂直向上，轻拉活塞，使针头内的药液流入注射器，轻推活塞，排出气体 (2) 核对无误后安全回套针帽，置于注射盘内备用，洗手

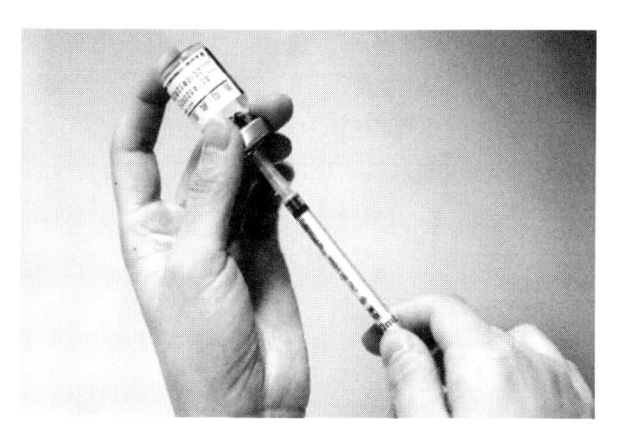

图 7-1 药物抽吸方法

六、操作要求

熟练掌握药液抽吸的操作方法。

七、评价标准

1. 用物齐备,操作方法和步骤正确、熟练。
2. 有较强的无菌观念,操作过程无污染。

八、注意事项

1. 注意无菌原则和"三查""八对"制度。
2. 对结晶或粉剂药物,需按要求先用 0.9%氯化钠注射液、注射用水或专用溶媒充分溶解。
3. 混悬剂要摇匀后吸取。
4. 吸取油剂和混悬剂时,要选用较粗的针头。
5. 药液最好现用现配,避免药液污染和效价降低。
6. 用尽药液的安瓿或密封瓶不可立即丢弃,以备注射时检查。

九、思考题

"八对"的具体内容有哪些?

实验二 皮内注射法

一、临床情境

丁某,男,39岁,高中文化,公司职员。2天前受凉后出现咽痛,吞咽时疼痛加剧,全身乏力，头晕，无发热、畏寒，无鼻塞、流涕，无恶心、呕吐，无咳嗽、咳痰，无心悸、气促，体格检查见扁桃体Ⅲ度肿大，以"急性扁桃体炎"收入院。医嘱：给予青霉素80万U静脉注射，每天2次，行青霉素过敏试验。

请分析该患者的主要护理要点。

二、操作目的

1. 药物过敏试验。
2. 预防接种各种疫苗。
3. 局部麻醉的起始步骤。

三、护理评估

1. 患者的用药史及药物过敏史、家族史、饮酒史。
2. 注射部位皮肤情况。
3. 患者意识、心理状态、合作程度及对药物的认识。
4. 患者是否有饥饿、头晕、心悸等身体不适。

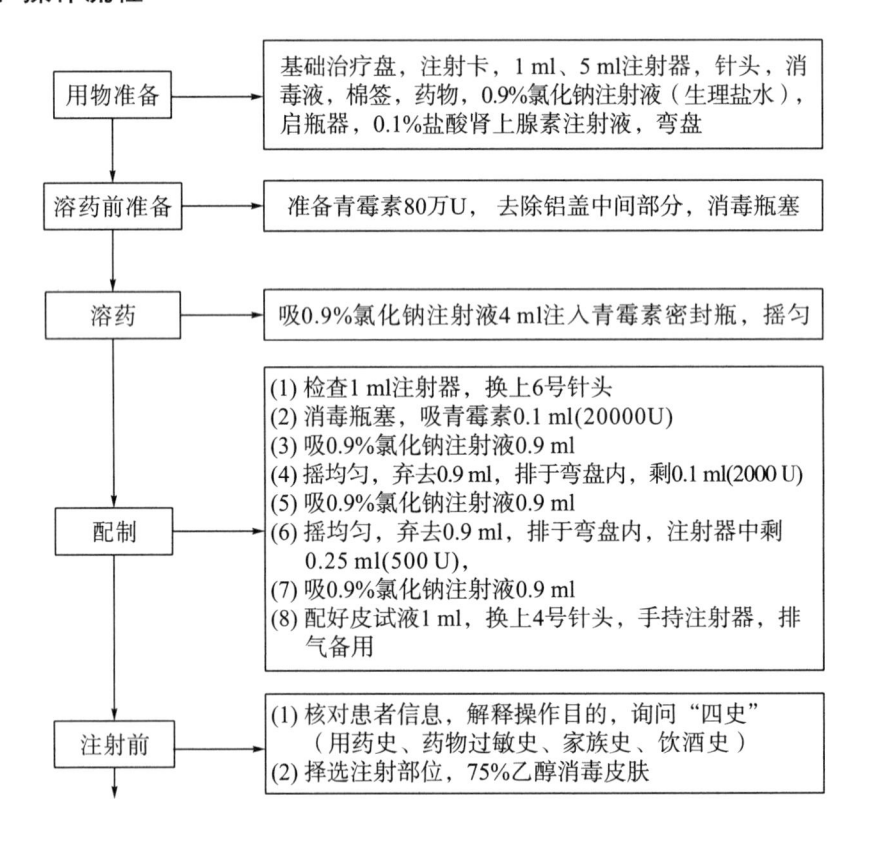

四、操作流程

用物准备	基础治疗盘，注射卡，1 ml、5 ml注射器，针头，消毒液，棉签，药物，0.9%氯化钠注射液（生理盐水），启瓶器，0.1%盐酸肾上腺素注射液，弯盘
溶药前准备	准备青霉素80万U，去除铝盖中间部分，消毒瓶塞
溶药	吸0.9%氯化钠注射液4 ml注入青霉素密封瓶，摇匀
配制	(1) 检查1 ml注射器，换上6号针头 (2) 消毒瓶塞，吸青霉素0.1 ml(20000U) (3) 吸0.9%氯化钠注射液0.9 ml (4) 摇均匀，弃去0.9 ml，排于弯盘内，剩0.1 ml(2000 U) (5) 吸0.9%氯化钠注射液0.9 ml (6) 摇均匀，弃去0.9 ml，排于弯盘内，注射器中剩0.25 ml(500 U)， (7) 吸0.9%氯化钠注射液0.9 ml (8) 配好皮试液1 ml，换上4号针头，手持注射器，排气备用
注射前	(1) 核对患者信息，解释操作目的，询问"四史"（用药史、药物过敏史、家族史、饮酒史） (2) 择选注射部位，75%乙醇消毒皮肤

第七章　给药技术

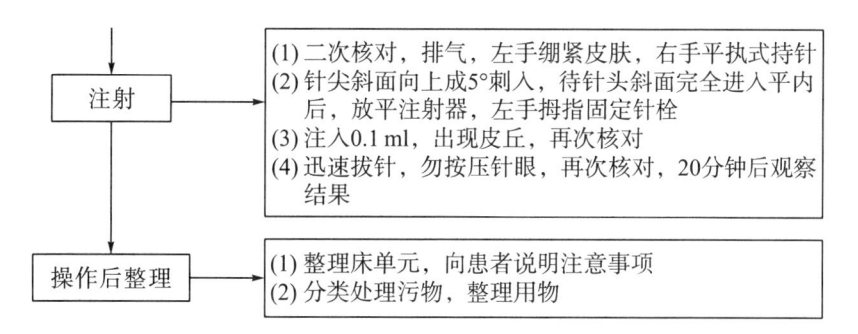

```
注射 →
  (1) 二次核对，排气，左手绷紧皮肤，右手平执式持针
  (2) 针尖斜面向上成5°刺入，待针头斜面完全进入平内后，放平注射器，左手拇指固定针栓
  (3) 注入0.1 ml，出现皮丘，再次核对
  (4) 迅速拔针，勿按压针眼，再次核对，20分钟后观察结果

操作后整理 →
  (1) 整理床单元，向患者说明注意事项
  (2) 分类处理污物，整理用物
```

五、实施步骤

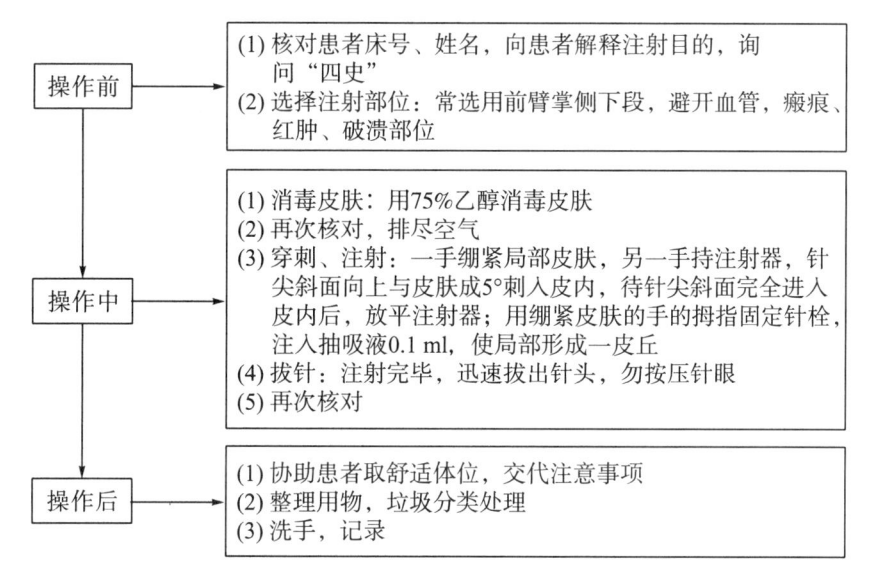

```
操作前 →
  (1) 核对患者床号、姓名，向患者解释注射目的，询问"四史"
  (2) 选择注射部位：常选用前臂掌侧下段，避开血管、瘢痕、红肿、破溃部位

操作中 →
  (1) 消毒皮肤：用75%乙醇消毒皮肤
  (2) 再次核对，排尽空气
  (3) 穿刺、注射：一手绷紧局部皮肤，另一手持注射器，针尖斜面向上与皮肤成5°刺入皮内，待针尖斜面完全进入皮内后，放平注射器；用绷紧皮肤的手的拇指固定针栓，注入抽吸液0.1 ml，使局部形成一皮丘
  (4) 拔针：注射完毕，迅速拔出针头，勿按压针眼
  (5) 再次核对

操作后 →
  (1) 协助患者取舒适体位，交代注意事项
  (2) 整理用物，垃圾分类处理
  (3) 洗手，记录
```

皮内注射法操作见图7-2。

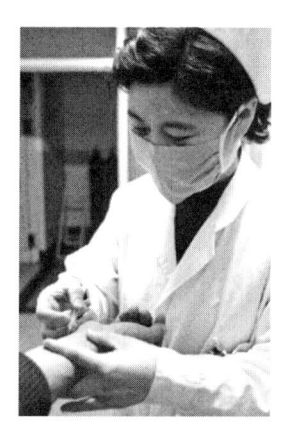

图7-2　皮内注射法

六、操作要求

熟练掌握皮内注射的操作方法。

七、评价标准

1. 用物备齐，操作方法和步骤正确、熟练。
2. 注射部位选择正确。
3. 操作过程中关心患者。

八、注意事项

1. 注意执行查对制度和无菌原则。
2. 详细询问用药史和药物过敏史、家族过敏史。
3. 忌用碘类消毒液，以免影响结果观察。
4. 掌握合适的进针角度，避免刺入过深。
5. 如对皮试结果有怀疑，应在对侧前臂内侧注入等量的0.9%氯化钠注射液做对照试验。

九、思考题

1. 如何配置80万U的青霉素皮试液？
2. 皮内注射时注射角度是多少？消毒需要注意哪些事项？

实验三　皮下注射法

一、临床情境

姚某，女性，57岁，初中文化，个体户。患有"2型糖尿病"，需长期接受胰岛素注射治疗，每日2次，早餐前及晚餐前30分钟进行皮下注射。

请分析该患者的主要护理要点。

二、操作目的

1. 预防接种。
2. 胰岛素、肾上腺素、阿托品等要求短时间内发挥药效的药物注射。
3. 局部麻醉用药。

三、护理评估

1. 询问患者的用药史、过敏史及治疗情况。
2. 患者的意识、病情、肢体活动能力。
3. 患者注射部位的皮肤及皮下组织的情况。
4. 患者对给药计划的了解、认识程度及合作程度。

四、操作流程

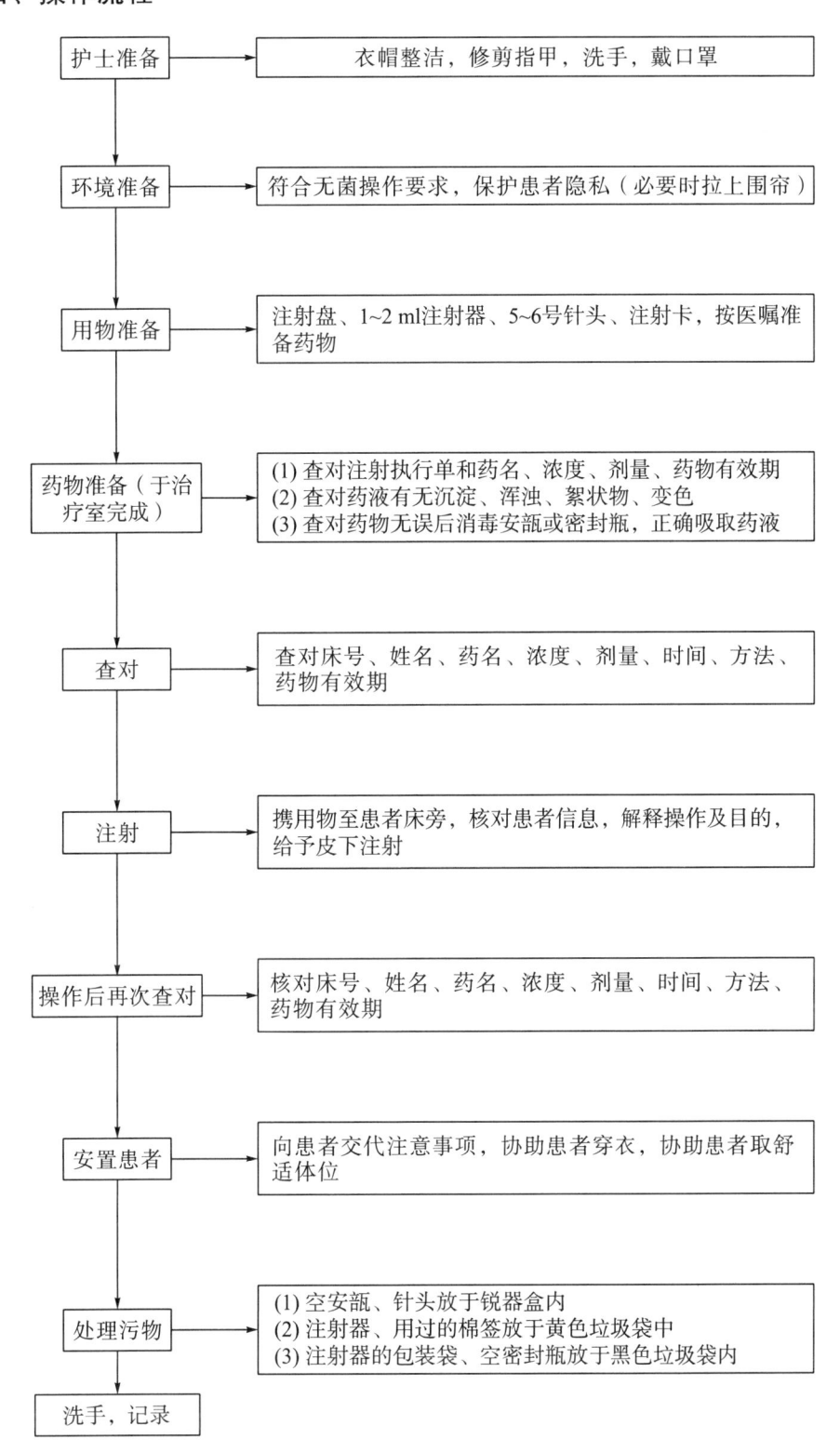

```
护士准备 → 衣帽整洁，修剪指甲，洗手，戴口罩

环境准备 → 符合无菌操作要求，保护患者隐私（必要时拉上围帘）

用物准备 → 注射盘、1~2 ml注射器、5~6号针头、注射卡，按医嘱准备药物

药物准备（于治疗室完成）→ (1) 查对注射执行单和药名、浓度、剂量、药物有效期
                        (2) 查对药液有无沉淀、浑浊、絮状物、变色
                        (3) 查对药物无误后消毒安瓿或密封瓶，正确吸取药液

查对 → 查对床号、姓名、药名、浓度、剂量、时间、方法、药物有效期

注射 → 携用物至患者床旁，核对患者信息，解释操作及目的，给予皮下注射

操作后再次查对 → 核对床号、姓名、药名、浓度、剂量、时间、方法、药物有效期

安置患者 → 向患者交代注意事项，协助患者穿衣，协助患者取舒适体位

处理污物 → (1) 空安瓿、针头放于锐器盒内
          (2) 注射器、用过的棉签放于黄色垃圾袋中
          (3) 注射器的包装袋、空密封瓶放于黑色垃圾袋内

洗手，记录
```

五、实施步骤

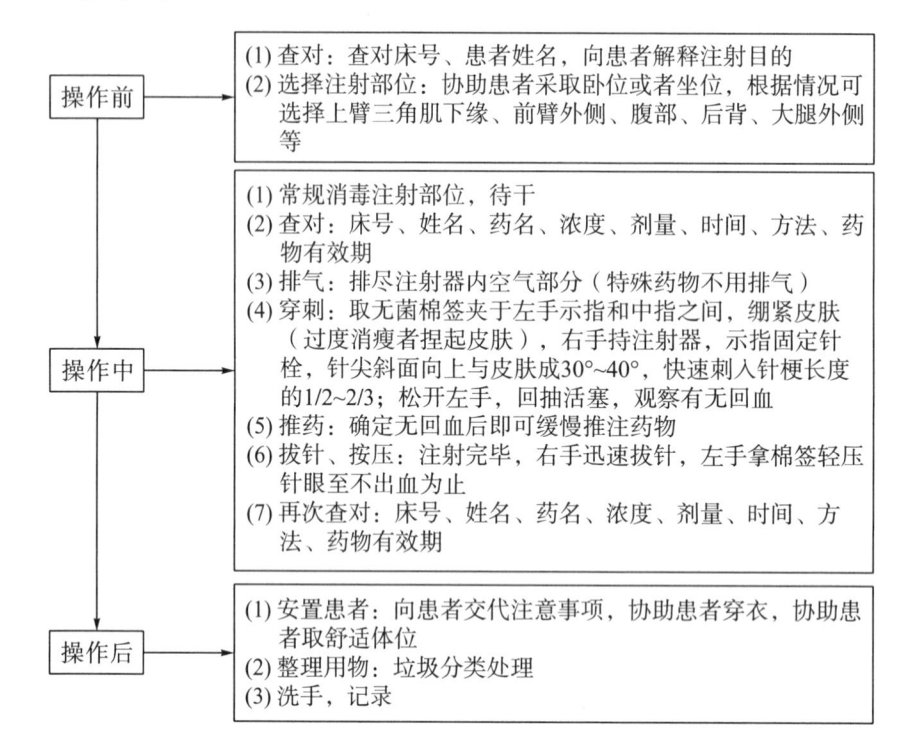

操作前：
(1) 查对：查对床号、患者姓名，向患者解释注射目的
(2) 选择注射部位：协助患者采取卧位或者坐位，根据情况可选择上臂三角肌下缘、前臂外侧、腹部、后背、大腿外侧等

操作中：
(1) 常规消毒注射部位，待干
(2) 查对：床号、姓名、药名、浓度、剂量、时间、方法、药物有效期
(3) 排气：排尽注射器内空气部分（特殊药物不用排气）
(4) 穿刺：取无菌棉签夹于左手示指和中指之间，绷紧皮肤（过度消瘦者捏起皮肤），右手持注射器，示指固定针栓，针尖斜面向上与皮肤成30°~40°，快速刺入针梗长度的1/2~2/3；松开左手，回抽活塞，观察有无回血
(5) 推药：确定无回血后即可缓慢推注药物
(6) 拔针、按压：注射完毕，右手迅速拔针，左手拿棉签轻压针眼至不出血为止
(7) 再次查对：床号、姓名、药名、浓度、剂量、时间、方法、药物有效期

操作后：
(1) 安置患者：向患者交代注意事项，协助患者穿衣，协助患者取舒适体位
(2) 整理用物：垃圾分类处理
(3) 洗手，记录

皮下注射法及胰岛素的皮下注射如图7-3、图7-4所示。

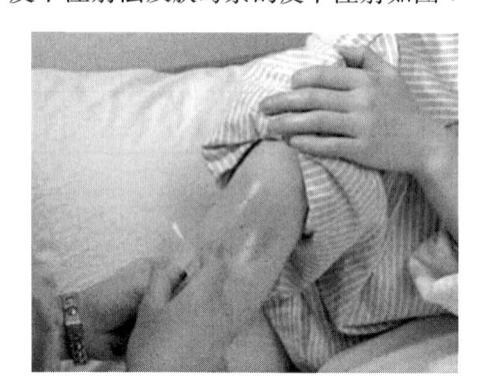

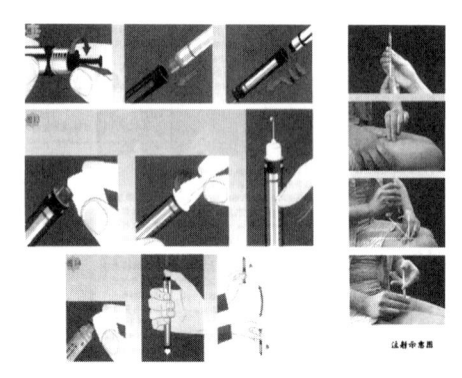

图7-3 皮下注射法　　　图7-4 胰岛素的皮下注射

六、操作要求

熟练掌握皮下注射的操作方法。

七、评价标准

1. 用物备齐，操作方法和步骤正确、熟练。
2. 注射部位选择正确。
3. 操作过程中关心患者。

八、注意事项

1. 严格执行查对制度和无菌操作流程。
2. 手不可触及针梗，以免污染。
3. 对皮肤有刺激的药物一般不用作皮下注射。
4. 过于消瘦的患者，捏起局部皮肤，适当减少进针角度。

九、思考题

1. 皮下注射的目的是什么？
2. 皮下注射时需要注意哪些事项？

实验四　肌内注射法

一、临床情境

张某，女性，22 岁，大学生。2 天前淋雨后出现寒战、发热，体温达 40℃，伴咳嗽、胸痛，咳铁锈色痰。体格检查：意识清楚，急性病容，面色潮红，呼吸急促，体温 39.7℃，脉搏 102 次/分，呼吸 32 次/分，血压 110/65 mmHg。X 线摄影提示：右下肺大片状阴影。痰涂片提示：可见肺炎链球菌。急诊以"肺炎链球菌性大叶性肺炎"收治住院。给予一级护理，半流质饮食，复方氨林巴比妥 2 ml，肌内注射，立即执行。

请分析该患者的主要护理要点。

二、操作目的

1. 用于药物或病情不宜采用口服给药时。
2. 要求药物在短时间内产生疗效而不适于或不必要采用静脉注射时。
3. 药物刺激性较强或药量较大，不适于皮下注射时。
4. 预防接种。

三、护理评估

1. 询问患者的用药史、药物过敏史及治疗情况。
2. 患者的意识、病情、肢体活动能力。
3. 患者注射部位的皮肤及肌组织的情况。
4. 患者对给药计划的了解、认识程度及合作程度。

四、操作流程

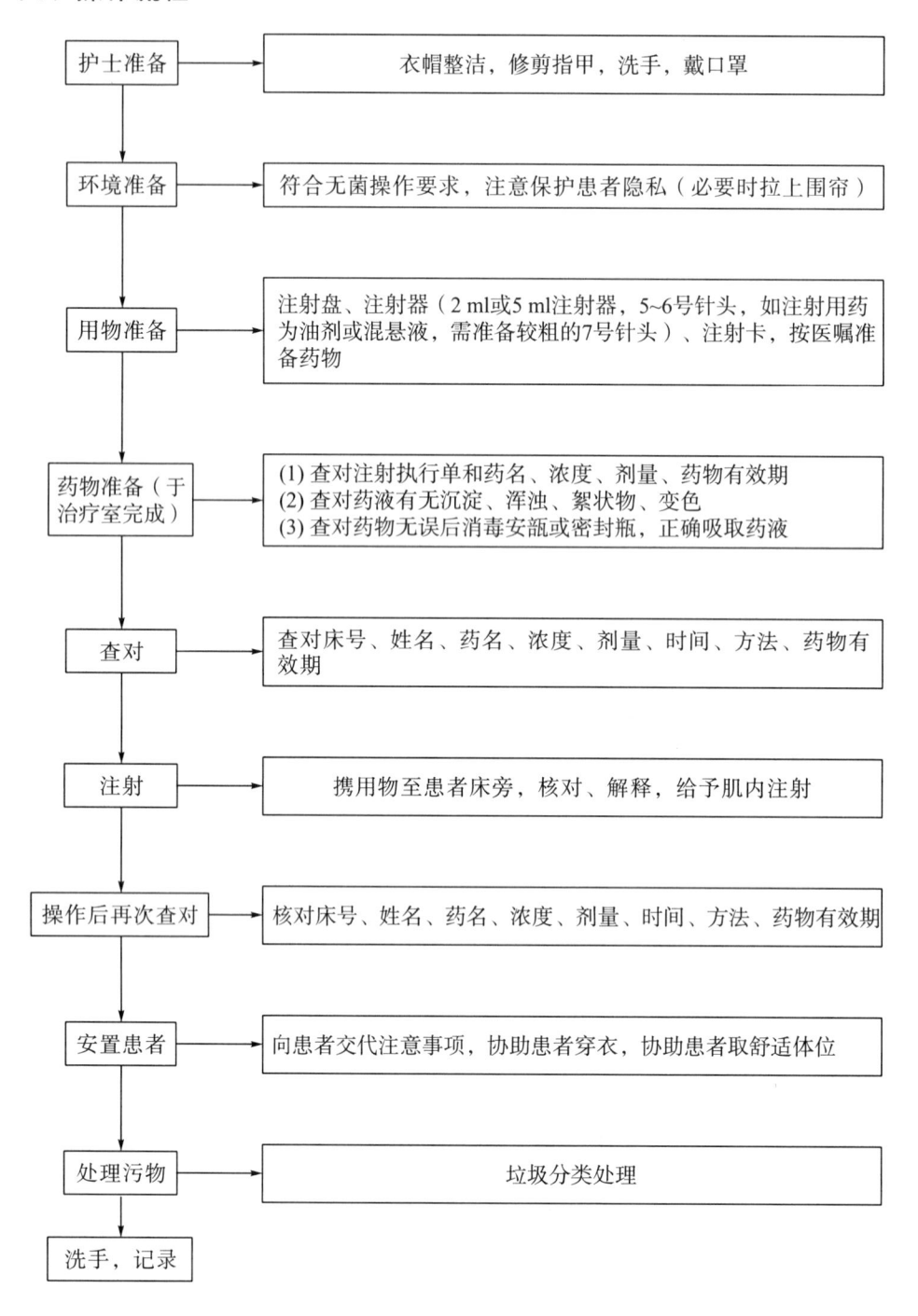

```
护士准备 → 衣帽整洁，修剪指甲，洗手，戴口罩

环境准备 → 符合无菌操作要求，注意保护患者隐私（必要时拉上围帘）

用物准备 → 注射盘、注射器（2 ml或5 ml注射器，5~6号针头，如注射用药为油剂或混悬液，需准备较粗的7号针头）、注射卡，按医嘱准备药物

药物准备（于治疗室完成） → (1) 查对注射执行单和药名、浓度、剂量、药物有效期
                        (2) 查对药液有无沉淀、浑浊、絮状物、变色
                        (3) 查对药物无误后消毒安瓿或密封瓶，正确吸取药液

查对 → 查对床号、姓名、药名、浓度、剂量、时间、方法、药物有效期

注射 → 携用物至患者床旁，核对、解释，给予肌内注射

操作后再次查对 → 核对床号、姓名、药名、浓度、剂量、时间、方法、药物有效期

安置患者 → 向患者交代注意事项，协助患者穿衣，协助患者取舒适体位

处理污物 → 垃圾分类处理

洗手，记录
```

五、实施步骤

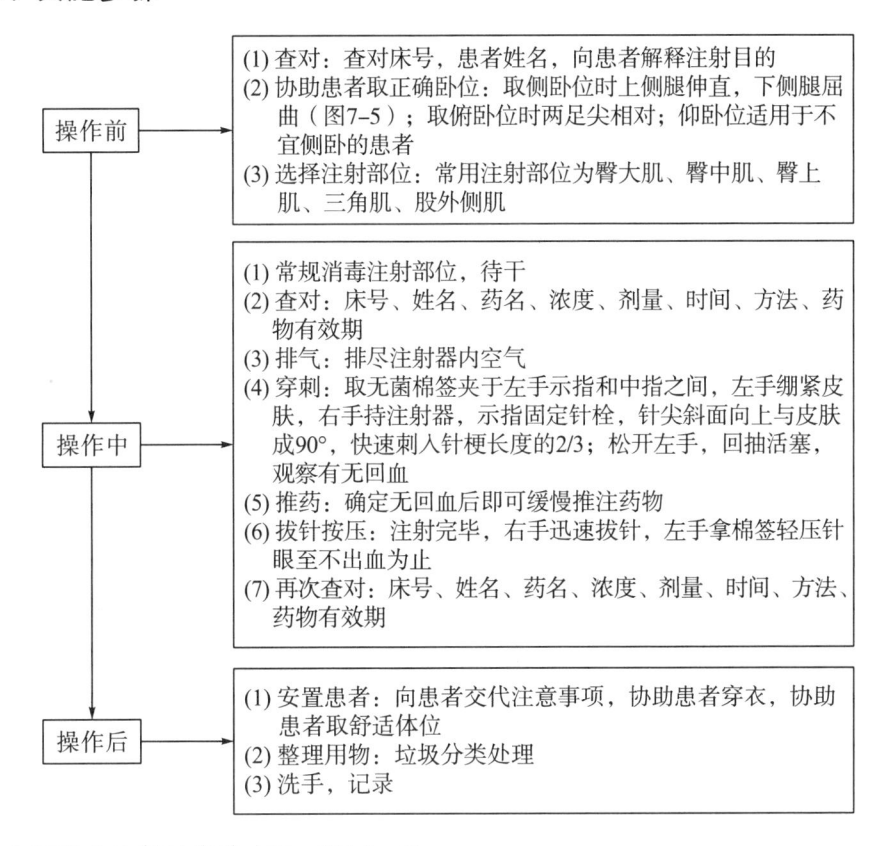

操作前 →
(1) 查对：查对床号，患者姓名，向患者解释注射目的
(2) 协助患者取正确卧位：取侧卧位时上侧腿伸直，下侧腿屈曲（图7-5）；取俯卧位时两足尖相对；仰卧位适用于不宜侧卧的患者
(3) 选择注射部位：常用注射部位为臀大肌、臀中肌、臀上肌、三角肌、股外侧肌

操作中 →
(1) 常规消毒注射部位，待干
(2) 查对：床号、姓名、药名、浓度、剂量、时间、方法、药物有效期
(3) 排气：排尽注射器内空气
(4) 穿刺：取无菌棉签夹于左手示指和中指之间，左手绷紧皮肤，右手持注射器，示指固定针栓，针尖斜面向上与皮肤成90°，快速刺入针梗长度的2/3；松开左手，回抽活塞，观察有无回血
(5) 推药：确定无回血后即可缓慢推注药物
(6) 拔针按压：注射完毕，右手迅速拔针，左手拿棉签轻压针眼至不出血为止
(7) 再次查对：床号、姓名、药名、浓度、剂量、时间、方法、药物有效期

操作后 →
(1) 安置患者：向患者交代注意事项，协助患者穿衣，协助患者取舒适体位
(2) 整理用物：垃圾分类处理
(3) 洗手，记录

臀大肌肌内注射的定位方法（图7-6）：

（1）十字法：从臀裂顶点向左侧或向右侧画一水平线，然后过髂嵴最高点做一垂线，将一侧臀部分为四个象限，在外上象限并避开内角（从髂后上棘至股骨大转子连线），即为注射区。

（2）连线法：从髂前上棘至尾骨做一连线，其外1/3处为注射部位。

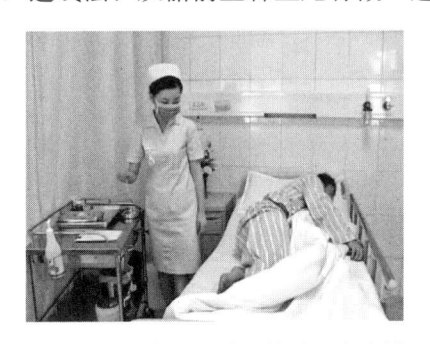

图7-5 患者于侧卧位接受肌内注射 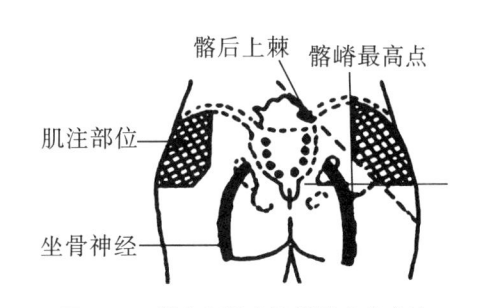　　　　图7-6 臀大肌肌内注射的定位方法

六、操作要求

熟练掌握肌内注射的操作方法。

七、评价标准

1. 用物备齐，操作方法和步骤正确、熟练。
2. 注射部位选择正确。
3. 操作过程中随时观察患者情况，并注意保护患者隐私。

八、注意事项

1. 注意执行查对制度和无菌原则。
2. 详细询问患者用药史和药物过敏史。
3. 对长期接受肌内注射的患者，要有计划地更换注射部位。
4. 一旦发生断针，嘱患者保持原位不动，固定局部组织，以防针头移位，用血管钳取出断针。
5. 根据患者的体态选择合适型号的针头和适当的进针深度。
6. 如注射过程中抽吸见到回血，应拔出针头，更换部位，重新注射。
7. 注射过程中注意遵守"两快一慢"的原则：进针快、拔针快，推药慢。
8. 同时注射两种药物时，应注意配伍禁忌。
9. 对 2 岁以下儿童不宜选择臀大肌作为注射部位。

九、思考题

1. 肌内注射的部位有哪些？
2. 臀大肌肌内注射的定位方法有哪些？
3. 肌内注射的一般卧位有哪些？
4. 为患者进行肌内注射时，有哪些注意事项？

实验五　静脉注射法

一、临床情境

李某，女性，21 岁，大学生。因早晨空腹未吃早餐，现心悸、饥饿、无力，手足颤抖，皮肤苍白，出汗，心率快，血压轻度升高，诊断为低血糖。医嘱：50％葡萄糖注射液 20 ml＋维生素 C，静脉注射，立即执行。

遵照医嘱，护士该进行何种操作？

二、操作目的

1. 急重症的治疗。
2. 药物不宜口服、皮下或肌内注射，或需迅速发挥作用时。
3. 注入药物做某些诊断性检查，如肾功能试验、静脉胆囊造影等。

三、护理评估

1. 询问患者的用药史、药物过敏史及治疗情况。
2. 患者的意识、病情、肢体活动能力。
3. 患者穿刺部位情况、静脉充盈度及血管壁弹性。
4. 患者对给药计划的了解、认识程度及合作程度，是否有饥饿、头晕、心悸等不适。

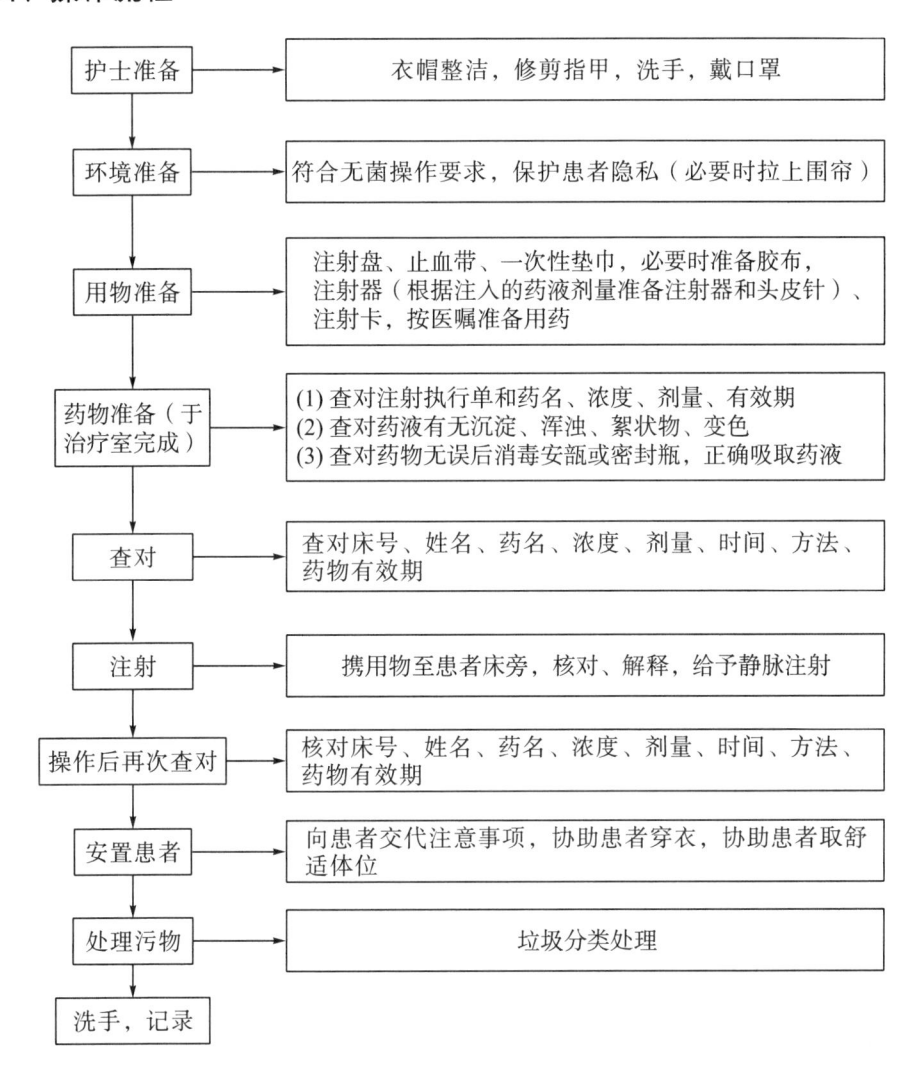

四、操作流程

护士准备	衣帽整洁，修剪指甲，洗手，戴口罩
环境准备	符合无菌操作要求，保护患者隐私（必要时拉上围帘）
用物准备	注射盘、止血带、一次性垫巾，必要时准备胶布，注射器（根据注入的药液剂量准备注射器和头皮针）、注射卡，按医嘱准备用药
药物准备（于治疗室完成）	(1) 查对注射执行单和药名、浓度、剂量、有效期 (2) 查对药液有无沉淀、浑浊、絮状物、变色 (3) 查对药物无误后消毒安瓿或密封瓶，正确吸取药液
查对	查对床号、姓名、药名、浓度、剂量、时间、方法、药物有效期
注射	携用物至患者床旁，核对、解释，给予静脉注射
操作后再次查对	核对床号、姓名、药名、浓度、剂量、时间、方法、药物有效期
安置患者	向患者交代注意事项，协助患者穿衣，协助患者取舒适体位
处理污物	垃圾分类处理
洗手，记录	

五、实施步骤

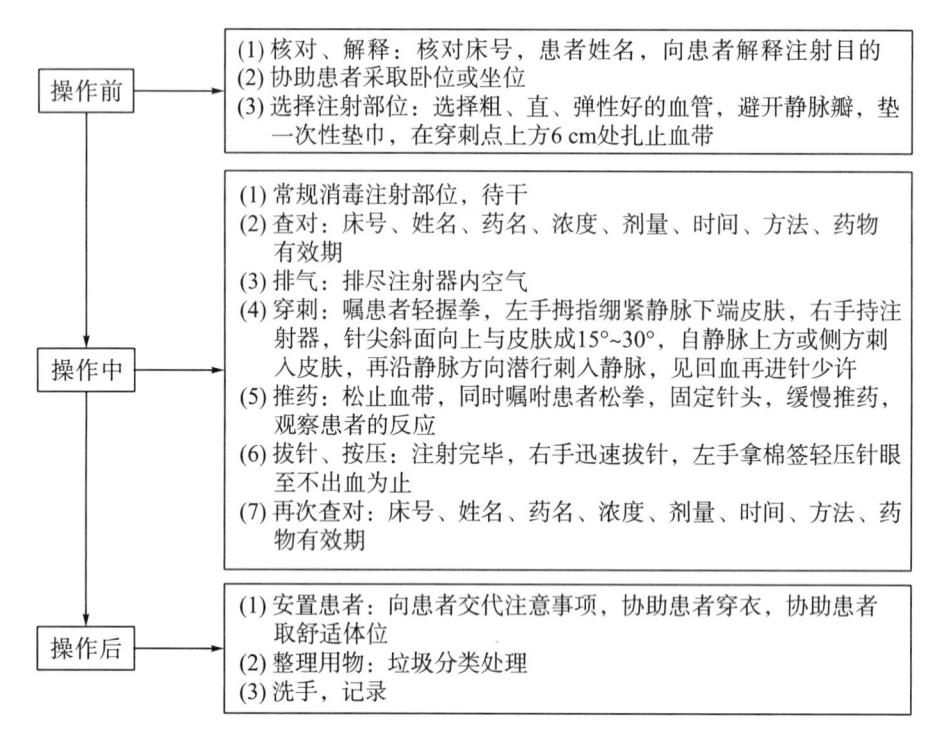

操作前	(1) 核对、解释：核对床号，患者姓名，向患者解释注射目的 (2) 协助患者采取卧位或坐位 (3) 选择注射部位：选择粗、直、弹性好的血管，避开静脉瓣，垫一次性垫巾，在穿刺点上方6 cm处扎止血带
操作中	(1) 常规消毒注射部位，待干 (2) 查对：床号、姓名、药名、浓度、剂量、时间、方法、药物有效期 (3) 排气：排尽注射器内空气 (4) 穿刺：嘱患者轻握拳，左手拇指绷紧静脉下端皮肤，右手持注射器，针尖斜面向上与皮肤成15°~30°，自静脉上方或侧方刺入皮肤，再沿静脉方向潜行刺入静脉，见回血再进针少许 (5) 推药：松止血带，同时嘱咐患者松拳，固定针头，缓慢推药，观察患者的反应 (6) 拔针、按压：注射完毕，右手迅速拔针，左手拿棉签轻压针眼至不出血为止 (7) 再次查对：床号、姓名、药名、浓度、剂量、时间、方法、药物有效期
操作后	(1) 安置患者：向患者交代注意事项，协助患者穿衣，协助患者取舒适体位 (2) 整理用物：垃圾分类处理 (3) 洗手，记录

六、操作要求

熟练掌握静脉注射的操作方法。

七、评价标准

1. 用物备齐，操作方法和步骤正确、熟练。
2. 注射部位选择正确。
3. 操作过程中关心患者。

八、注意事项

1. 严格执行查对制度和无菌操作流程。
2. 检查有回血方可注入药液。

附：静脉真空采血法

静脉真空采血管如图 7-7 所示，静脉采血部位如图 7-8 所示。

图 7-7　静脉真空采血管　　　　图 7-8　静脉采血部位

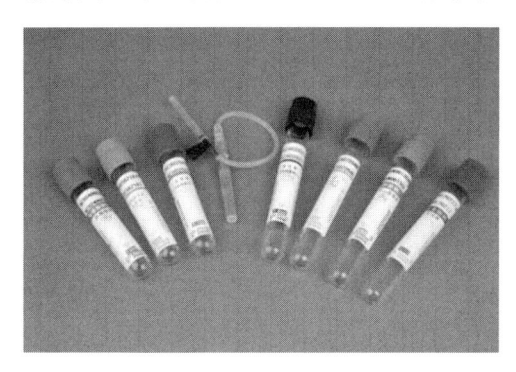

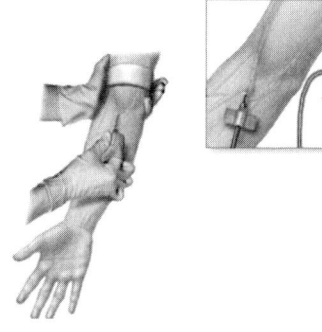

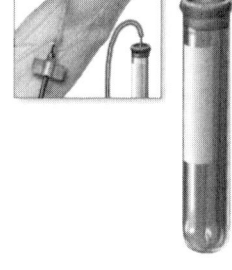

一、操作流程

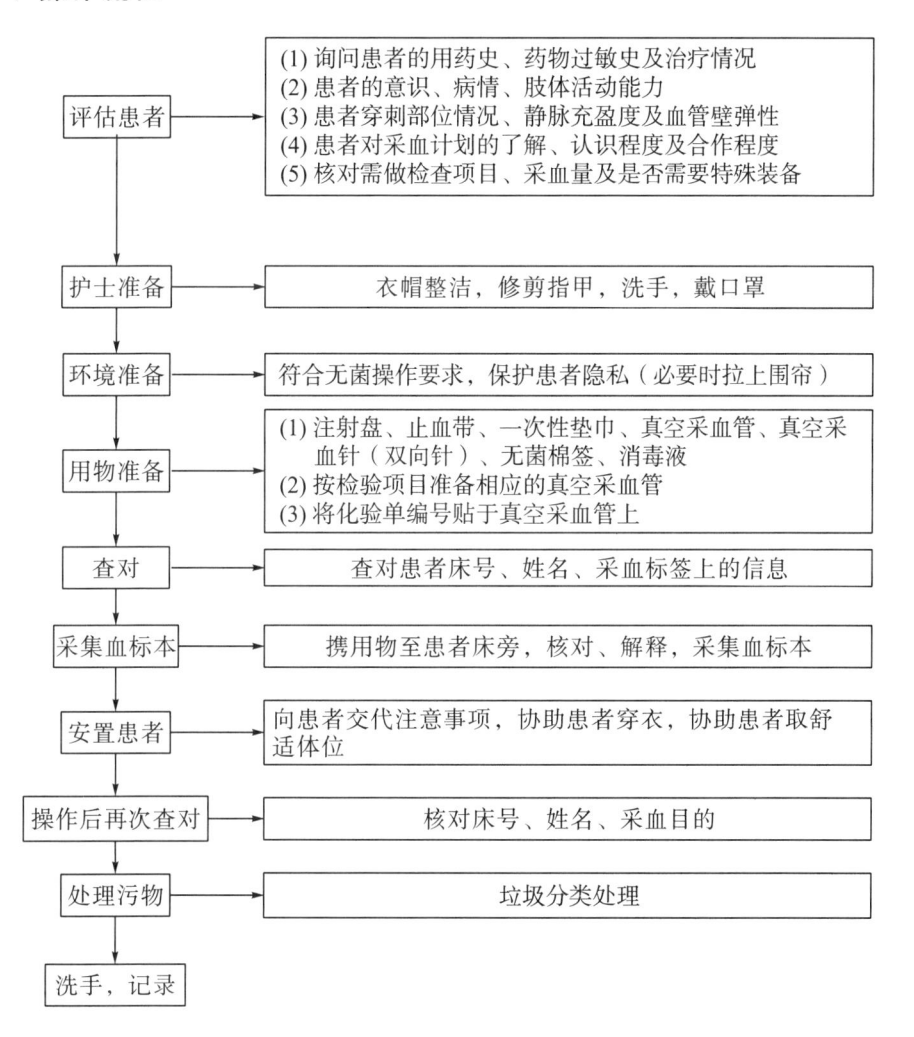

评估患者	(1) 询问患者的用药史、药物过敏史及治疗情况 (2) 患者的意识、病情、肢体活动能力 (3) 患者穿刺部位情况、静脉充盈度及血管壁弹性 (4) 患者对采血计划的了解、认识程度及合作程度 (5) 核对需做检查项目、采血量及是否需要特殊装备
护士准备	衣帽整洁，修剪指甲，洗手，戴口罩
环境准备	符合无菌操作要求，保护患者隐私（必要时拉上围帘）
用物准备	(1) 注射盘、止血带、一次性垫巾、真空采血管、真空采血针（双向针）、无菌棉签、消毒液 (2) 按检验项目准备相应的真空采血管 (3) 将化验单编号贴于真空采血管上
查对	查对患者床号、姓名、采血标签上的信息
采集血标本	携用物至患者床旁，核对、解释，采集血标本
安置患者	向患者交代注意事项，协助患者穿衣，协助患者取舒适体位
操作后再次查对	核对床号、姓名、采血目的
处理污物	垃圾分类处理
洗手，记录	

二、实施步骤

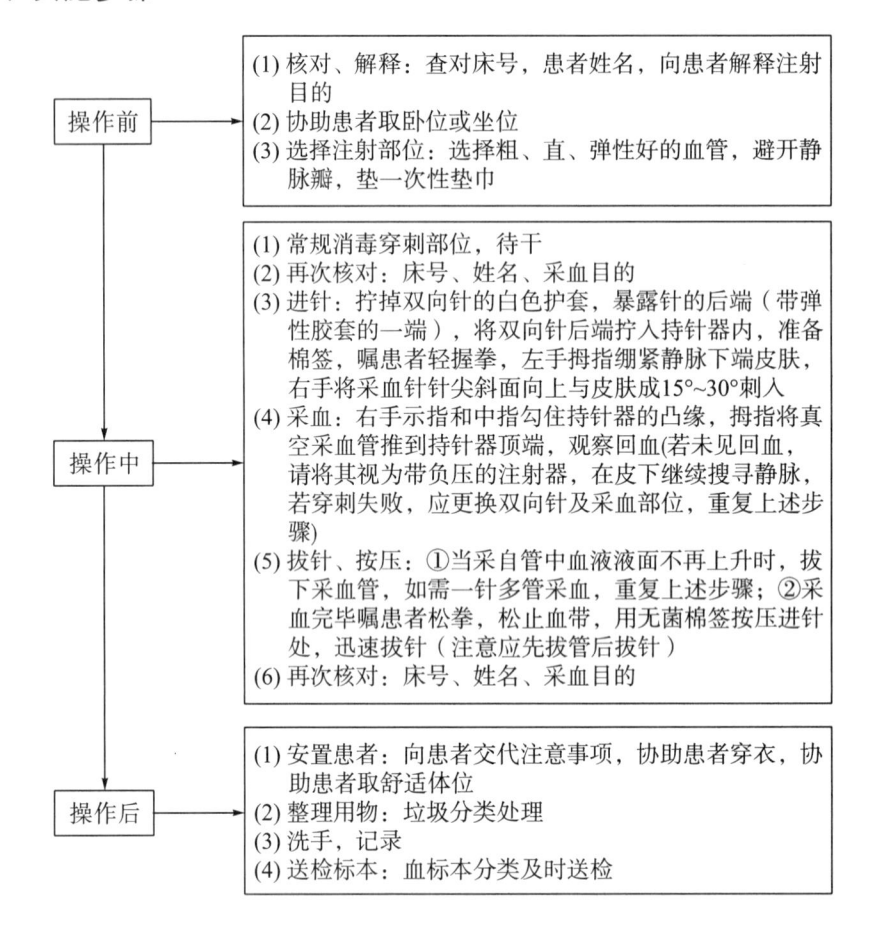

操作前
(1) 核对、解释：查对床号，患者姓名，向患者解释注射目的
(2) 协助患者取卧位或坐位
(3) 选择注射部位：选择粗、直、弹性好的血管，避开静脉瓣，垫一次性垫巾

操作中
(1) 常规消毒穿刺部位，待干
(2) 再次核对：床号、姓名、采血目的
(3) 进针：拧掉双向针的白色护套，暴露针的后端（带弹性胶套的一端），将双向针后端拧入持针器内，准备棉签，嘱患者轻握拳，左手拇指绷紧静脉下端皮肤，右手将采血针针尖斜面向上与皮肤成15°~30°刺入
(4) 采血：右手示指和中指匀住持针器的凸缘，拇指将真空采血管推到持针器顶端，观察回血(若未见回血，请将其视为带负压的注射器，在皮下继续搜寻静脉，若穿刺失败，应更换双向针及采血部位，重复上述步骤)
(5) 拔针、按压：①当采自管中血液液面不再上升时，拔下采血管，如需一针多管采血，重复上述步骤；②采血完毕嘱患者松拳，松止血带，用无菌棉签按压进针处，迅速拔针（注意应先拔管后拔针）
(6) 再次核对：床号、姓名、采血目的

操作后
(1) 安置患者：向患者交代注意事项，协助患者穿衣，协助患者取舒适体位
(2) 整理用物：垃圾分类处理
(3) 洗手，记录
(4) 送检标本：血标本分类及时送检

第八章 静脉输液与输血技术

实验一 静脉输液法

一、临床情境

李某,女性,56岁,高中文化,个体户。于1天前无明显诱因下出现腹痛、腹泻,水样便1天6次,呕吐6~8次,呕吐物为胃内容物。急诊查血常规提示:白细胞17.8×10^9/L,中性粒细胞百分比83.9%。大便常规:白细胞8~10个/HP。拟以"急性胃肠炎"收入院治疗。医嘱:内科护理常规,一级护理,抗生素抗感染及补液治疗。

请分析该患者的主要护理要点。

二、操作目的

1. 补充水、电解质,维持体内水、电解质及酸碱平衡。
2. 补充营养。
3. 输入药物,治疗疾病。
4. 增加血容量,维持血压。

三、护理评估

1. 患者情况。全面收集患者的病史、体征及实验室检查结果等,综合分析、评估患者的脱水类型、心肺功能,以作为合理输液的依据。
2. 穿刺静脉。根据病情、输液量、液体的种类及患者年龄选用不同部位的静脉。一般选用四肢浅静脉。
3. 输注药液。包括评估药物的作用、不良反应,药物的质量、有效期以及有无药物配伍禁忌。
4. 心理、社会状况。了解患者的心理状态及其对输液有关知识的知晓程度,为心理护理及健康教育提供依据。

四、操作流程

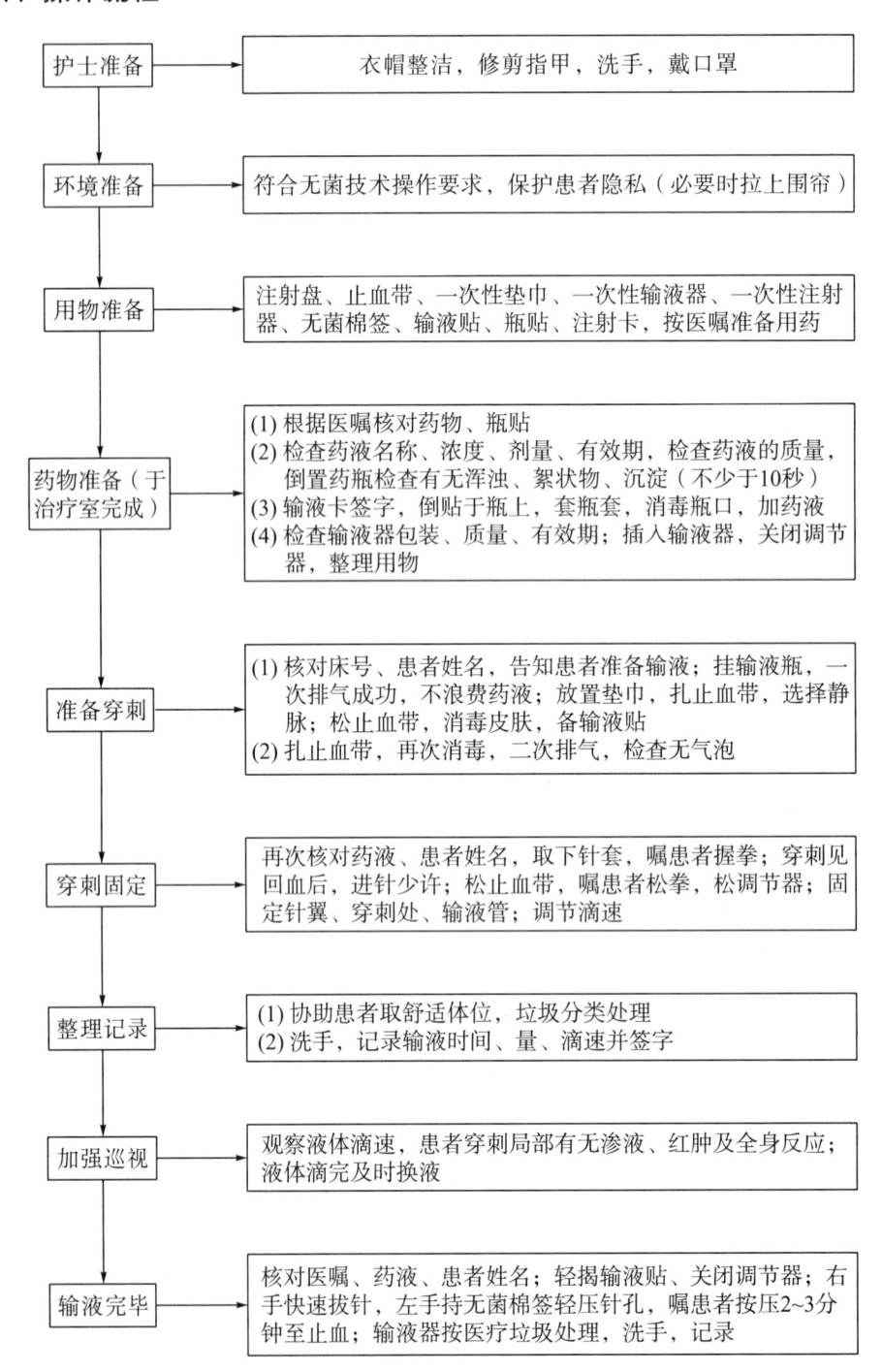

护士准备	衣帽整洁，修剪指甲，洗手，戴口罩
环境准备	符合无菌技术操作要求，保护患者隐私（必要时拉上围帘）
用物准备	注射盘、止血带、一次性垫巾、一次性输液器、一次性注射器、无菌棉签、输液贴、瓶贴、注射卡，按医嘱准备用药
药物准备（于治疗室完成）	(1) 根据医嘱核对药物、瓶贴 (2) 检查药液名称、浓度、剂量、有效期，检查药液的质量，倒置药瓶检查有无浑浊、絮状物、沉淀（不少于10秒） (3) 输液卡签字，倒贴于瓶上，套瓶套，消毒瓶口，加药液 (4) 检查输液器包装、质量、有效期；插入输液器，关闭调节器，整理用物
准备穿刺	(1) 核对床号、患者姓名，告知患者准备输液；挂输液瓶，一次排气成功，不浪费药液；放置垫巾，扎止血带，选择静脉；松止血带，消毒皮肤，备输液贴 (2) 扎止血带，再次消毒，二次排气，检查无气泡
穿刺固定	再次核对药液、患者姓名，取下针套，嘱患者握拳；穿刺见回血后，进针少许；松止血带，嘱患者松拳，松调节器；固定针翼、穿刺处、输液管；调节滴速
整理记录	(1) 协助患者取舒适体位，垃圾分类处理 (2) 洗手，记录输液时间、量、滴速并签字
加强巡视	观察液体滴速，患者穿刺局部有无渗液、红肿及全身反应；液体滴完及时换液
输液完毕	核对医嘱、药液、患者姓名；轻揭输液贴、关闭调节器；右手快速拔针，左手持无菌棉签轻压针孔，嘱患者按压2~3分钟至止血；输液器按医疗垃圾处理，洗手，记录

五、实施步骤

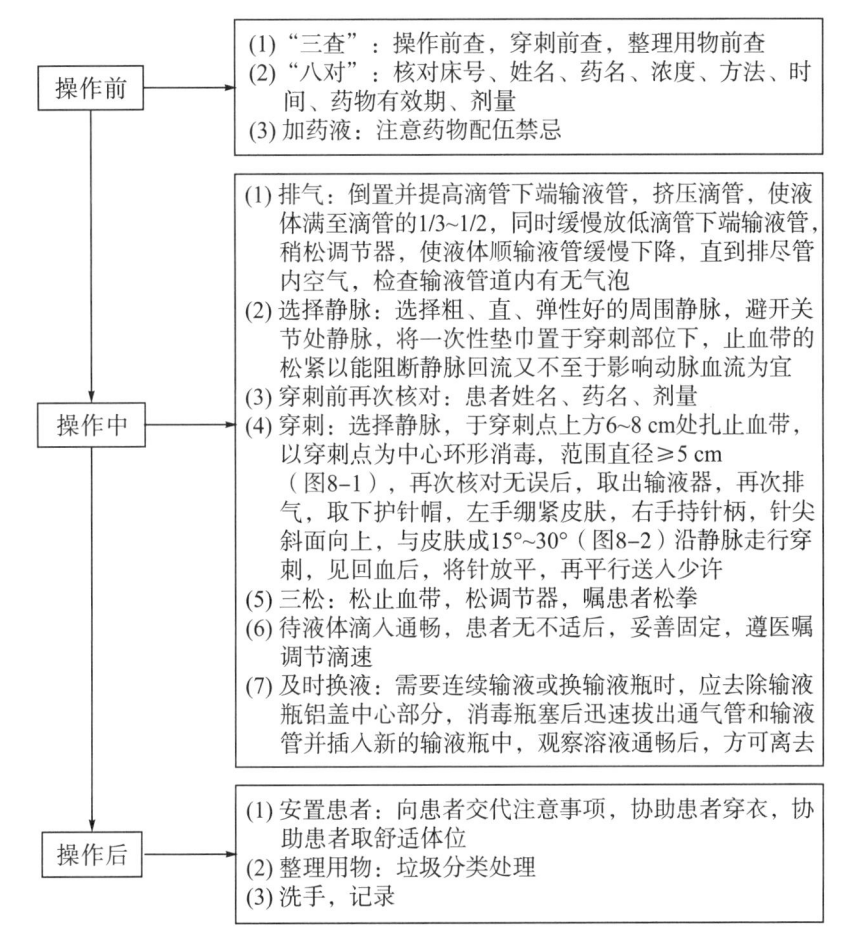

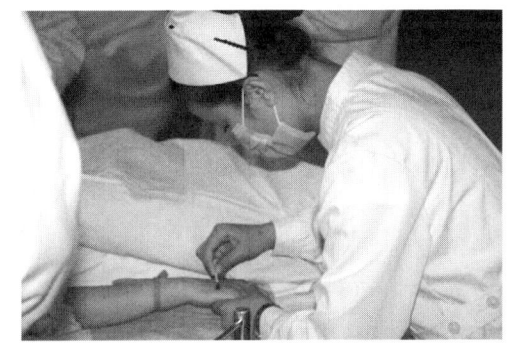

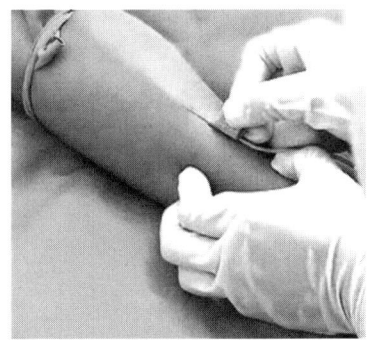

操作前
(1) "三查"：操作前查，穿刺前查，整理用物前查
(2) "八对"：核对床号、姓名、药名、浓度、方法、时间、药物有效期、剂量
(3) 加药液：注意药物配伍禁忌

操作中
(1) 排气：倒置并提高滴管下端输液管，挤压滴管，使液体满至滴管的1/3~1/2，同时缓慢放低滴管下端输液管，稍松调节器，使液体顺输液管缓慢下降，直到排尽管内空气，检查输液管道内有无气泡
(2) 选择静脉：选择粗、直、弹性好的周围静脉，避开关节处静脉，将一次性垫巾置于穿刺部位下，止血带的松紧以能阻断静脉回流又不至于影响动脉血流为宜
(3) 穿刺前再次核对：患者姓名、药名、剂量
(4) 穿刺：选择静脉，于穿刺点上方6~8 cm处扎止血带，以穿刺点为中心环形消毒，范围直径≥5 cm（图8-1），再次核对无误后，取出输液器，再次排气，取下护针帽，左手绷紧皮肤，右手持针柄，针尖斜面向上，与皮肤成15°~30°（图8-2）沿静脉走行穿刺，见回血后，将针放平，再平行送入少许
(5) 三松：松止血带，松调节器，嘱患者松拳
(6) 待液体滴入通畅，患者无不适后，妥善固定，遵医嘱调节滴速
(7) 及时换液：需要连续输液或换输液瓶时，应去除输液瓶铝盖中心部分，消毒瓶塞后迅速拔出通气管和输液管并插入新的输液瓶中，观察溶液通畅后，方可离去

操作后
(1) 安置患者：向患者交代注意事项，协助患者穿衣，协助患者取舒适体位
(2) 整理用物：垃圾分类处理
(3) 洗手，记录

图8-1 穿刺部位消毒　　图8-2 静脉输液穿刺角度

六、操作要求

熟练掌握静脉输液的操作方法。

七、评价标准

1. 正确执行无菌操作。
2. 在输液过程中严格执行查对制度。
3. 操作规范，轻、稳、准确，穿刺成功。
4. 输液过程中无药液浪费现象。

八、注意事项

1. 严格执行"三查""八对"制度和无菌操作流程，作风严谨，态度和蔼。
2. 指甲不超过甲缘，操作前洗手，戴口罩。
3. 对需要长期静脉输液的患者，应注意保护静脉，操作规范，轻、稳、准确。
4. 排尽输液管内空气，防止空气栓塞的发生。
5. 妥善固定。
6. 根据医嘱调整滴数，一般成人为 40~60 滴/分，儿童为 20~40 滴/分。对年老、体弱者，婴幼儿，有心、肺疾病的患者输液速度宜慢。
7. 加强巡视，发现问题及时处理。

九、思考题

1. 静脉输液的目的是什么？
2. 静脉输液常用的溶液有哪些？
3. 如何处理输液中的故障？
4. 常见静脉输液的不良反应有哪些？应该如何处理？

附1：静脉留置针输液法

一、操作流程

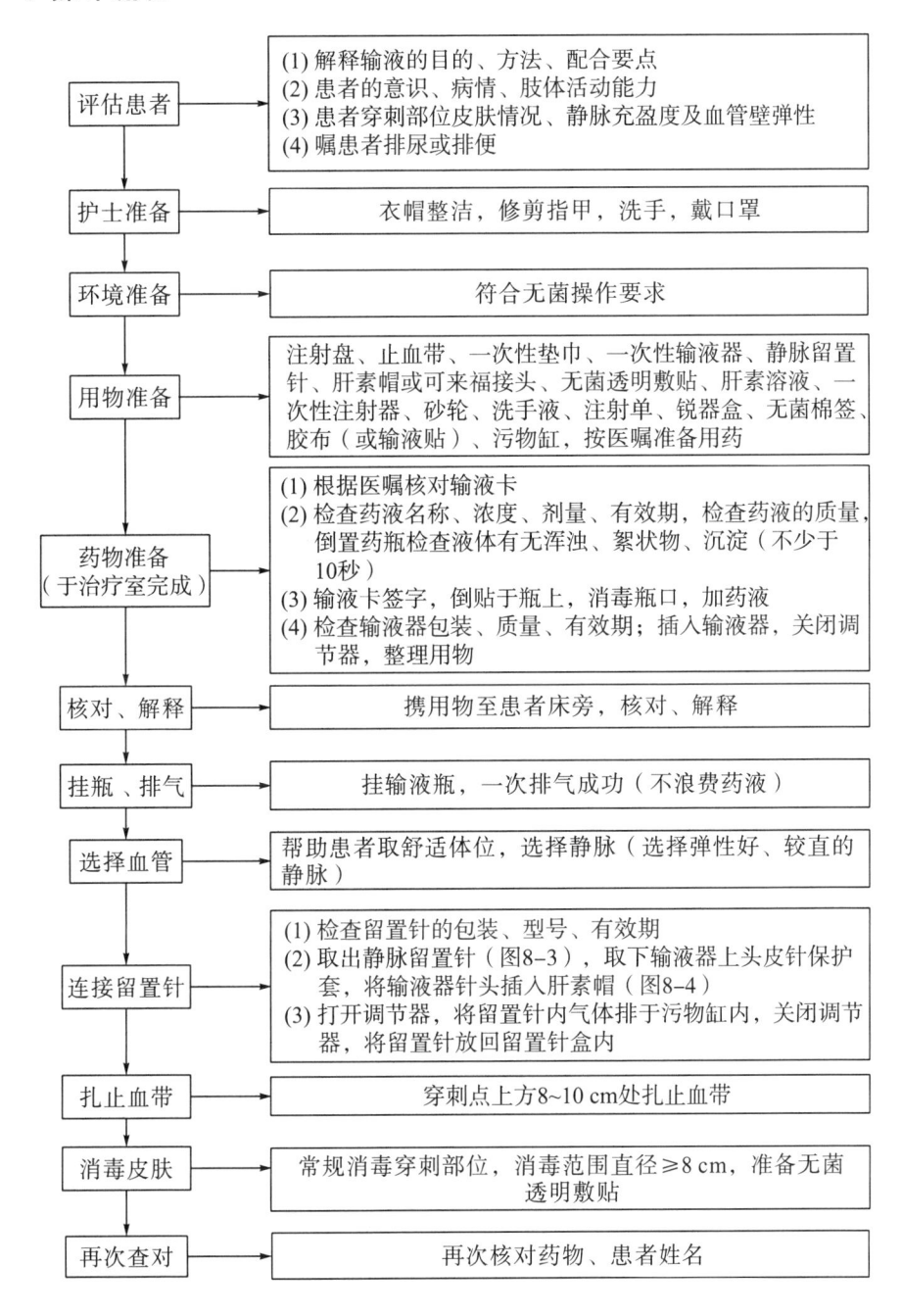

评估患者	(1) 解释输液的目的、方法、配合要点 (2) 患者的意识、病情、肢体活动能力 (3) 患者穿刺部位皮肤情况、静脉充盈度及血管壁弹性 (4) 嘱患者排尿或排便
护士准备	衣帽整洁，修剪指甲，洗手，戴口罩
环境准备	符合无菌操作要求
用物准备	注射盘、止血带、一次性垫巾、一次性输液器、静脉留置针、肝素帽或可来福接头、无菌透明敷贴、肝素溶液、一次性注射器、砂轮、洗手液、注射单、锐器盒、无菌棉签、胶布（或输液贴）、污物缸，按医嘱准备用药
药物准备 （于治疗室完成）	(1) 根据医嘱核对输液卡 (2) 检查药液名称、浓度、剂量、有效期，检查药液的质量，倒置药瓶检查液体有无浑浊、絮状物、沉淀（不少于10秒） (3) 输液卡签字，倒贴于瓶上，消毒瓶口，加药液 (4) 检查输液器包装、质量、有效期；插入输液器，关闭调节器，整理用物
核对、解释	携用物至患者床旁，核对、解释
挂瓶、排气	挂输液瓶，一次排气成功（不浪费药液）
选择血管	帮助患者取舒适体位，选择静脉（选择弹性好、较直的静脉）
连接留置针	(1) 检查留置针的包装、型号、有效期 (2) 取出静脉留置针（图8-3），取下输液器上头皮针保护套，将输液器针头插入肝素帽（图8-4） (3) 打开调节器，将留置针内气体排于污物缸内，关闭调节器，将留置针放回留置针盒内
扎止血带	穿刺点上方8~10 cm处扎止血带
消毒皮肤	常规消毒穿刺部位，消毒范围直径≥8 cm，准备无菌透明敷贴
再次查对	再次核对药物、患者姓名

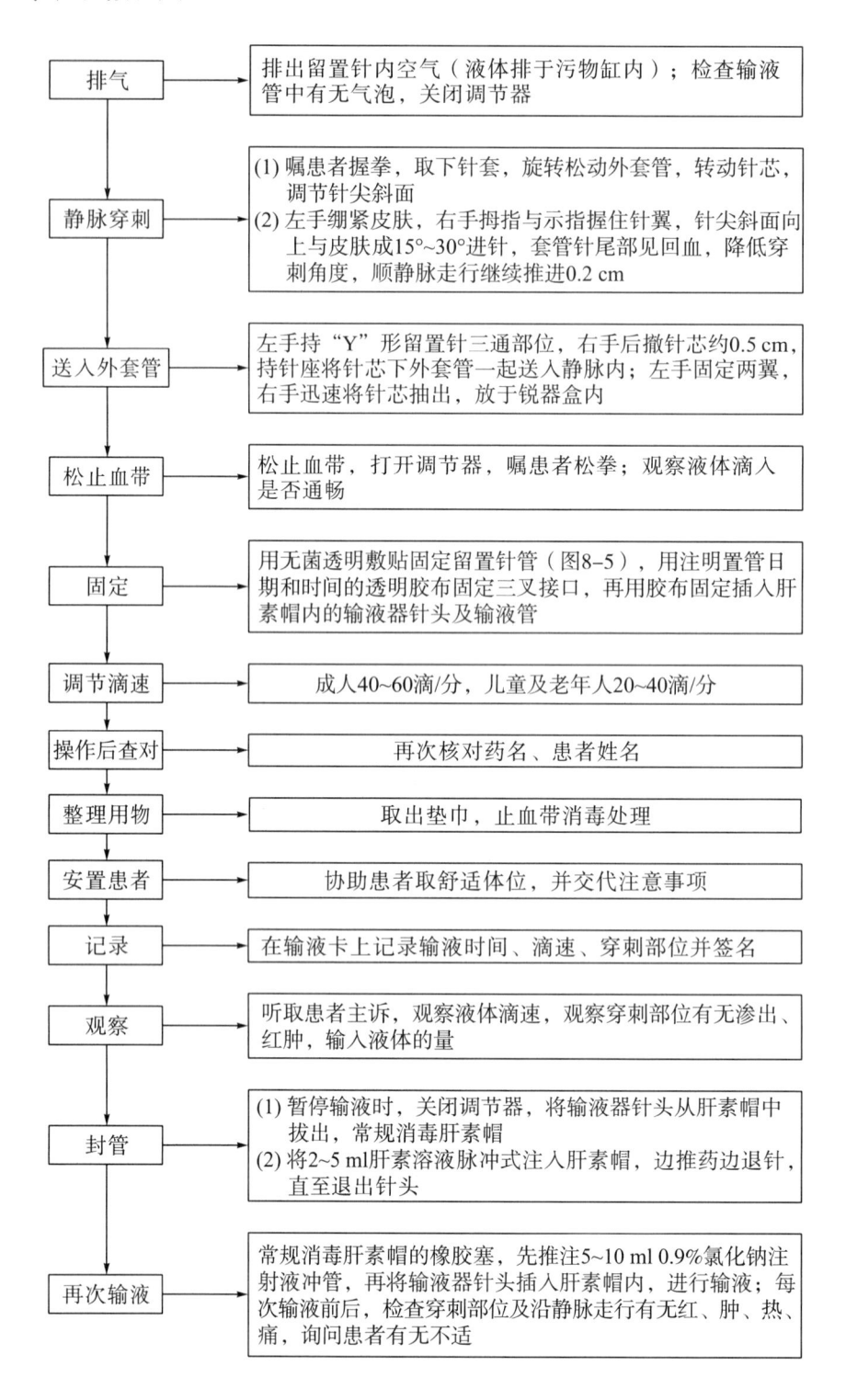

```
┌─────────┐    ┌────────────────────────────────────────────────┐
│  排气   │───▶│ 排出留置针内空气（液体排于污物缸内）；检查输液  │
└─────────┘    │ 管中有无气泡，关闭调节器                        │
     │         └────────────────────────────────────────────────┘
     ▼
┌─────────┐    ┌────────────────────────────────────────────────┐
│         │    │ (1) 嘱患者握拳，取下针套，旋转松动外套管，转动针芯，│
│ 静脉穿刺│───▶│     调节针尖斜面                                │
│         │    │ (2) 左手绷紧皮肤，右手拇指与示指握住针翼，针尖斜面向│
└─────────┘    │     上与皮肤成15°~30°进针，套管针尾部见回血，降低穿│
               │     刺角度，顺静脉走行继续推进0.2 cm              │
               └────────────────────────────────────────────────┘
     │
     ▼
┌─────────┐    ┌────────────────────────────────────────────────┐
│送入外套管│───▶│ 左手持"Y"形留置针三通部位，右手后撤针芯约0.5 cm，│
│         │    │ 持针座将针芯下外套管一起送入静脉内；左手固定两翼，│
└─────────┘    │ 右手迅速将针芯抽出，放于锐器盒内                │
               └────────────────────────────────────────────────┘
     │
     ▼
┌─────────┐    ┌────────────────────────────────────────────────┐
│ 松止血带│───▶│ 松止血带，打开调节器，嘱患者松拳；观察液体滴入  │
│         │    │ 是否通畅                                        │
└─────────┘    └────────────────────────────────────────────────┘
     │
     ▼
┌─────────┐    ┌────────────────────────────────────────────────┐
│         │    │ 用无菌透明敷贴固定留置针管（图8-5），用注明置管日│
│  固定   │───▶│ 期和时间的透明胶布固定三叉接口，再用胶布固定插入肝│
│         │    │ 素帽内的输液器针头及输液管                      │
└─────────┘    └────────────────────────────────────────────────┘
     │
     ▼
┌─────────┐    ┌────────────────────────────────────────────────┐
│ 调节滴速│───▶│ 成人40~60滴/分，儿童及老年人20~40滴/分          │
└─────────┘    └────────────────────────────────────────────────┘
     │
     ▼
┌─────────┐    ┌────────────────────────────────────────────────┐
│操作后查对│───▶│ 再次核对药名、患者姓名                          │
└─────────┘    └────────────────────────────────────────────────┘
     │
     ▼
┌─────────┐    ┌────────────────────────────────────────────────┐
│ 整理用物│───▶│ 取出垫巾，止血带消毒处理                        │
└─────────┘    └────────────────────────────────────────────────┘
     │
     ▼
┌─────────┐    ┌────────────────────────────────────────────────┐
│ 安置患者│───▶│ 协助患者取舒适体位，并交代注意事项              │
└─────────┘    └────────────────────────────────────────────────┘
     │
     ▼
┌─────────┐    ┌────────────────────────────────────────────────┐
│  记录   │───▶│ 在输液卡上记录输液时间、滴速、穿刺部位并签名    │
└─────────┘    └────────────────────────────────────────────────┘
     │
     ▼
┌─────────┐    ┌────────────────────────────────────────────────┐
│  观察   │───▶│ 听取患者主诉，观察液体滴速，观察穿刺部位有无渗出、│
│         │    │ 红肿，输入液体的量                              │
└─────────┘    └────────────────────────────────────────────────┘
     │
     ▼
┌─────────┐    ┌────────────────────────────────────────────────┐
│         │    │ (1) 暂停输液时，关闭调节器，将输液器针头从肝素帽中│
│  封管   │───▶│     拔出，常规消毒肝素帽                        │
│         │    │ (2) 将2~5 ml肝素溶液脉冲式注入肝素帽，边推药边退针，│
└─────────┘    │     直至退出针头                                │
               └────────────────────────────────────────────────┘
     │
     ▼
┌─────────┐    ┌────────────────────────────────────────────────┐
│         │    │ 常规消毒肝素帽的橡胶塞，先推注5~10 ml 0.9%氯化钠注│
│ 再次输液│───▶│ 射液冲管，再将输液器针头插入肝素帽内，进行输液；每│
│         │    │ 次输液前后，检查穿刺部位及沿静脉走行有无红、肿、热、│
└─────────┘    │ 痛，询问患者有无不适                            │
               └────────────────────────────────────────────────┘
```

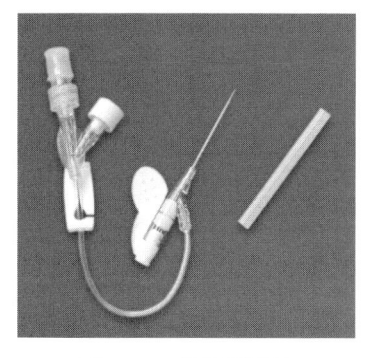

图 8-3　静脉留置针

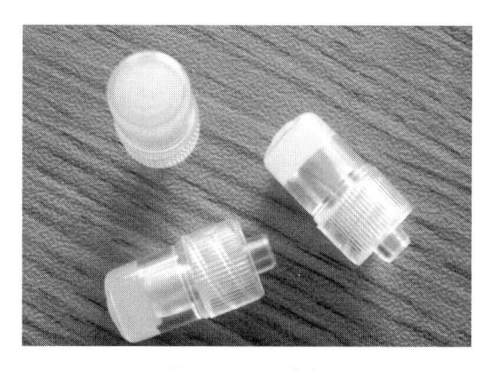

图 8-4　肝素帽

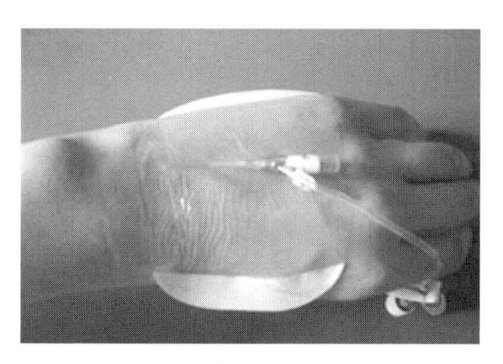

图 8-5　静脉留置针的固定

二、注意事项

1. 严格执行无菌操作及查对制度，预防感染及差错的发生。

2. 根据病情需要合理安排输液顺序，并根据治疗原则，按急、缓及药物半衰期等情况合理分配药物。

3. 常用的封管液：①0.9％氯化钠注射液，每次 5~10 ml，每隔 6~8 小时重复冲管一次；②稀释肝素溶液（每毫升 0.9％氯化钠注射液含肝素 10~100 U），每次用量 2~5 ml。

4. 若采用静脉留置针输液法，要严格掌握留置针的保留时间。一般静脉留置针可以保留 3~5 天，最好不要超过 7 天。

附2：输液泵的应用

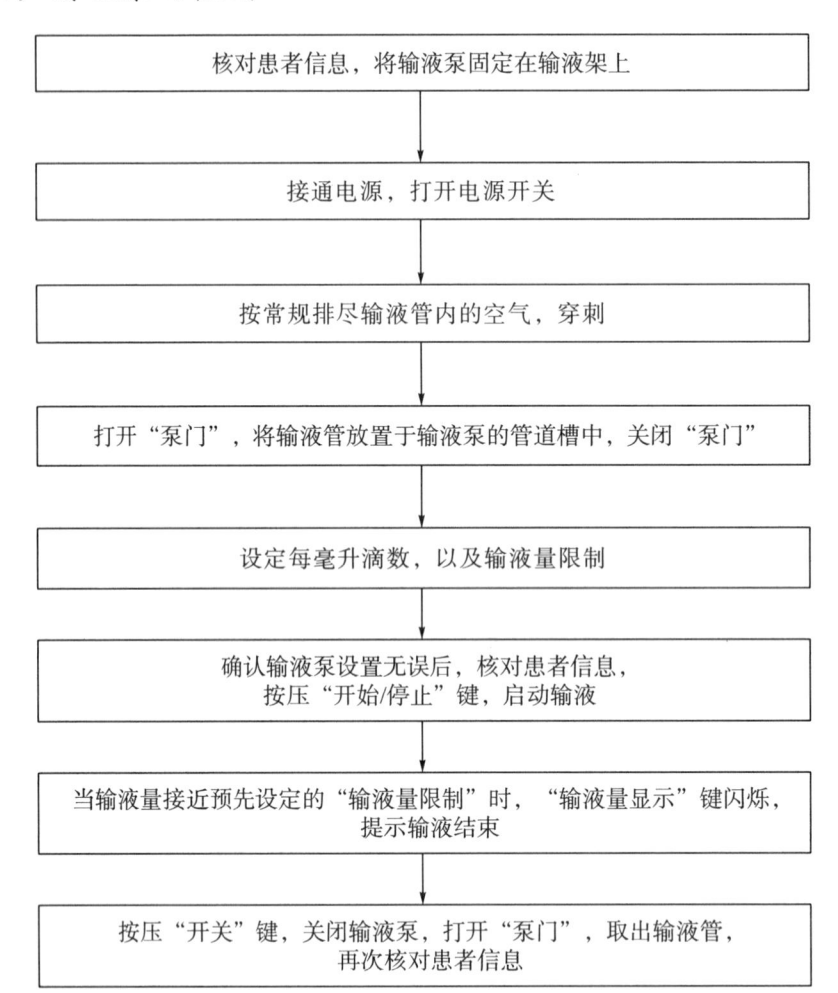

```
核对患者信息，将输液泵固定在输液架上
              ↓
       接通电源，打开电源开关
              ↓
     按常规排尽输液管内的空气，穿刺
              ↓
打开"泵门"，将输液管放置于输液泵的管道槽中，关闭"泵门"
              ↓
       设定每毫升滴数，以及输液量限制
              ↓
   确认输液泵设置无误后，核对患者信息，
       按压"开始/停止"键，启动输液
              ↓
当输液量接近预先设定的"输液量限制"时，"输液量显示"键闪烁，
              提示输液结束
              ↓
 按压"开关"键，关闭输液泵，打开"泵门"，取出输液管，
              再次核对患者信息
```

输液泵如图8-6所示。

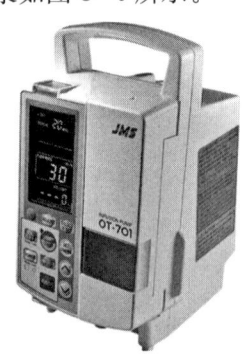

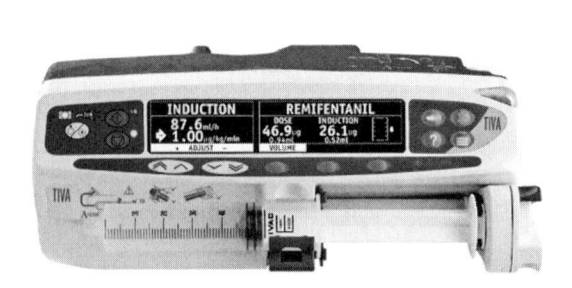

图8-6 输液泵

实验二　静脉输血法

一、临床情境

朱某，女性，64岁，高中文化，主诉3个月前无明显诱因下出现进食哽咽感，程度轻微，伴反复胸痛。食管镜检查示：食管鳞状细胞癌。门诊收治住院，在全身麻醉下行"翻身三切口胃代食管吻合术"后返回病房，带入胃管、空肠造瘘管、颈内静脉穿刺管各1根，胸腔引流管2根，术后持续高热，颈部吻合口瘘。医嘱：全血200 ml，静脉滴注，立即执行。

请分析该患者的护理要点。

二、操作目的

1. 补充血容量，增加心排血量，提高血压，促进血液循环。
2. 纠正贫血，增加血红蛋白，促进携氧功能。
3. 供给各种凝血因子，有助于止血。
4. 增加白蛋白，用于纠正低蛋白血症，维持胶体渗透压，从而减轻组织渗出和水肿。
5. 补充抗体、补体及其他血液成分。
6. 排除有害物质。

三、护理评估

1. 患者的病情、年龄、意识状态、输血目的、输血史（血型、交叉配血试验结果、血液的质量、是否发生输血反应）、心肺功能、合作程度等。
2. 穿刺部位皮肤的完整性、静脉状况（解剖位置、充盈度、弹性及滑动度），穿刺肢体的活动情况。
3. 患者对输血治疗的认知水平和心理反应。
4. 输血设备是否符合要求，环境是否舒适、整洁。

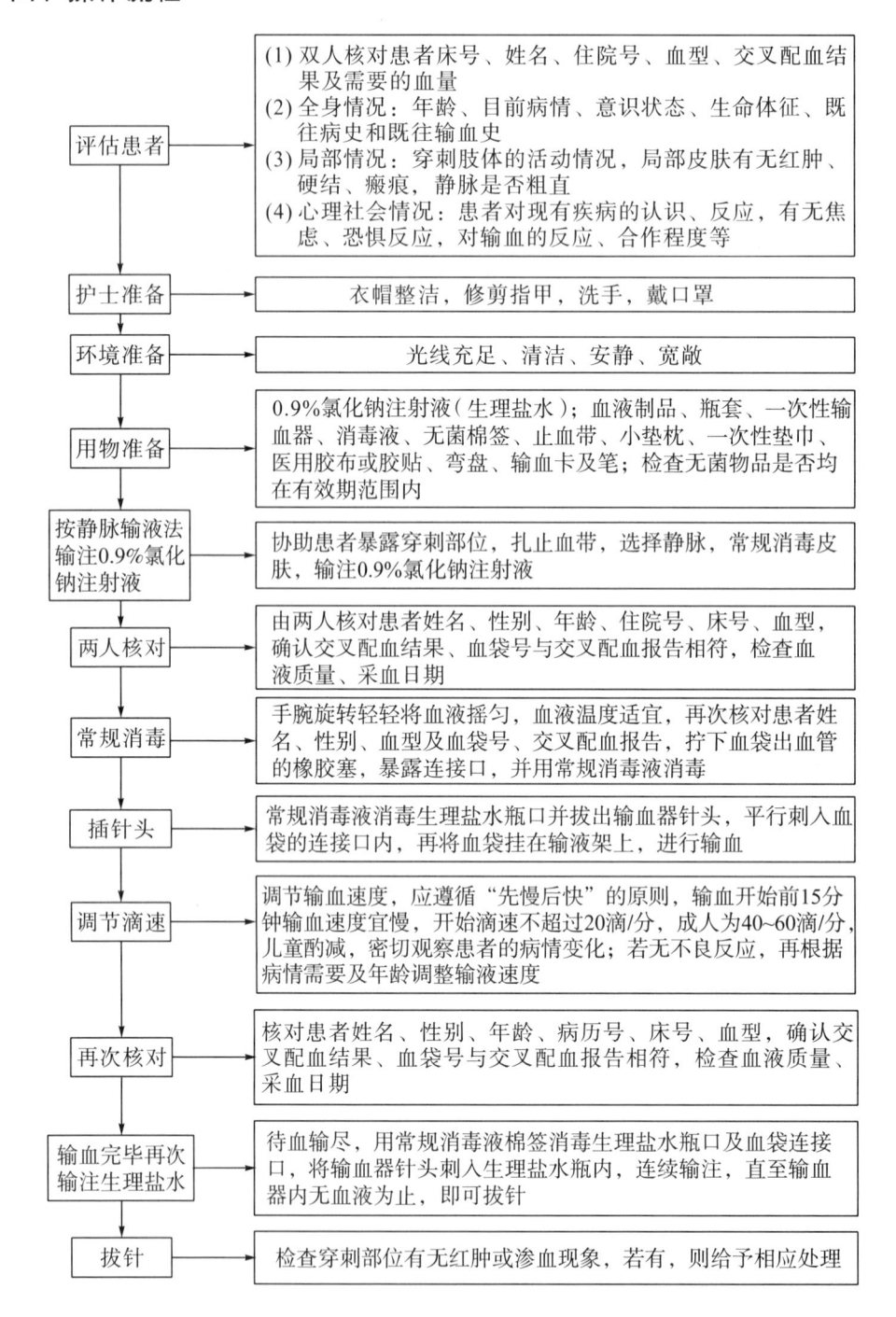

四、操作流程

评估患者	(1) 双人核对患者床号、姓名、住院号、血型、交叉配血结果及需要的血量 (2) 全身情况：年龄、目前病情、意识状态、生命体征、既往病史和既往输血史 (3) 局部情况：穿刺肢体的活动情况，局部皮肤有无红肿、硬结、瘢痕，静脉是否粗直 (4) 心理社会情况：患者对现有疾病的认识、反应，有无焦虑、恐惧反应，对输血的反应、合作程度等
护士准备	衣帽整洁，修剪指甲，洗手，戴口罩
环境准备	光线充足、清洁、安静、宽敞
用物准备	0.9%氯化钠注射液（生理盐水）；血液制品、瓶套、一次性输血器、消毒液、无菌棉签、止血带、小垫枕、一次性垫巾、医用胶布或胶贴、弯盘、输血卡及笔；检查无菌物品是否均在有效期范围内
按静脉输液法输注0.9%氯化钠注射液	协助患者暴露穿刺部位，扎止血带，选择静脉，常规消毒皮肤，输注0.9%氯化钠注射液
两人核对	由两人核对患者姓名、性别、年龄、住院号、床号、血型，确认交叉配血结果、血袋号与交叉配血报告相符，检查血液质量、采血日期
常规消毒	手腕旋转轻轻将血液摇匀，血液温度适宜，再次核对患者姓名、性别、血型及血袋号、交叉配血报告，拧下血袋出血管的橡胶塞，暴露连接口，并用常规消毒液消毒
插针头	常规消毒液消毒生理盐水瓶口并拔出输血器针头，平行刺入血袋的连接口内，再将血袋挂在输液架上，进行输血
调节滴速	调节输血速度，应遵循"先慢后快"的原则，输血开始前15分钟输血速度宜慢，开始滴速不超过20滴/分，成人为40~60滴/分，儿童酌减，密切观察患者的病情变化；若无不良反应，再根据病情需要及年龄调整输液速度
再次核对	核对患者姓名、性别、年龄、病历号、床号、血型，确认交叉配血结果、血袋号与交叉配血报告相符，检查血液质量、采血日期
输血完毕再次输注生理盐水	待血输尽，用常规消毒液棉签消毒生理盐水瓶口及血袋连接口，将输血器针头刺入生理盐水瓶内，连续输注，直至输血器内无血液为止，即可拔针
拔针	检查穿刺部位有无红肿或渗血现象，若有，则给予相应处理

五、实施步骤

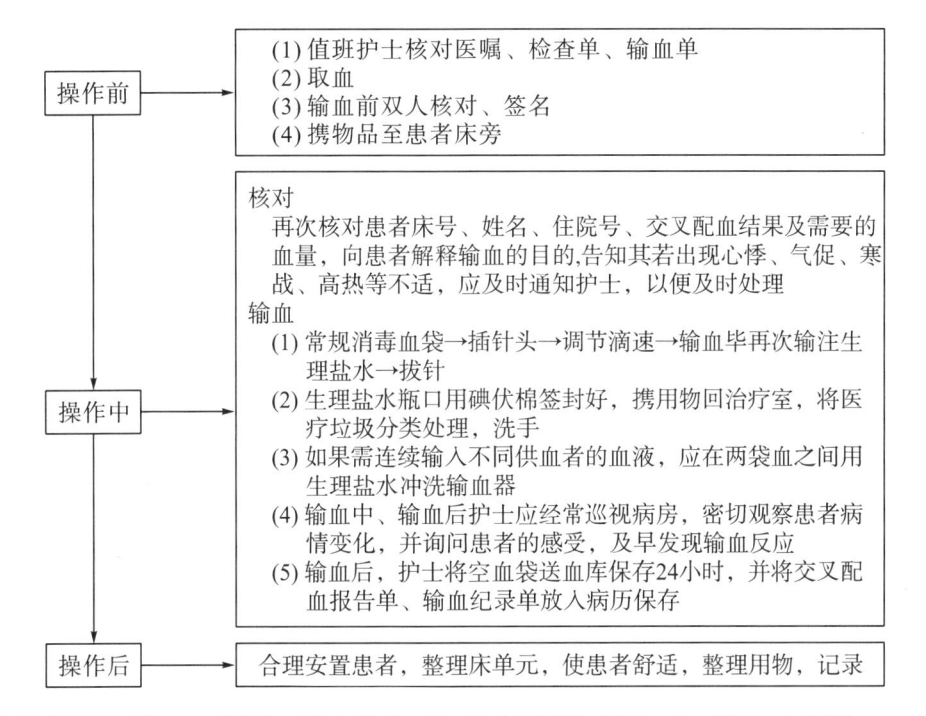

```
           ┌─ (1) 值班护士核对医嘱、检查单、输血单
           │  (2) 取血
操作前 ───→│  (3) 输血前双人核对、签名
           └─ (4) 携物品至患者床旁

           ┌─ 核对
           │    再次核对患者床号、姓名、住院号、交叉配血结果及需要的
           │    血量,向患者解释输血的目的,告知其若出现心悸、气促、寒
           │    战、高热等不适,应及时通知护士,以便及时处理
           │  输血
           │  (1) 常规消毒血袋→插针头→调节滴速→输血毕再次输注生
           │      理盐水→拔针
操作中 ───→│  (2) 生理盐水瓶口用碘伏棉签封好,携用物回治疗室,将医
           │      疗垃圾分类处理,洗手
           │  (3) 如果需连续输入不同供血者的血液,应在两袋血之间用
           │      生理盐水冲洗输血器
           │  (4) 输血中、输血后护士应经常巡视病房,密切观察患者病
           │      情变化,并询问患者的感受,及早发现输血反应
           └─ (5) 输血后,护士将空血袋送血库保存24小时,并将交叉配
                  血报告单、输血纪录单放入病历保存

操作后 ───→  合理安置患者,整理床单元,使患者舒适,整理用物,记录
```

血液制品如图8-7所示,输血前核对与输血过程如图8-8、图8-9所示。

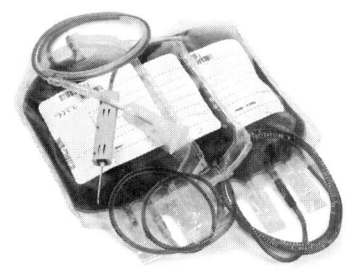

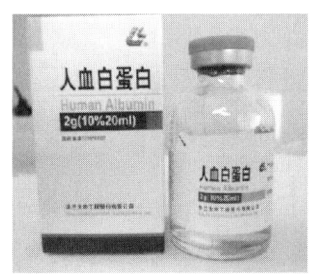

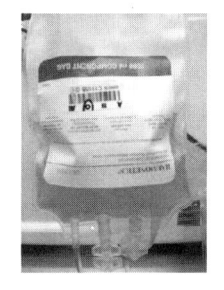

图8-7 血液制品

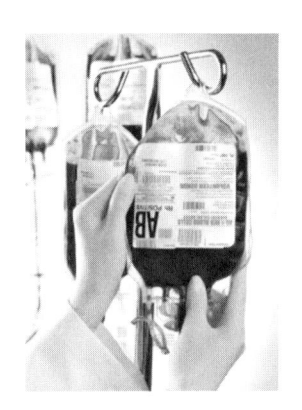

图8-8 输血前核对

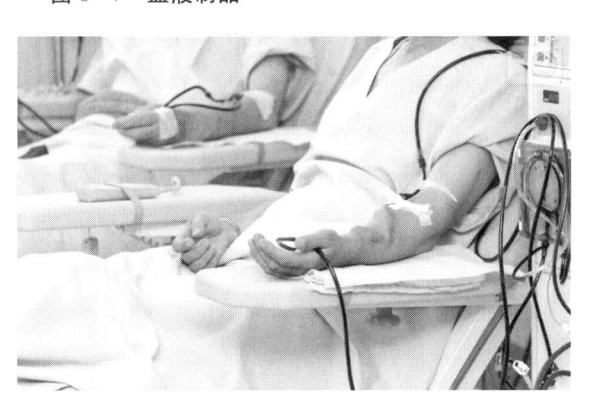

图8-9 输血过程

六、操作要求

1. 掌握输血所需的"三查""八对"和严格无菌操作原则。
2. 输血操作流程熟练、准确。
3. 熟悉输血的注意事项，能够妥善、正确处理输血过程中出现的不良情况。

七、评价标准

1. 正确执行无菌操作。
2. 在取血和输血过程中严格执行查对制度。
3. 操作规范，轻、稳、准确，穿刺成功。
4. 输血过程中无血液浪费现象。

八、注意事项

1. 严格遵守无菌操作。
2. 严格执行"三查""八对"制度，输血前血液必须由两名护士进行核对，仔细检查血液质量。
3. 加强巡回，发现问题及时处理。
4. 需要输入第二袋血时，两袋血之间必须输入少量生理盐水。
5. 输血时血液内不可随意加入其他药品。

九、思考题

1. 为保证准确无误地进行静脉输血，应在输血前做哪些准备工作？
2. 常见的输血反应和并发症有哪些？有何临床表现？如何防治？
3. 静脉输血应注意些什么？

第九章　动脉穿刺与动脉采血技术

实验一　动脉穿刺技术

一、临床情境

张某，男性，62岁，初中文化，自由职业。因"胸闷、心悸、气促1周，加重伴头晕、乏力2天"入院。既往有高血压病史10年，冠心病史5年。入院查体：血压160/90mmHg，心率100次/分，心律齐，心尖部闻及2/6级收缩期杂音，双肺呼吸音清，未闻及干湿啰音，诊断为"冠心病，不稳定型心绞痛"。患者拟进行介入治疗，需行冠状动脉造影，明确冠状动脉病变情况。

请分析该患者的护理要点。

二、操作目的

1. 监测动脉压力，评估患者的循环系统功能。
2. 严重休克需急救的患者，经静脉快速输血后情况未见改善，必须经动脉提高冠状动脉灌注量及增加有效血容量。
3. 麻醉或手术期患者及危重患者持续监测动脉血压。
4. 施行特殊检查或治疗，如血气分析、选择性血管造影和治疗、心导管置入、血液透析治疗等。

三、护理评估

1. 评估患者的肢体活动能力、动脉血流情况和血管通畅性，通常通过触诊动脉搏动和观察肤色来进行。
2. 确定穿刺部位是否适合，通常选择桡动脉或股动脉。选择桡动脉时，通过Allen试验评估手部供血情况，评估是否可选用桡动脉穿刺。
3. 评估患者凝血功能、血管条件等。

四、操作流程

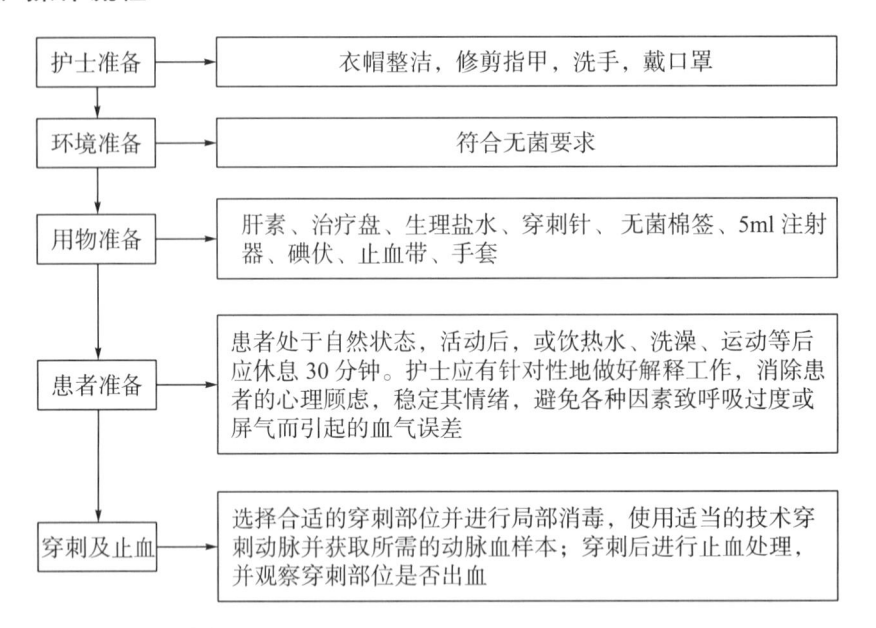

| 护士准备 | → | 衣帽整洁，修剪指甲，洗手，戴口罩 |

| 环境准备 | → | 符合无菌要求 |

| 用物准备 | → | 肝素、治疗盘、生理盐水、穿刺针、无菌棉签、5ml注射器、碘伏、止血带、手套 |

| 患者准备 | → | 患者处于自然状态，活动后，或饮热水、洗澡、运动等后应休息30分钟。护士应有针对性地做好解释工作，消除患者的心理顾虑，稳定其情绪，避免各种因素致呼吸过度或屏气而引起的血气误差 |

| 穿刺及止血 | → | 选择合适的穿刺部位并进行局部消毒，使用适当的技术穿刺动脉并获取所需的动脉血样本；穿刺后进行止血处理，并观察穿刺部位是否出血 |

桡动脉穿刺定位及穿刺见图9-1、图9-2。

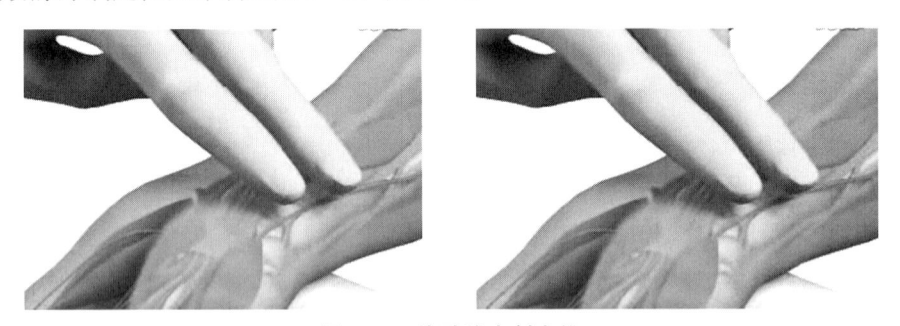

图9-1 桡动脉穿刺定位

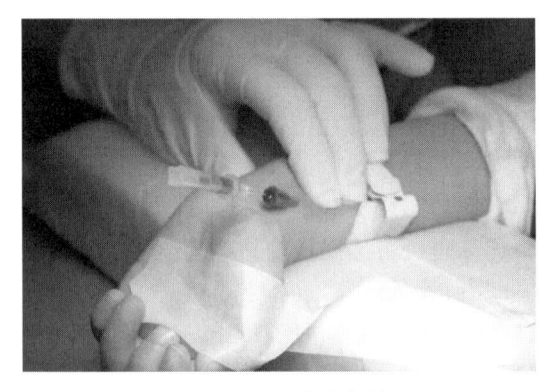

图9-2 桡动脉穿刺

五、实施步骤

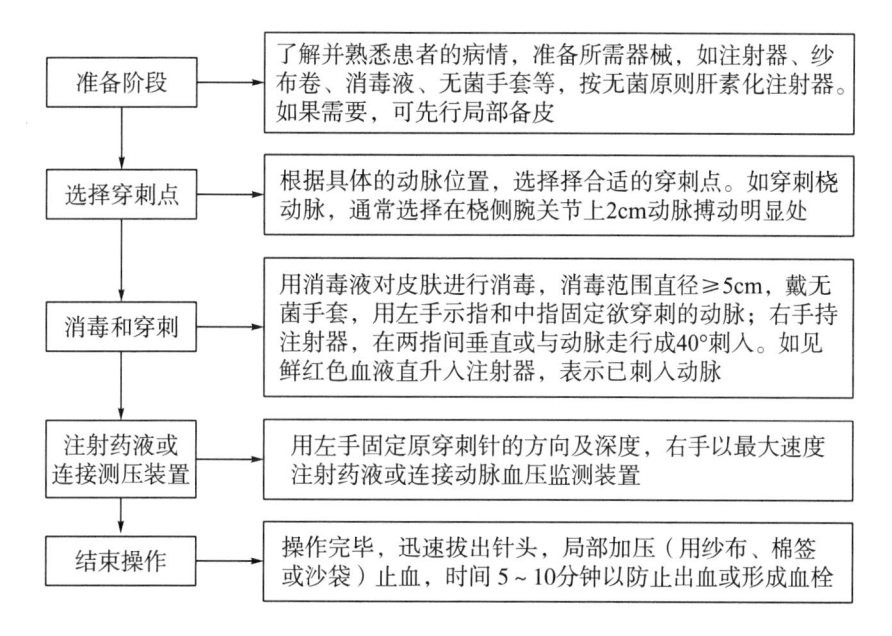

准备阶段	了解并熟悉患者的病情，准备所需器械，如注射器、纱布卷、消毒液、无菌手套等，按无菌原则肝素化注射器。如果需要，可先行局部备皮
选择穿刺点	根据具体的动脉位置，选择择合适的穿刺点。如穿刺桡动脉，通常选择在桡侧腕关节上2cm动脉搏动明显处
消毒和穿刺	用消毒液对皮肤进行消毒，消毒范围直径≥5cm，戴无菌手套，用左手示指和中指固定欲穿刺的动脉；右手持注射器，在两指间垂直或与动脉走行成40°刺入。如见鲜红色血液直升入注射器，表示已刺入动脉
注射药液或连接测压装置	用左手固定原穿刺针的方向及深度，右手以最大速度注射药液或连接动脉血压监测装置
结束操作	操作完毕，迅速拔出针头，局部加压（用纱布、棉签或沙袋）止血，时间5~10分钟以防止出血或形成血栓

六、操作要求

1. 操作者应具备专业的技能和经验，能够准确地定位和穿刺动脉。
2. 选择适当的穿刺器材和注射器。
3. 严格遵守无菌操作规程，确保穿刺部位的清洁和消毒。
4. 穿刺后应及时进行止血处理，并观察患者穿刺部位是否出现出血、肿胀等情况。

七、评价标准

1. 穿刺过程应顺利，患者无明显不适。
2. 获取的动脉血液样本量应满足检验项目的需求。
3. 分析结果应准确可靠。

八、注意事项

1. 在进行动脉穿刺前，应向患者充分解释穿刺的目的和可能产生的不适感。
2. 应根据患者的情况选择合适的穿刺部位，避免反复穿刺同一部位。
3. 穿刺后应密切观察患者的病情变化，如出现出血不止、血肿等情况应及时处理并记录。

九、思考题

1. 在进行动脉穿刺与采血前，需要进行哪些准备工作？
2. 如何选择合适的穿刺部位？
3. 动脉穿刺与采血的主要目的是什么？

实验二　动脉采血技术

一、临床情境

刘某，男性，65岁，个体户。因慢性阻塞性肺疾病（COPD）并发呼吸衰竭入住重症监护病房（ICU），患者既往有长期吸烟史，呼吸急促，口唇中度发绀，肺部可闻及哮鸣音。为进一步了解病情，医嘱：给予特级护理，低流量氧气吸入，行动脉采血，做血气分析检查。

二、操作目的

1. 采集动脉血进行血气分析。
2. 判断患者氧合及酸碱平衡情况，为治疗用药提供依据。
3. 做乳酸和丙酮酸测定等。

三、护理评估

1. 评估患者的动脉血流情况和血管通畅性，通常通过触诊动脉搏动和观察肤色来进行。
2. 确定穿刺部位是否适合，通常选择桡动脉或股动脉。

四、操作流程

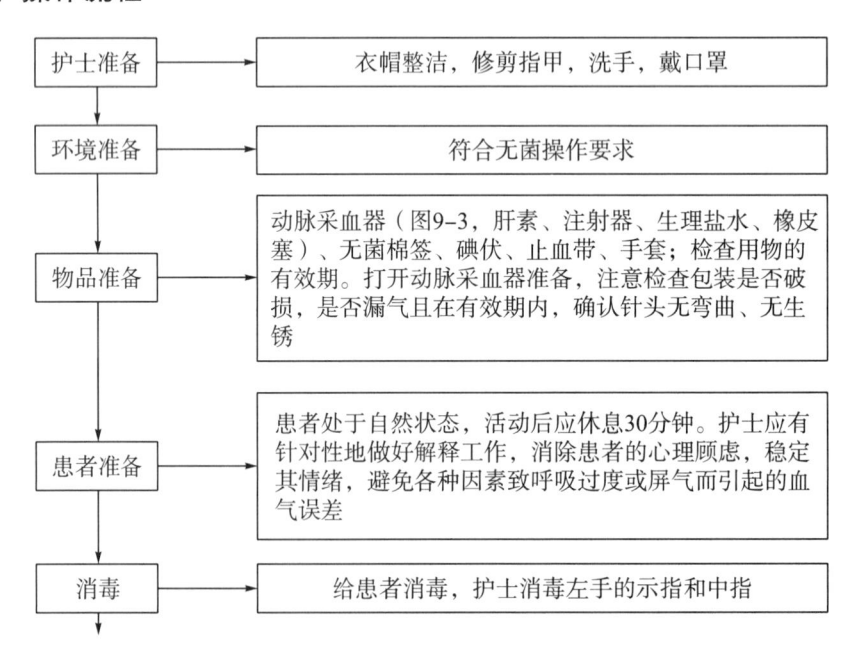

护士准备	衣帽整洁，修剪指甲，洗手，戴口罩
环境准备	符合无菌操作要求
物品准备	动脉采血器（图9-3，肝素、注射器、生理盐水、橡皮塞）、无菌棉签、碘伏、止血带、手套；检查用物的有效期。打开动脉采血器准备，注意检查包装是否破损，是否漏气且在有效期内，确认针头无弯曲、无生锈
患者准备	患者处于自然状态，活动后应休息30分钟。护士应有针对性地做好解释工作，消除患者的心理顾虑，稳定其情绪，避免各种因素致呼吸过度或屏气而引起的血气误差
消毒	给患者消毒，护士消毒左手的示指和中指

第九章 动脉穿刺与动脉采血技术

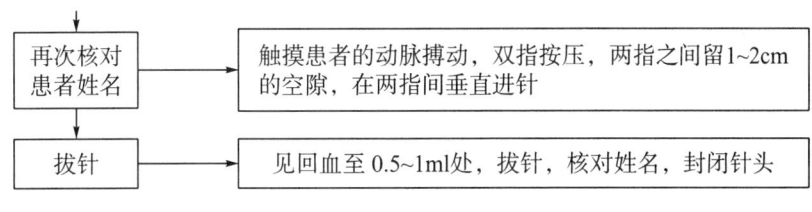

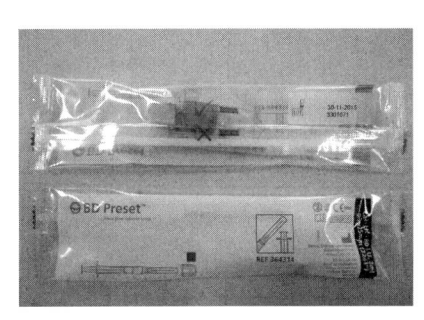

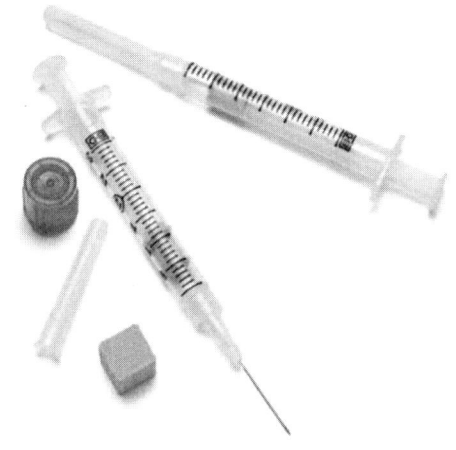

```
再次核对     → 触摸患者的动脉搏动，双指按压，两指之间留1~2cm
患者姓名        的空隙，在两指间垂直进针

拔针         → 见回血至0.5~1ml处，拔针，核对姓名，封闭针头
```

图 9-3 动脉采血器

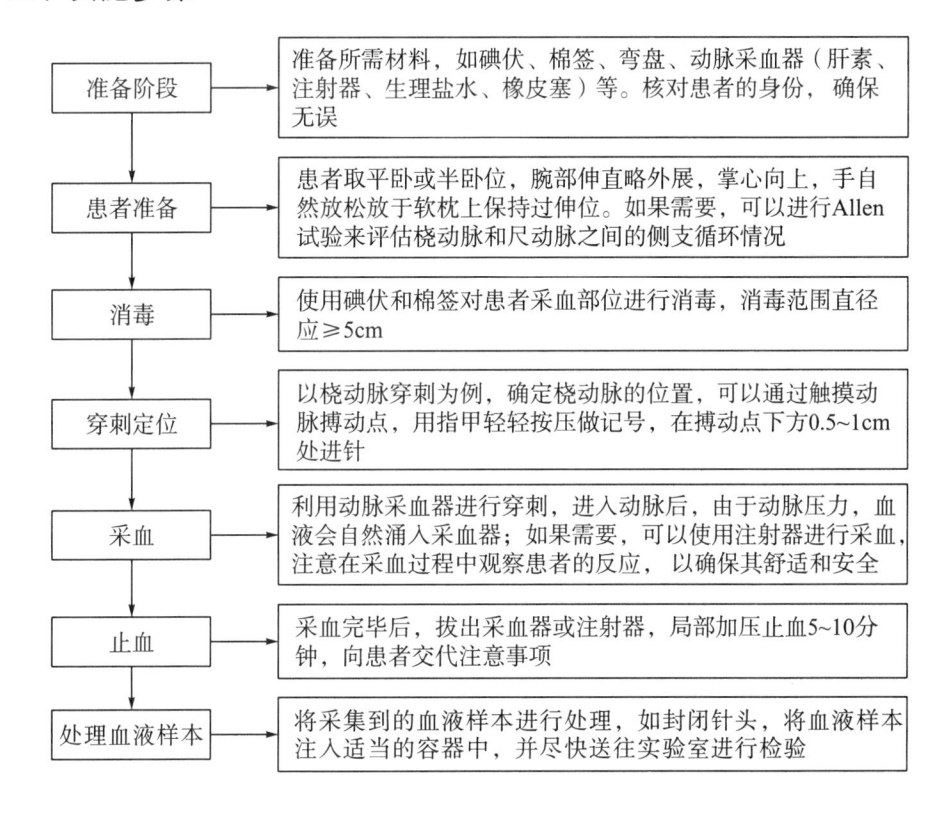

五、实施步骤

```
准备阶段   → 准备所需材料，如碘伏、棉签、弯盘、动脉采血器（肝素、
              注射器、生理盐水、橡皮塞）等。核对患者的身份，确保
              无误

患者准备   → 患者取平卧或半卧位，腕部伸直略外展，掌心向上，手自
              然放松放于软枕上保持过伸位。如果需要，可以进行Allen
              试验来评估桡动脉和尺动脉之间的侧支循环情况

消毒       → 使用碘伏和棉签对患者采血部位进行消毒，消毒范围直径
              应≥5cm

穿刺定位   → 以桡动脉穿刺为例，确定桡动脉的位置，可以通过触摸动
              脉搏动点，用指甲轻轻按压做记号，在搏动点下方0.5~1cm
              处进针

采血       → 利用动脉采血器进行穿刺，进入动脉后，由于动脉压力，血
              液会自然涌入采血器；如果需要，可以使用注射器进行采血，
              注意在采血过程中观察患者的反应，以确保其舒适和安全

止血       → 采血完毕后，拔出采血器或注射器，局部加压止血5~10分
              钟，向患者交代注意事项

处理血液样本 → 将采集到的血液样本进行处理，如封闭针头，将血液样本
                注入适当的容器中，并尽快送往实验室进行检验
```

六、操作要求

1. 操作人员应具备相应的资质和经验,熟悉动脉采血的操作流程和注意事项。
2. 操作前应核对患者身份和采血部位,确保无误。
3. 严格遵守无菌原则,对采血部位进行充分消毒。
4. 选择合适的穿刺点,确保穿刺成功并减少患者疼痛。
5. 采血过程中应密切观察患者的反应,确保患者舒适和安全。
6. 采血后应及时止血,避免采血部位出血或血肿形成。
7. 对采集到的血液样本进行妥善处理,确保样本质量和安全性。

七、评价标准

1. 穿刺成功,动脉血抽取顺畅。
2. 止血迅速有效,无出血或血肿形成。
3. 患者无疼痛、不适或并发症发生。
4. 操作过程符合无菌原则,无感染发生。

八、注意事项

1. 动脉采血是一项有创操作,应在必要的情况下进行,并事先告知患者和家属相关风险。
2. 操作前应充分评估患者的身体状况和凝血功能,避免在凝血功能障碍或局部感染的情况下进行动脉采血。
3. 操作过程中应保持稳定的姿势和力度,避免反复穿刺损伤周围组织。
4. 采血后应及时按压止血,避免出血或血肿形成。按压时间应根据患者情况和凝血功能进行调整。
5. 在操作过程中如出现任何不适或异常反应,应立即停止操作并寻求医生的帮助。
6. 操作完成后应对患者进行适当的护理和宣教,如保持穿刺部位干燥、清洁等。

九、思考题

1. 在进行动脉穿刺与采血时,有哪些关键的注意事项?
2. 如何避免污染和感染的风险?
3. 如何确保采血的准确性和可靠性?

第十章 常用急救护理技术

实验一 心肺复苏——基础生命支持技术

一、临床情境

包某，女性，55岁，初中文化。护士巡视病房时发现该患者意识已丧失，呼吸微弱。体格检查：双侧瞳孔散大，对光反射迟钝，未触及颈动脉搏动，心音、呼吸音消失。

二、操作目的

通过实施基础生命支持技术，恢复患者的循环、呼吸功能，保证其重要器官的血液和氧气供应，促进心搏、呼吸功能恢复。

三、护理评估

1. 判断患者意识状态：呼叫患者，轻拍患者肩部。如确认患者意识丧失，立即呼救，寻求他人帮助。
2. 判断患者呼吸：通过看、听、感觉（看胸部有无起伏，听有无呼吸音，感觉有无气流逸出）来完成，判断时间控制在5~10秒，无反应表示呼吸停止，应立即给予人工呼吸。
3. 判断患者颈动脉搏动：用示指和中指指尖触及患者气管正中部（相当于喉结的部位），旁开两指，至胸锁乳突肌前缘凹陷处。判断时间为10秒。如无颈动脉搏动，应立即进行胸外心脏按压。

四、操作流程

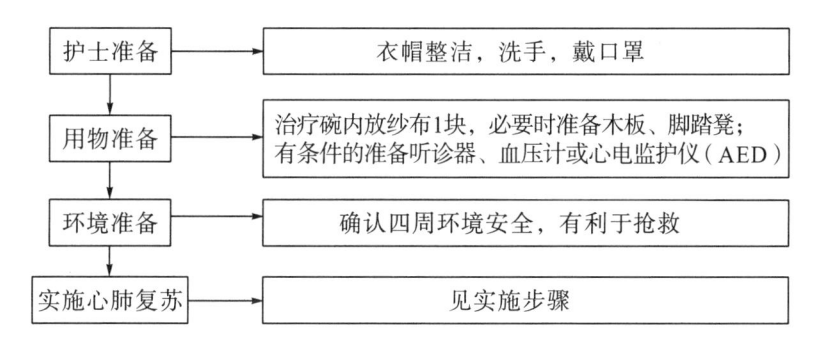

护士准备	→	衣帽整洁，洗手，戴口罩
用物准备	→	治疗碗内放纱布1块，必要时准备木板、脚踏凳；有条件的准备听诊器、血压计或心电监护仪（AED）
环境准备	→	确认四周环境安全，有利于抢救
实施心肺复苏	→	见实施步骤

五、实施步骤

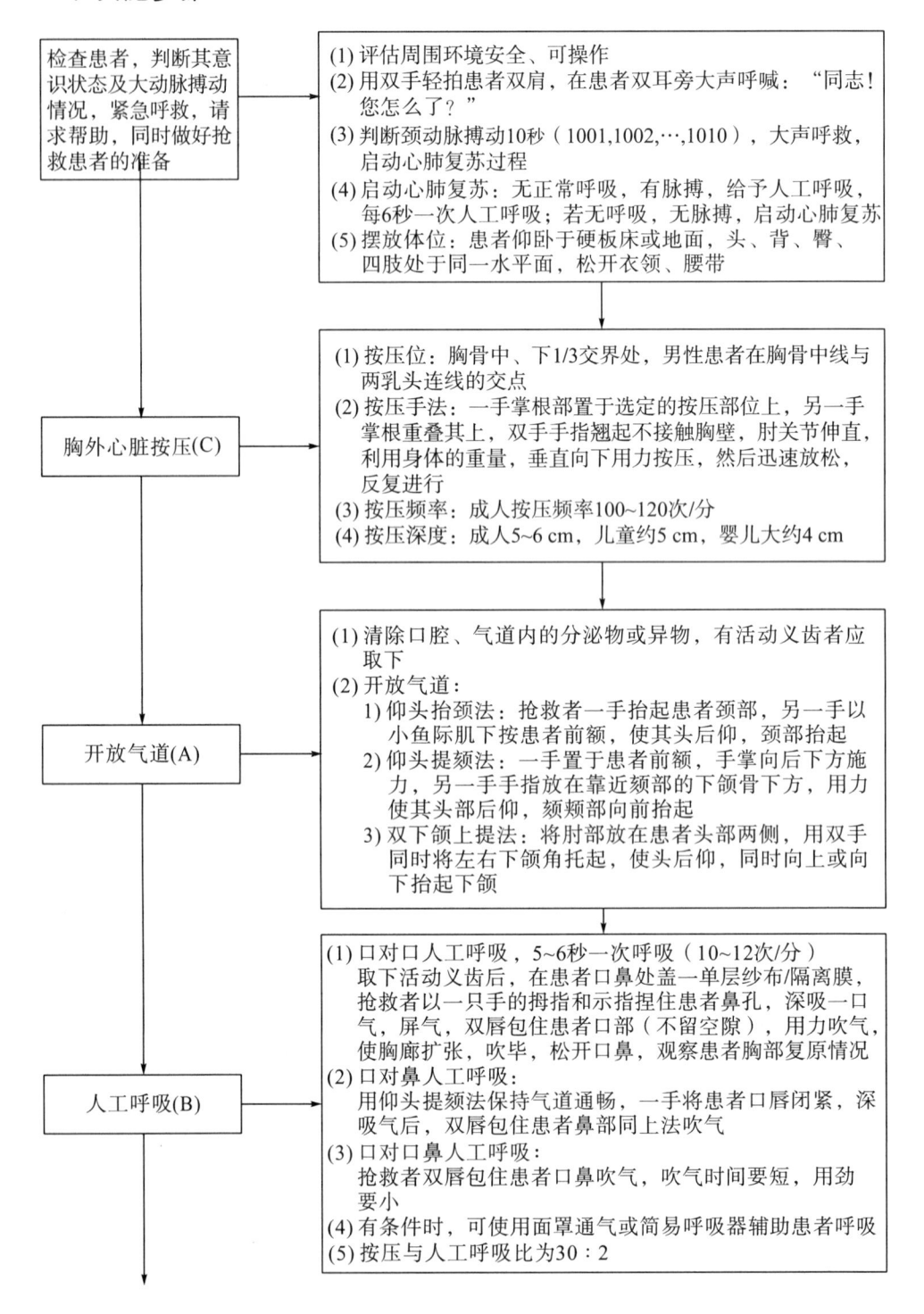

```
检查患者,判断其意  ──→  (1) 评估周围环境安全、可操作
识状态及大动脉搏动        (2) 用双手轻拍患者双肩,在患者双耳旁大声呼喊:"同志!
情况,紧急呼救,请            您怎么了?"
求帮助,同时做好抢        (3) 判断颈动脉搏动10秒(1001,1002,…,1010),大声呼救,
救患者的准备                启动心肺复苏过程
                          (4) 启动心肺复苏:无正常呼吸,有脉搏,给予人工呼吸,
                             每6秒一次人工呼吸;若无呼吸,无脉搏,启动心肺复苏
                          (5) 摆放体位:患者仰卧于硬板床或地面,头、背、臀、
                             四肢处于同一水平面,松开衣领、腰带
         ↓
胸外心脏按压(C)  ──→  (1) 按压位:胸骨中、下1/3交界处,男性患者在胸骨中线与
                             两乳头连线的交点
                          (2) 按压手法:一手掌根部置于选定的按压部位上,另一手
                             掌根重叠其上,双手手指翘起不接触胸壁,肘关节伸直,
                             利用身体的重量,垂直向下用力按压,然后迅速放松,
                             反复进行
                          (3) 按压频率:成人按压频率100~120次/分
                          (4) 按压深度:成人5~6 cm,儿童约5 cm,婴儿大约4 cm
         ↓
开放气道(A)  ──→    (1) 清除口腔、气道内的分泌物或异物,有活动义齿者应
                             取下
                          (2) 开放气道:
                             1) 仰头抬颈法:抢救者一手抬起患者颈部,另一手以
                                小鱼际肌下按患者前额,使其头后仰,颈部抬起
                             2) 仰头提颏法:一手置于患者前额,手掌向后下方施
                                力,另一手手指放在靠近颏部的下颌骨下方,用力
                                使其头部后仰,颏颊部向前抬起
                             3) 双下颌上提法:将肘部放在患者头部两侧,用双手
                                同时将左右下颌角托起,使头后仰,同时向上或向
                                下抬起下颌
         ↓
人工呼吸(B)  ──→    (1) 口对口人工呼吸,5~6秒一次呼吸(10~12次/分)
                             取下活动义齿后,在患者口鼻处盖一单层纱布/隔离膜,
                             抢救者以一只手的拇指和示指捏住患者鼻孔,深吸一口
                             气,屏气,双唇包住患者口部(不留空隙),用力吹气,
                             使胸廓扩张,吹毕,松开口鼻,观察患者胸部复原情况
                          (2) 口对鼻人工呼吸:
                             用仰头提颏法保持气道通畅,一手将患者口唇闭紧,深
                             吸气后,双唇包住患者鼻部同上法吹气
                          (3) 口对口鼻人工呼吸:
                             抢救者双唇包住患者口鼻吹气,吹气时间要短,用劲
                             要小
                          (4) 有条件时,可使用面罩通气或简易呼吸器辅助者呼吸
                          (5) 按压与人工呼吸比为30:2
         ↓
```

第十章　常用急救护理技术

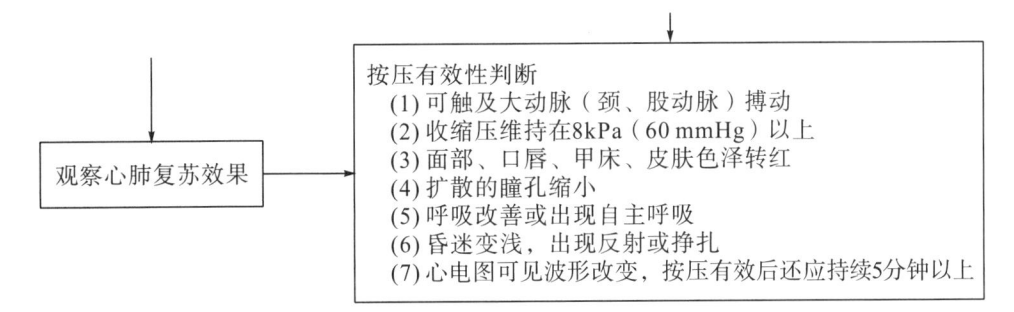

> 按压有效性判断
> (1) 可触及大动脉（颈、股动脉）搏动
> (2) 收缩压维持在8kPa（60 mmHg）以上
> (3) 面部、口唇、甲床、皮肤色泽转红
> (4) 扩散的瞳孔缩小
> (5) 呼吸改善或出现自主呼吸
> (6) 昏迷变浅，出现反射或挣扎
> (7) 心电图可见波形改变，按压有效后还应持续5分钟以上

观察心肺复苏效果

心肺复苏实施步骤如图10-1所示。

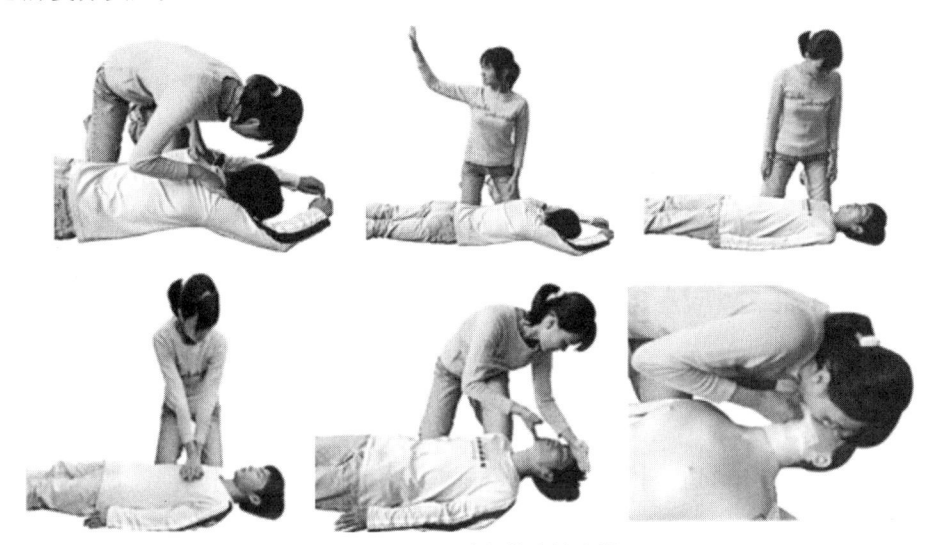

图 10-1　心肺复苏实施步骤

六、操作要求

1. 掌握心肺复苏的操作流程。
2. 掌握心肺复苏的原则。
3. 熟悉呼吸、心搏骤停的评估。
4. 熟悉心肺复苏的有效指征。

七、评价标准

1. 正确评估患者的意识、呼吸和循环状态。
2. 用物准备齐全。
3. 心肺复苏的三个步骤操作熟练、手法正确、程序规范。
4. 能够正确叙述心肺复苏有效的指征。

八、注意事项

1. 让患者仰卧，争分夺秒地抢救，避免因搬动而延误时机。抢救尽可能在15～30分钟内进行，因人脑耐受循环停止的临界时间为4～6分钟（WHO），由大脑缺氧而造成的损害是不可逆的，超过时限可造成终身残疾或复苏失败。

2. 按压部位要准确，用力要适度，以防止胸骨、肋骨骨折。胸外心脏按压深度：成人胸骨下陷 5～6 cm；婴儿和儿童胸骨下陷深度至少为胸部前后径的 1/3（儿童约 5 cm，婴儿约 4 cm）。按压频率 100～120 次/分，按压与放松时间比为 1∶1。

3. 人工呼吸与胸外心脏按压同时进行，成人的胸外心脏按压与人工呼吸的比例，无论是单人还是双人操作，均为 30∶2。

4. 在患者恢复有效自主心律前，不宜中断按压，需要更换操作者时，动作应尽量迅速，勿使按压停歇时间超过 10 秒。

九、思考题

1. 如何判断患者出现心搏骤停？
2. 为患者实施胸外心脏按压的部位及深度、频率是多少？有哪些注意事项？
3. 开放气道的方法有哪些？分别适用于哪些情况？
4. 胸外心脏按压常见的错误有哪些？
5. 心肺复苏有效的主要指征有哪些？

附：心电监护操作程序

一、心电监护操作程序

1. 准备物品

准备的物品主要有心电监护仪（图 10-2）、心电血压插件连接导线、电极片、浸有 0.9% 氯化钠注射液的棉球、配套的血压袖带。

2. 操作程序

连接心电监护仪电源→协助患者取平卧位或半卧位→打开主开关→用浸有 0.9% 氯化钠注射液的棉球擦拭患者胸部贴电极处皮肤→贴电极片，连接心电导线；屏幕上心电示波出现→将袖带绑在肘窝上两横指处，按"测量"—"设置报警限"—"测量时间"。

二、心电监护仪电极的放置

通常使用的心电监护仪有五个电极，安放位置如下。

右上（RA）：胸骨右缘锁骨中线第一肋间。

右下（RL）：右锁骨中线剑突水平处。

中间（C）：胸骨左缘第四肋间。

左上（LA）：胸骨左缘，锁骨中线与第一肋间交点。

左下（LL）：左锁骨中线剑突水平处。

除颤仪如图 10-3 所示。

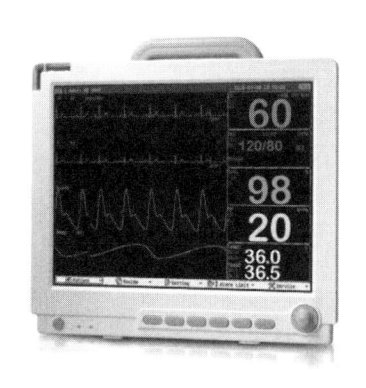

图 10-2　心电监护仪 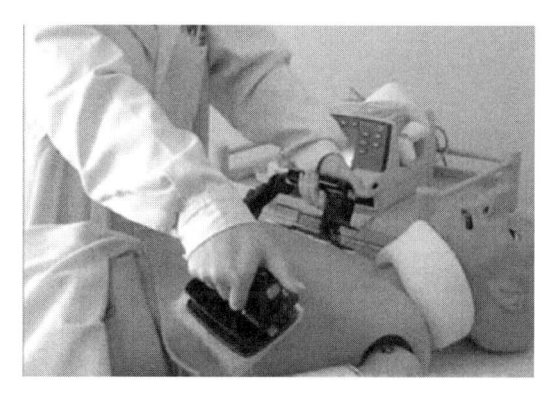　　　　　　　图 10-3　除颤仪

实验二　电动吸引器吸痰法

一、临床情境

刘某，男性，92岁，高中文化。多年前无明显诱因出现反复咳嗽、咳痰，诊断为"慢性支气管炎"。1周前突发意识不清，伴有咳嗽、咳痰，痰液增多、黏稠，不能自行咳出。拟以"慢性阻塞性肺疾病"收入院治疗。医嘱：一级护理，心电监护，补液治疗，必要时吸痰。

请分析该患者主要的护理要点。

二、操作目的

1. 清除呼吸道分泌物，保持呼吸道通畅。
2. 促进呼吸功能，改善肺通气，预防并发症。
3. 为不能自行留痰者留取痰液标本

三、护理评估

1. 患者年龄、病情、意识状况、治疗情况等。
2. 有无将呼吸道分泌物排出的能力。
3. 患者心理状态、合作程度。

四、操作流程

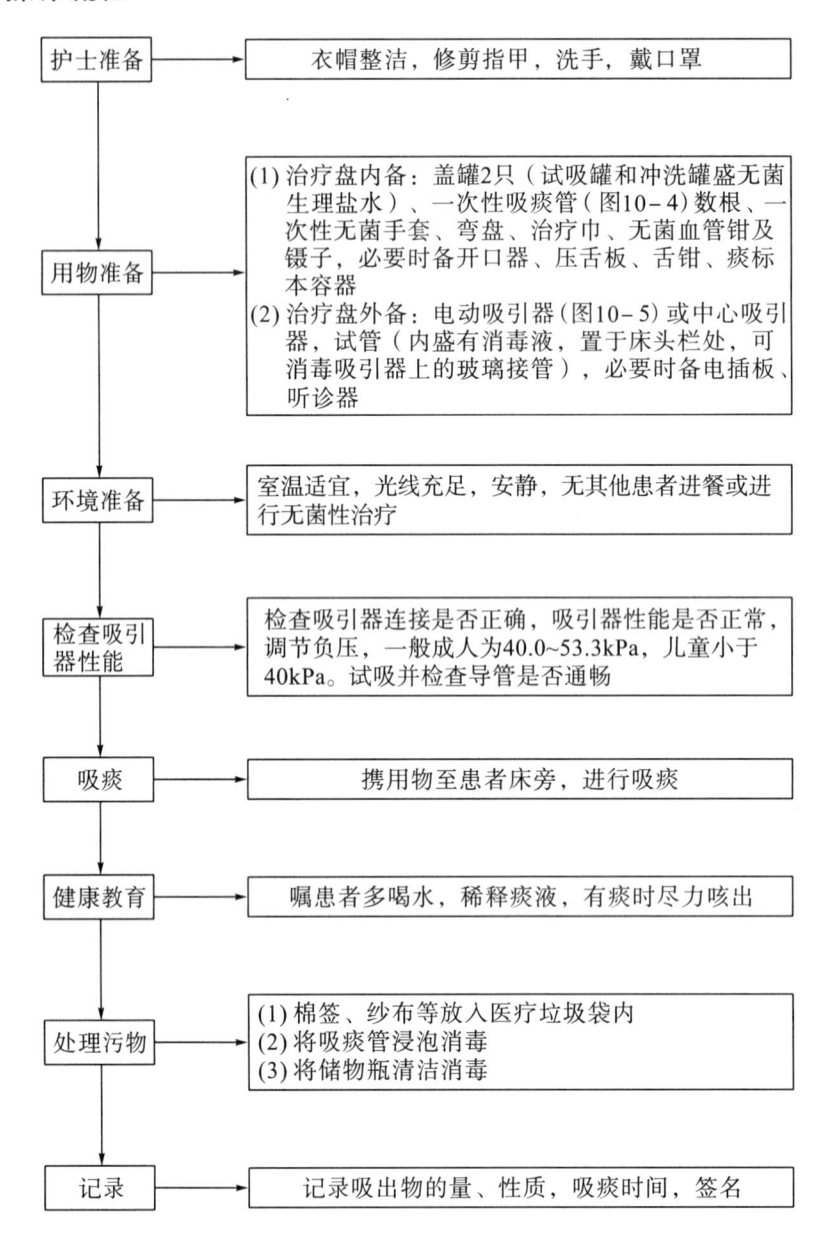

```
护士准备 → 衣帽整洁，修剪指甲，洗手，戴口罩

用物准备 → (1) 治疗盘内备：盖罐2只（试吸罐和冲洗罐盛无菌生理盐水）、一次性吸痰管（图10-4）数根、一次性无菌手套、弯盘、治疗巾、无菌血管钳及镊子，必要时备开口器、压舌板、舌钳、痰标本容器
           (2) 治疗盘外备：电动吸引器（图10-5）或中心吸引器，试管（内盛有消毒液，置于床头栏处，可消毒吸引器上的玻璃接管），必要时备电插板、听诊器

环境准备 → 室温适宜，光线充足，安静，无其他患者进餐或进行无菌性治疗

检查吸引器性能 → 检查吸引器连接是否正确，吸引器性能是否正常，调节负压，一般成人为40.0~53.3kPa，儿童小于40kPa。试吸并检查导管是否通畅

吸痰 → 携用物至患者床旁，进行吸痰

健康教育 → 嘱患者多喝水，稀释痰液，有痰时尽力咳出

处理污物 → (1) 棉签、纱布等放入医疗垃圾袋内
           (2) 将吸痰管浸泡消毒
           (3) 将储物瓶清洁消毒

记录 → 记录吸出物的量、性质，吸痰时间，签名
```

五、实施步骤

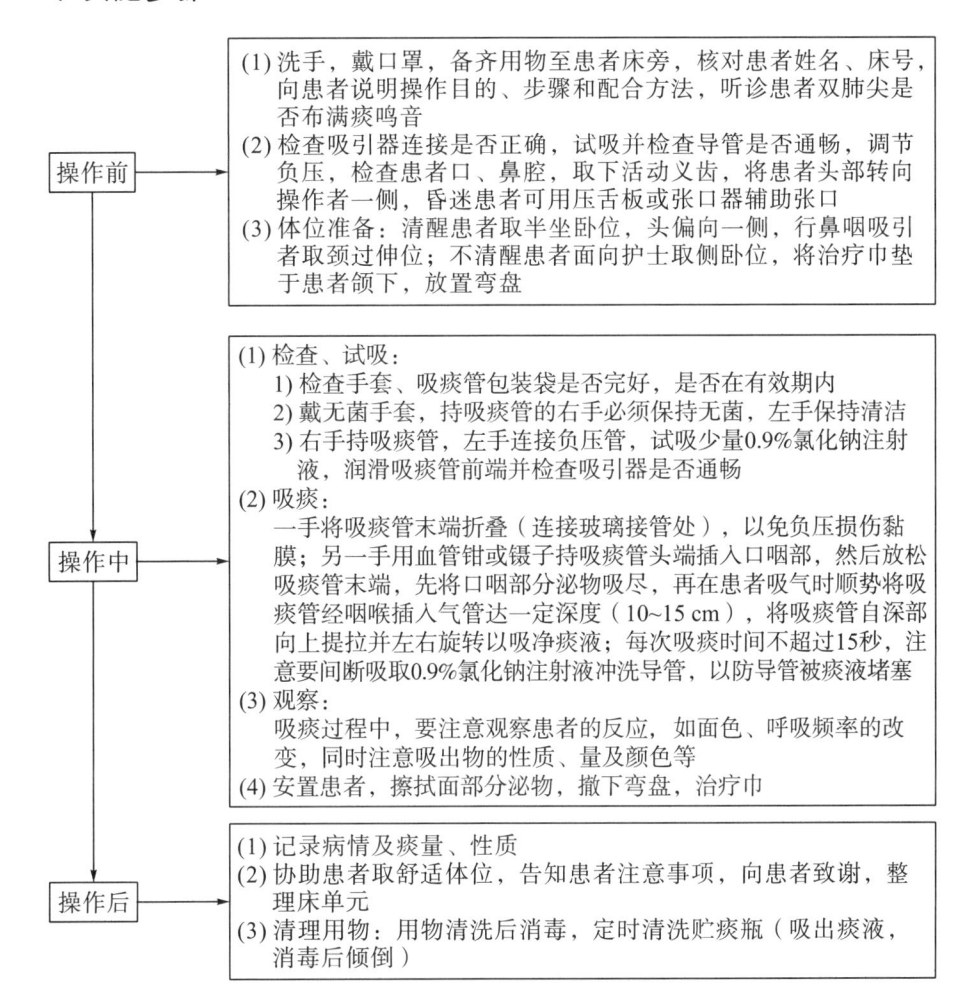

操作前
(1) 洗手，戴口罩，备齐用物至患者床旁，核对患者姓名、床号，向患者说明操作目的、步骤和配合方法，听诊患者双肺尖是否布满痰鸣音
(2) 检查吸引器连接是否正确，试吸并检查导管是否通畅，调节负压，检查患者口、鼻腔，取下活动义齿，将患者头部转向操作者一侧，昏迷患者可用压舌板或张口器辅助张口
(3) 体位准备：清醒患者取半坐卧位，头偏向一侧，行鼻咽吸引者取颈过伸位；不清醒患者面向护士取侧卧位，将治疗巾垫于患者颌下，放置弯盘

操作中
(1) 检查、试吸：
1) 检查手套、吸痰管包装袋是否完好，是否在有效期内
2) 戴无菌手套，持吸痰管的右手必须保持无菌，左手保持清洁
3) 右手持吸痰管，左手连接负压管，试吸少量0.9%氯化钠注射液，润滑吸痰管前端并检查吸引器是否通畅
(2) 吸痰：
一手将吸痰管末端折叠（连接玻璃接管处），以免负压损伤黏膜；另一手用血管钳或镊子持吸痰管头端插入口咽部，然后放松吸痰管末端，先将口咽部分泌物吸尽，再在患者吸气时顺势将吸痰管经咽喉插入气管达一定深度（10~15 cm），将吸痰管自深部向上提拉并左右旋转以吸净痰液；每次吸痰时间不超过15秒，注意要间断吸取0.9%氯化钠注射液冲洗导管，以防导管被痰液堵塞
(3) 观察：
吸痰过程中，要注意观察患者的反应，如面色、呼吸频率的改变，同时注意吸出物的性质、量及颜色等
(4) 安置患者，擦拭面部分泌物，撤下弯盘，治疗巾

操作后
(1) 记录病情及痰量、性质
(2) 协助患者取舒适体位，告知患者注意事项，向患者致谢，整理床单元
(3) 清理用物：用物清洗后消毒，定时清洗贮痰瓶（吸出痰液，消毒后倾倒）

经气管插管吸痰法、经口吸痰法及吸痰的操作手法如图10-6~图10-8所示。

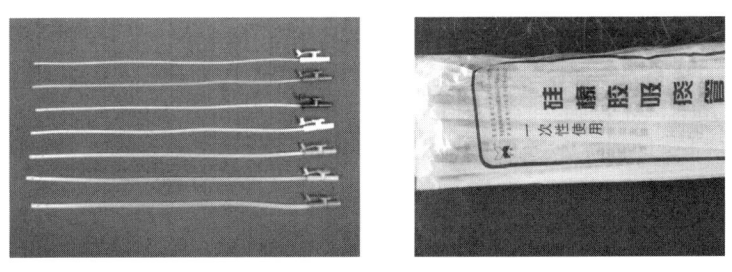

图 10-4 一次性吸痰管

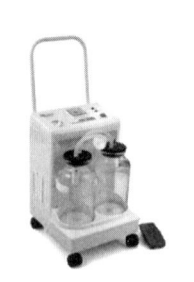

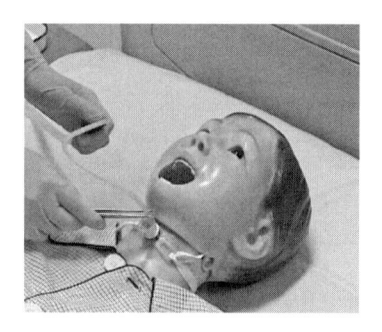

图 10-5　电动吸引器　　　图 10-6　经气管插管吸痰法

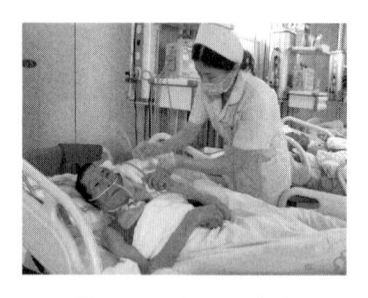

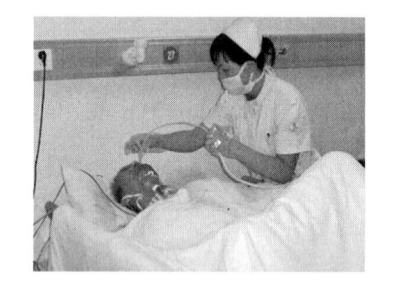

图 10-7　经口吸痰法　　　图 10-8　吸痰的操作手法

六、操作要求

掌握吸痰的实际操作方法和要点。

七、评价标准

1. 患者配合。
2. 及时吸出患者呼吸道分泌物，保持患者气道通畅，呼吸功能改善，缺氧得以缓解。
3. 呼吸道未发生机械性损伤。

八、注意事项

1. 吸痰的动作应轻柔，防止发生机械性损伤。痰液黏稠时，可配合叩击、蒸汽吸入、雾化吸入。
2. 每次吸痰时间不超过 15 秒，以免造成患者缺氧。
3. 负压调节：一般成人为 40.0~53.3kPa，儿童小于 40.0kPa。
4. 吸痰前 30~60 秒，提供浓度为 100% 的氧气。

九、思考题

1. 为患者吸痰时有哪些注意事项？
2. 吸痰过程中护士应该观察患者哪些反应？

实验三 普通鼻导管给氧操作

一、临床情境

沈某，男性，75岁，高中文化。于2天前无明显诱因出现咳嗽伴食欲缺乏、乏力，测得体温最高达39.5℃。急诊查胸部CT检查提示：右肺中叶肺炎，右肺上叶毛玻璃样结节影。以"肺炎"收入院治疗。医嘱：给予吸氧，氧流量3 L/min；抗感染，盐酸氨溴索化痰，补液等治疗。

请分析该患者的主要护理要点。

二、操作目的

纠正各种原因造成的缺氧状态，促进组织的新陈代谢，维持机体生命活动。提高动脉氧分压（PaO_2）和动脉血氧饱和度（SaO_2），增加动脉血氧含量（CaO_2）

三、护理评估

1. 患者的年龄、病情、意识及治疗等情况。
2. 患者的缺氧程度、血气分析的结果。
3. 患者鼻腔内有无分泌物堵塞，有无鼻中隔偏曲。
4. 患者的心理状态及合作程度。

四、操作流程

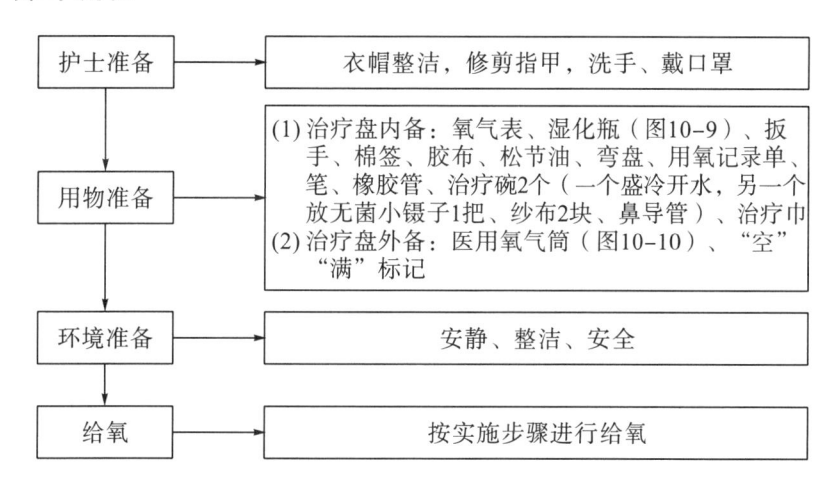

护士准备	衣帽整洁，修剪指甲，洗手、戴口罩
用物准备	(1) 治疗盘内备：氧气表、湿化瓶（图10-9）、扳手、棉签、胶布、松节油、弯盘、用氧记录单、笔、橡胶管、治疗碗2个（一个盛冷开水，另一个放无菌小镊子1把、纱布2块、鼻导管）、治疗巾 (2) 治疗盘外备：医用氧气筒（图10-10）、"空""满"标记
环境准备	安静、整洁、安全
给氧	按实施步骤进行给氧

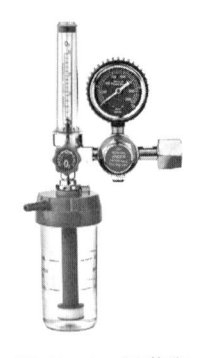

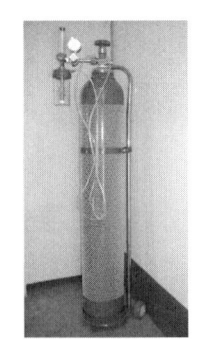

图 10-9　湿化瓶　　　　图 10-10　医用氧气筒

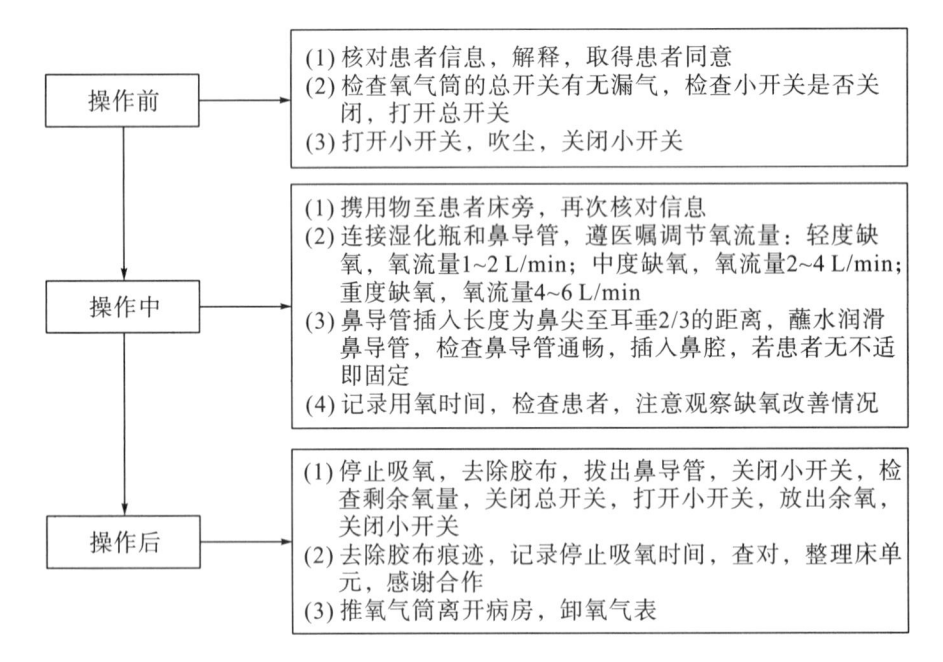

五、实施步骤

操作前
(1) 核对患者信息，解释，取得患者同意
(2) 检查氧气筒的总开关有无漏气，检查小开关是否关闭，打开总开关
(3) 打开小开关，吹尘，关闭小开关

操作中
(1) 携用物至患者床旁，再次核对信息
(2) 连接湿化瓶和鼻导管，遵医嘱调节氧流量：轻度缺氧，氧流量1~2 L/min；中度缺氧，氧流量2~4 L/min；重度缺氧，氧流量4~6 L/min
(3) 鼻导管插入长度为鼻尖至耳垂2/3的距离，蘸水润滑鼻导管，检查鼻导管通畅，插入鼻腔，若患者无不适即固定
(4) 记录用氧时间，检查患者，注意观察缺氧改善情况

操作后
(1) 停止吸氧，去除胶布，拔出鼻导管，关闭小开关，检查剩余氧量，关闭总开关，打开小开关，放出余氧，关闭小开关
(2) 去除胶布痕迹，记录停止吸氧时间，查对，整理床单元，感谢合作
(3) 推氧气筒离开病房，卸氧气表

一次性双腔鼻导管及吸氧面罩如图10-11、图10-12所示。

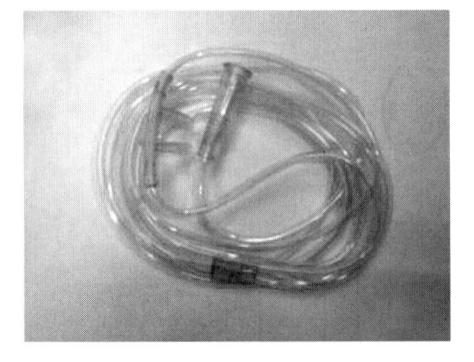

图 10-11　一次性双腔鼻导管　　　　图 10-12　吸氧面罩

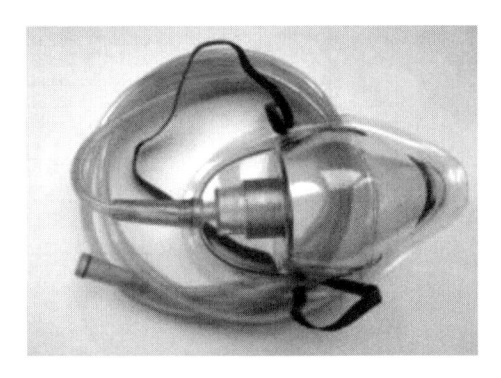

六、操作要求

1. 掌握给氧的目的及注意事项。
2. 掌握给氧的操作流程。

七、评价标准

1. 严格遵守操作规程,确保吸氧过程安全。
2. 用物准备齐全。
3. 告知患者或其家属给氧的目的、注意事项,取得患者的配合。
4. 给氧过程操作熟练,手法正确,程序规范。

八、注意事项

1. 注意安全用氧,遵守操作规程,做好"四防",即防震、防火、防油、防热。氧气筒内压力很高,搬运时应避免倾倒、撞击,以防爆炸。氧气筒周围严禁烟火和摆放易燃物,应放于阴凉处,至少距离火炉 5 m,以防引起爆炸。氧气表及螺旋口上勿涂油,以避免引起燃烧。

2. 根据病情决定给氧的种类。吸氧过程中注意观察患者血气分析结果及缺氧症状是否改善,按需调节氧流量。

3. 患者氧疗过程中需要调节氧流量时,应当先将患者鼻导管取下,调节好氧流量后,再与患者连接。停止吸氧时,应先取下鼻导管,再关流量表。

4. 需持续吸氧者应按时更换鼻导管,双侧鼻腔交替插管,并及时清除鼻腔内分泌物,防止鼻道阻塞,失去给氧作用。

5. 氧气筒内氧气不能用尽,压力表指针在 0.5 MPa(5 kg/cm^2)时,即不可再用,以防再次充氧时引起爆炸。

九、思考题

1. Ⅱ型呼吸衰竭的患者应怎样进行氧疗,为什么?
2. 吸氧的指征是什么?

实验四　壁式给氧操作

一、临床情境

刘某,男性,65 岁,小学文化,农民。多年前无明显诱因出现反复咳嗽、咳痰,诊断为"慢性支气管炎"。2 天前,咳嗽、咳痰加重伴气促、口唇发绀。急诊查血气分析示:氧分压 43.1 mmHg,二氧化碳分压 74.2 mmHg。以"Ⅱ型呼吸衰竭"收入院治疗。医嘱:一级护理,心电监护,吸氧(氧流量 2 L/min)。

请分析该患者的主要护理要点。

二、操作目的

纠正各种原因造成的患者的缺氧状态，促进组织的新陈代谢，维持机体生命活动。

三、护理评估

1. 患者的年龄、病情、意识及治疗等情况。
2. 患者的缺氧程度、血气分析的结果。
3. 患者鼻腔内有无分泌物堵塞，有无鼻中隔偏曲。
4. 患者的心理状态及合作程度。

四、操作流程

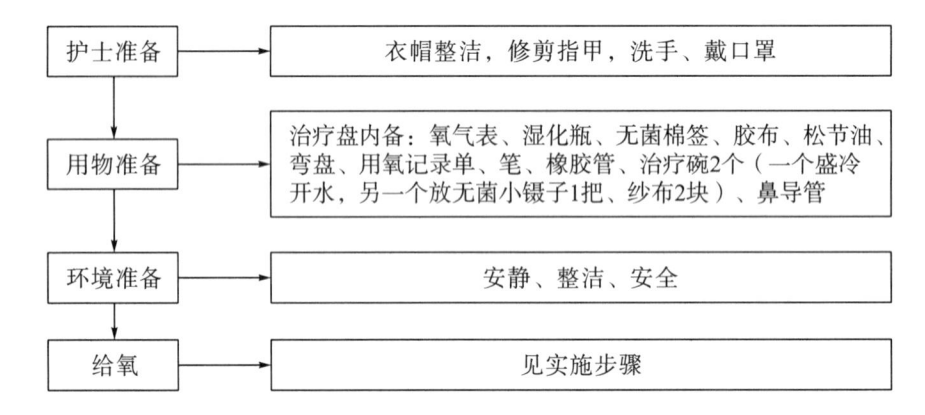

护士准备	→	衣帽整洁，修剪指甲，洗手、戴口罩
用物准备	→	治疗盘内备：氧气表、湿化瓶、无菌棉签、胶布、松节油、弯盘、用氧记录单、笔、橡胶管、治疗碗2个（一个盛冷开水，另一个放无菌小镊子1把、纱布2块）、鼻导管
环境准备	→	安静、整洁、安全
给氧	→	见实施步骤

五、实施步骤

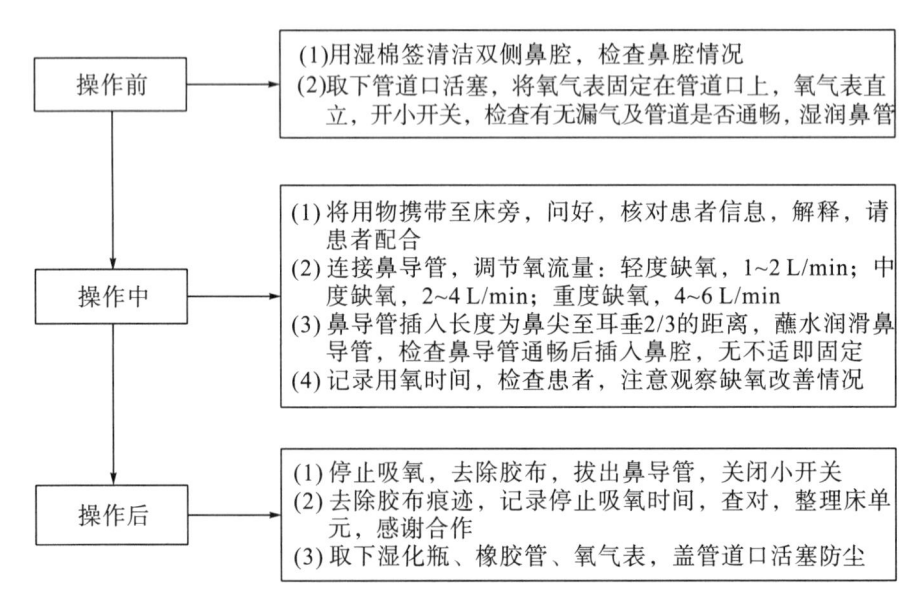

操作前	→	(1) 用湿棉签清洁双侧鼻腔，检查鼻腔情况 (2) 取下管道口活塞，将氧气表固定在管道口上，氧气表直立，开小开关，检查有无漏气及管道是否通畅，湿润鼻管
操作中	→	(1) 将用物携带至床旁，问好，核对患者信息，解释，请患者配合 (2) 连接鼻导管，调节氧流量：轻度缺氧，1~2 L/min；中度缺氧，2~4 L/min；重度缺氧，4~6 L/min (3) 鼻导管插入长度为鼻尖至耳垂2/3的距离，蘸水润滑鼻导管，检查鼻导管通畅后插入鼻腔，无不适即固定 (4) 记录用氧时间，检查患者，注意观察缺氧改善情况
操作后	→	(1) 停止吸氧，去除胶布，拔出鼻导管，关闭小开关 (2) 去除胶布痕迹，记录停止吸氧时间，查对，整理床单元，感谢合作 (3) 取下湿化瓶、橡胶管、氧气表，盖管道口活塞防尘

医院中心供氧装置如图10-13所示；给氧法如图10-14、图10-15所示，医用氧气袋如图10-16所示。

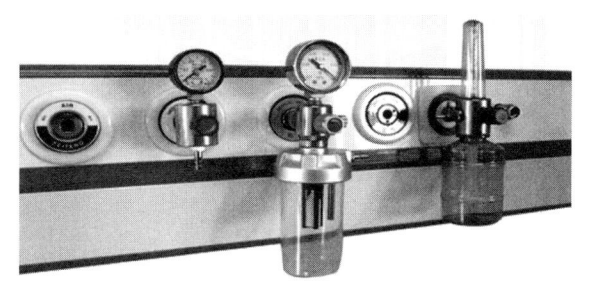

图 10-13　医院中心供氧装置 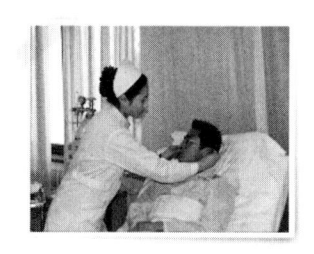　　　　图 10-14　双腔鼻导管给氧法

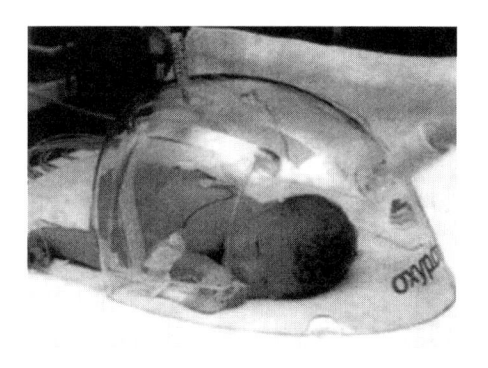

图 10-15　氧气头罩给氧法 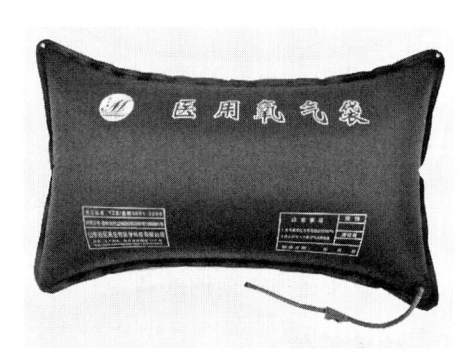　　　　图 10-16　医用氧气袋

六、操作要求

1. 掌握给氧的目的及注意事项。
2. 掌握给氧的操作流程。

七、评价标准

1. 严格遵守操作规程，确保吸氧过程安全。
2. 用物准备齐全。
3. 告知患者或其家属给氧的目的、注意事项，取得患者的配合。
4. 给氧过程操作熟练、手法正确、程序规范。

八、注意事项

1. 根据病情决定给氧的种类。吸氧过程中注意观察患者血气分析结果及缺氧症状是否改善，按需调节氧流量。
2. 患者吸氧过程中需要调节氧流量时，应当先将患者鼻导管取下，调节好氧流量后再与患者连接。停止吸氧时，先取下鼻导管，再关流量表。
3. 需持续吸氧者应按时更换鼻导管，双侧鼻腔交替插管，并及时清除鼻腔内分泌物，防止鼻道阻塞，失去给氧作用。

实验五　洗胃法

一、临床情境

张某，女性，31岁，高中文化，农民。于1小时前因家庭纠纷服200片地西泮（安定）后被紧急送至医院急诊。医嘱：给1∶15000～1∶20000高锰酸钾溶液洗胃，立即执行。

请分析该患者的主要护理要点。

二、操作目的

1. 解毒，清除胃内毒物或刺激物，减少毒物吸收，4～6小时内洗胃最有效。
2. 减轻胃黏膜水肿。
3. 手术或某些检查前的准备。

三、护理评估

1. 患者的中毒情况，如毒物的种类、剂型、浓度、剂量，中毒时间及途径等。
2. 患者的生命体征、意识状态及瞳孔的变化，口腔、鼻腔黏膜情况，口中异味等。
3. 患者的心理状态及对洗胃的耐受能力、合作程度、知识水平、既往经历。

四、操作流程

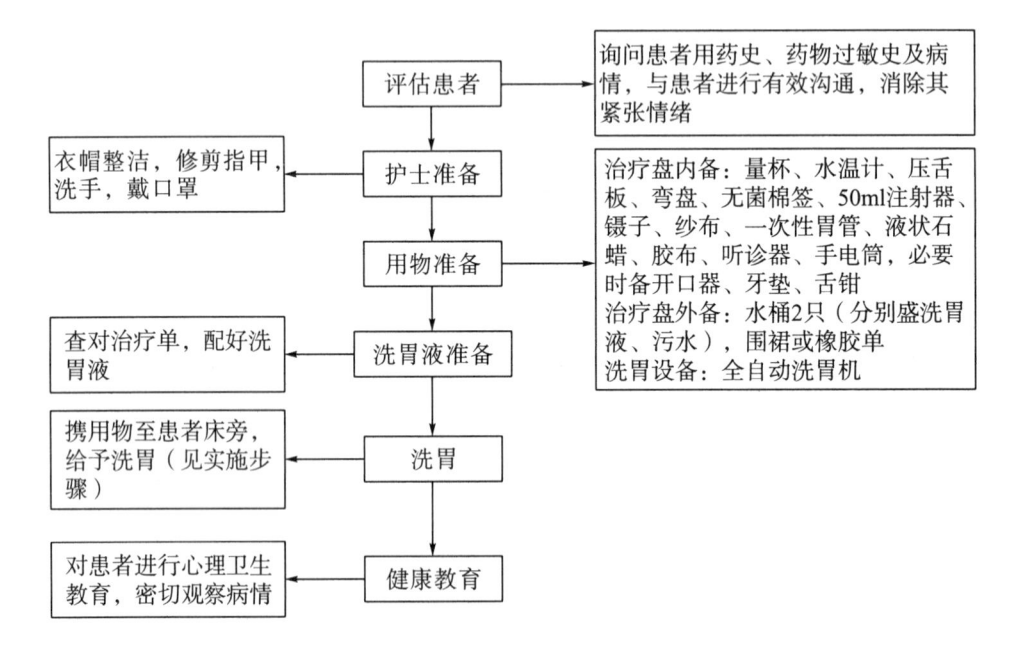

```
评估患者 → 询问患者用药史、药物过敏史及病情，与患者进行有效沟通，消除其紧张情绪
   ↓
护士准备 ← 衣帽整洁，修剪指甲，洗手，戴口罩
   ↓
用物准备 → 治疗盘内备：量杯、水温计、压舌板、弯盘、无菌棉签、50ml注射器、镊子、纱布、一次性胃管、液状石蜡、胶布、听诊器、手电筒，必要时备开口器、牙垫、舌钳
            治疗盘外备：水桶2只（分别盛洗胃液、污水），围裙或橡胶单
            洗胃设备：全自动洗胃机
   ↓
洗胃液准备 ← 查对治疗单，配好洗胃液
   ↓
洗胃 ← 携用物至患者床旁，给予洗胃（见实施步骤）
   ↓
健康教育 ← 对患者进行心理卫生教育，密切观察病情
```

五、实施步骤

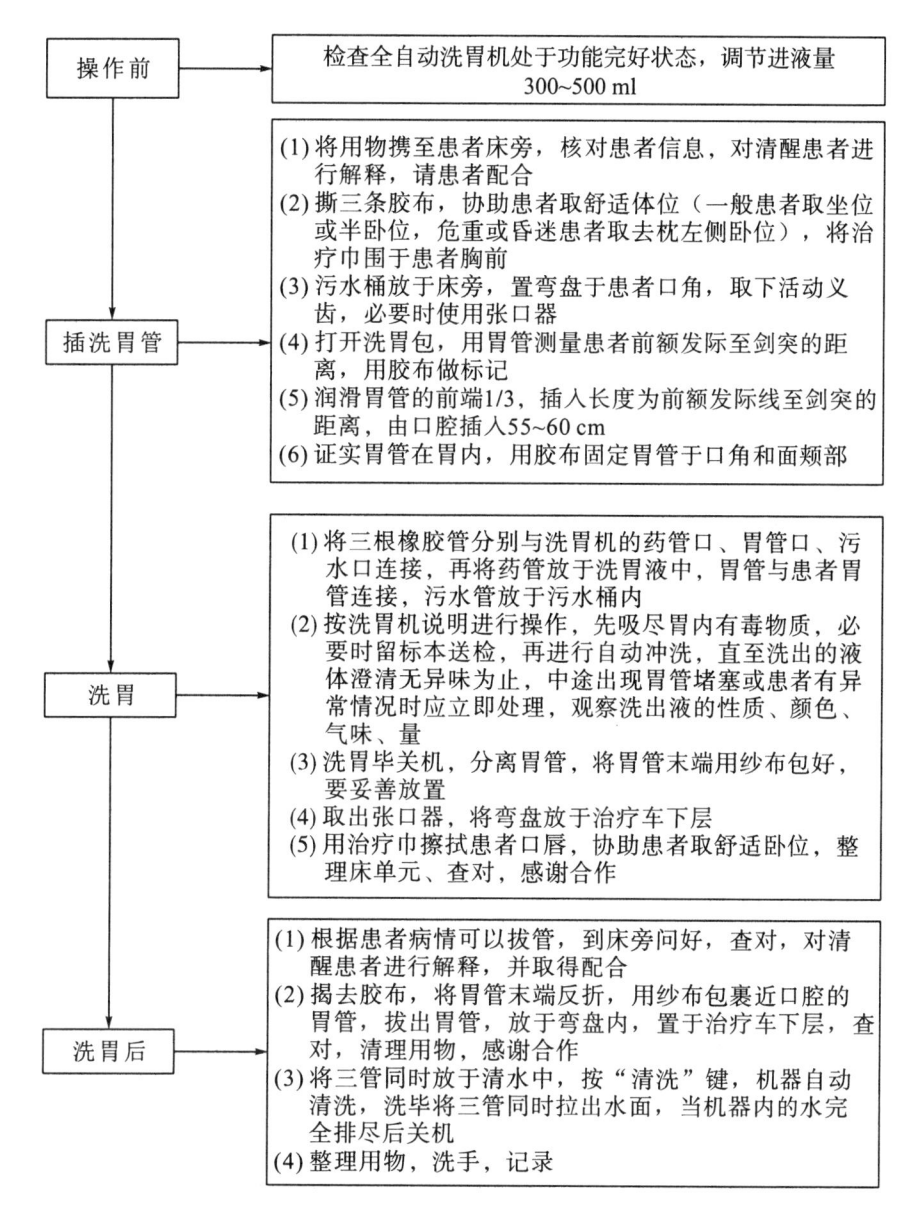

操作前	检查全自动洗胃机处于功能完好状态，调节进液量300~500 ml
插洗胃管	(1) 将用物携至患者床旁，核对患者信息，对清醒患者进行解释，请患者配合 (2) 撕三条胶布，协助患者取舒适体位（一般患者取坐位或半卧位，危重或昏迷患者取去枕左侧卧位），将治疗巾围于患者胸前 (3) 污水桶放于床旁，置弯盘于患者口角，取下活动义齿，必要时使用张口器 (4) 打开洗胃包，用胃管测量患者前额发际至剑突的距离，用胶布做标记 (5) 润滑胃管的前端1/3，插入长度为前额发际线至剑突的距离，由口腔插入55~60 cm (6) 证实胃管在胃内，用胶布固定胃管于口角和面颊部
洗胃	(1) 将三根橡胶管分别与洗胃机的药管口、胃管口、污水口连接，再将药管放于洗胃液中，胃管与患者胃管连接，污水管放于污水桶内 (2) 按洗胃机说明进行操作，先吸尽胃内有毒物质，必要时留标本送检，再进行自动冲洗，直至洗出的液体澄清无异味为止，中途出现胃管堵塞或患者有异常情况时应立即处理，观察洗出液的性质、颜色、气味、量 (3) 洗胃毕关机，分离胃管，将胃管末端用纱布包好，要妥善放置 (4) 取出张口器，将弯盘放于治疗车下层 (5) 用治疗巾擦拭患者口唇，协助患者取舒适卧位，整理床单元、查对，感谢合作
洗胃后	(1) 根据患者病情可以拔管，到床旁问好，查对，对清醒患者进行解释，并取得配合 (2) 揭去胶布，将胃管末端反折，用纱布包裹近口腔的胃管，拔出胃管，放于弯盘内，置于治疗车下层，查对，清理用物，感谢合作 (3) 将三管同时放于清水中，按"清洗"键，机器自动清洗，洗毕将三管同时拉出水面，当机器内的水完全排尽后关机 (4) 整理用物，洗手，记录

六、操作要求

1. 能正确选用灌洗液。
2. 灌洗彻底。
3. 观察记录准确。
4. 整体要求：快速、及时、熟练、准确。

七、评价标准

1. 用物准备齐全。

2. 告知患者及其家属洗胃的目的、注意事项，取得患者的配合。

3. 插管操作熟练、正确，程序规范，动作轻柔。

4. 洗胃操作熟练、正确，洗胃彻底。

八、注意事项

1. 插管时动作要轻快，切勿损伤患者食管及误入气管，每次进液量成人为 300~500 ml，婴幼儿为 100~200 ml。

2. 操作时应密切观察患者情况，当中毒物质不明时，及时抽取胃内容物送检，可先用温开水或 0.9%氯化钠注射液洗胃。

3. 急性中毒者应迅速口服催吐，必要时洗胃，以减少毒物吸收。

4. 对于幽门梗阻患者，洗胃宜在饭后 4~6 小时或者睡前进行，并记录胃内潴留量，以了解梗阻情况，供补液参考。

5. 吞服腐蚀性毒物（如强酸、强碱）时，禁止洗胃，以免造成胃穿孔。

6. 患者洗胃过程中出现血性液体，立即停止洗胃。

7. 及时准确记录灌注液名称、液量，洗胃液量及其颜色、气味等。

8. 保证全自动洗胃机（图 10-17）功能处于备用状态。

9. 消化道疾病，如食管阻塞、食管静脉曲张、胃癌等禁止洗胃。

九、思考题

1. 洗胃的适应证和禁忌证有哪些？
2. 洗胃过程中需要注意的事项有哪些？
3. 常用的洗胃溶液有哪些？
4. 洗胃过程中可能出现哪些并发症？

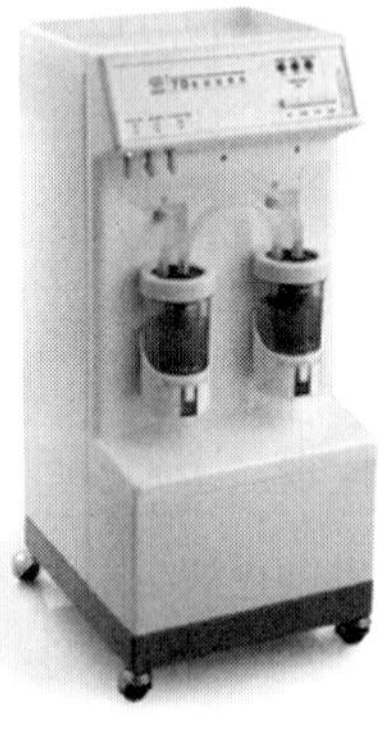

图 10-17　全自动洗胃机

第十一章 临终关怀

实验一 尸体护理

一、临床情境

患者，女，68岁，肺癌晚期，经抢救无效死亡。
护士应该如何进行尸体护理？

二、操作目的

1. 维持良好的尸体外观，易于辨认。
2. 安慰死者家属，减轻哀痛。

三、护理评估

1. 死者的遗愿、民族及宗教信仰，死者家属的心态及合作程度。
2. 死者的诊断、死亡原因及时间。
3. 尸体清洁程度、体表有无伤口和引流管。

四、操作流程

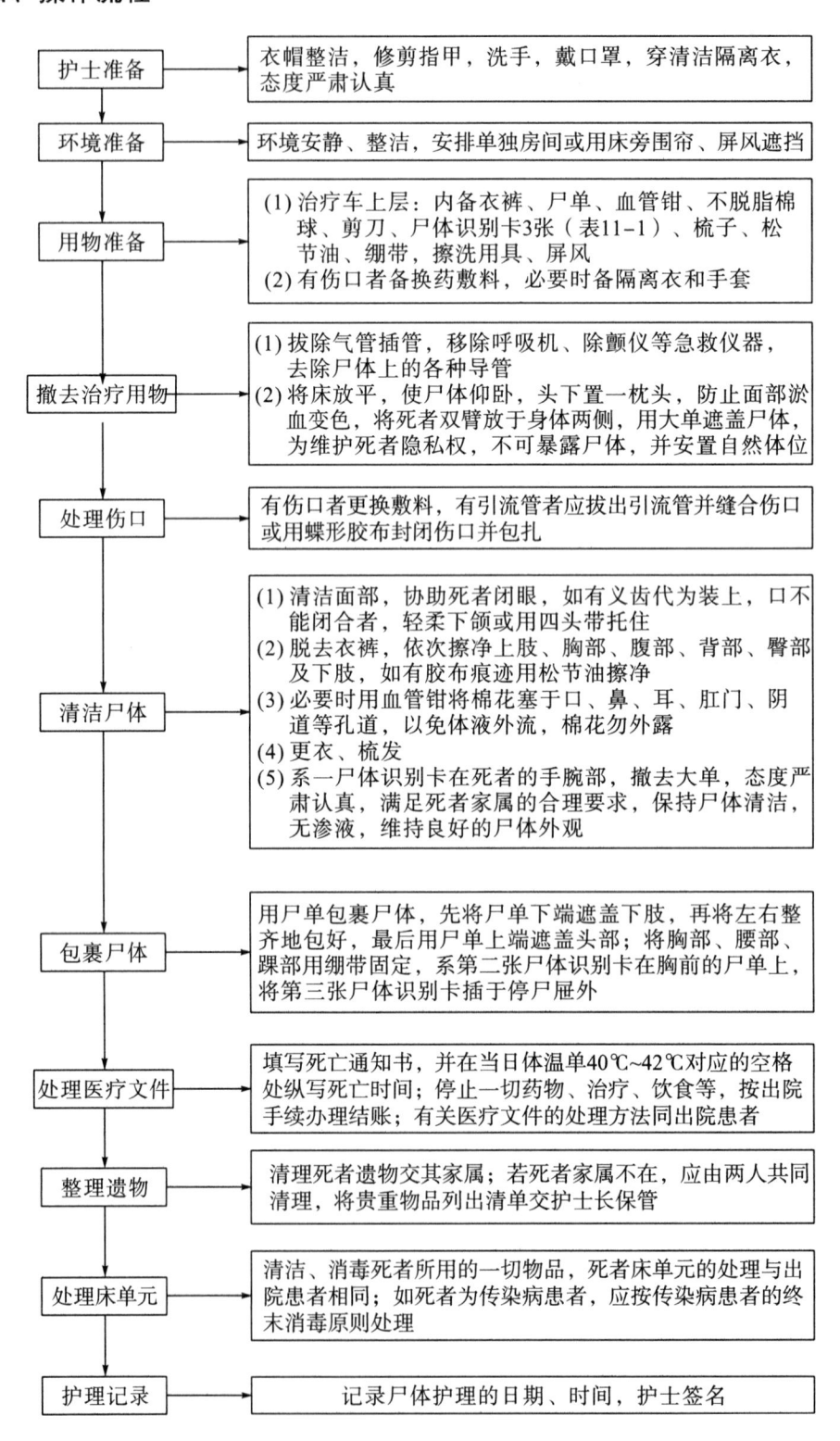

护士准备	衣帽整洁，修剪指甲，洗手，戴口罩，穿清洁隔离衣，态度严肃认真
环境准备	环境安静、整洁，安排单独房间或用床旁围帘、屏风遮挡
用物准备	(1) 治疗车上层：内备衣裤、尸单、血管钳、不脱脂棉球、剪刀、尸体识别卡3张（表11-1）、梳子、松节油、绷带、擦洗用具、屏风 (2) 有伤口者备换药敷料，必要时备隔离衣和手套
撤去治疗用物	(1) 拔除气管插管，移除呼吸机、除颤仪等急救仪器，去除尸体上的各种导管 (2) 将床放平，使尸体仰卧，头下置一枕头，防止面部淤血变色，将死者双臂放于身体两侧，用大单遮盖尸体，为维护死者隐私权，不可暴露尸体，并安置自然体位
处理伤口	有伤口者更换敷料，有引流管者应拔出引流管并缝合伤口或用蝶形胶布封闭伤口并包扎
清洁尸体	(1) 清洁面部，协助死者闭眼，如有义齿代为装上，口不能闭合者，轻柔下颌或用四头带托住 (2) 脱去衣裤，依次擦净上肢、胸部、腹部、背部、臀部及下肢，如有胶布痕迹用松节油擦净 (3) 必要时用血管钳将棉花塞于口、鼻、耳、肛门、阴道等孔道，以免体液外流，棉花勿外露 (4) 更衣、梳发 (5) 系一尸体识别卡在死者的手腕部，撤去大单，态度严肃认真，满足死者家属的合理要求，保持尸体清洁，无渗液，维持良好的尸体外观
包裹尸体	用尸单包裹尸体，先将尸单下端遮盖下肢，再将左右整齐地包好，最后用尸单上端遮盖头部；将胸部、腰部、踝部用绷带固定，系第二张尸体识别卡在胸前的尸单上，将第三张尸体识别卡插于停尸屉外
处理医疗文件	填写死亡通知书，并在当日体温单40℃~42℃对应的空格处纵写死亡时间；停止一切药物、治疗、饮食等，按出院手续办理结账；有关医疗文件的处理方法同出院患者
整理遗物	清理死者遗物交其家属；若死者家属不在，应由两人共同清理，将贵重物品列出清单交护士长保管
处理床单元	清洁、消毒死者所用的一切物品，死者床单元的处理与出院患者相同；如死者为传染病患者，应按传染病患者的终末消毒原则处理
护理记录	记录尸体护理的日期、时间，护士签名

表 11-1　尸体识别卡

姓名＿＿＿＿＿	住院号＿＿＿＿＿	年龄＿＿＿＿＿	性别＿＿＿＿＿
病房＿＿＿＿＿	床　号＿＿＿＿＿	籍贯＿＿＿＿＿	诊断＿＿＿＿＿

住址＿＿＿＿＿＿＿＿＿＿＿＿＿＿＿＿＿＿＿＿＿＿＿＿＿＿＿＿＿＿＿＿＿＿＿＿＿＿

死亡时间　＿＿＿＿年＿＿＿＿月＿＿＿＿日＿＿＿＿时＿＿＿＿分

护士签名：＿＿＿＿＿＿＿

＿＿＿＿＿＿＿医院

尸体护理如图 11-1 所示。

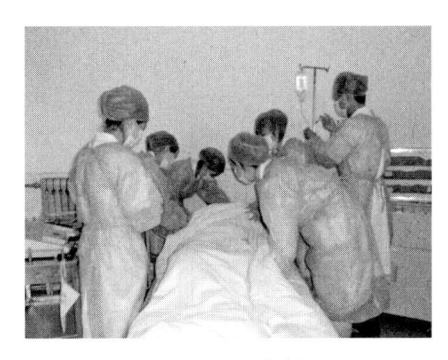

图 11-1　尸体护理

五、操作要求

熟练掌握尸体护理的操作方法。

六、评价标准

尸体整洁、表情安详、位置良好、易于辨认。

七、注意事项

1. 尸体护理应在死亡后尽快进行，以防尸体僵硬。
2. 应维护死者隐私权，不可暴露遗体，并安置自然体位。
3. 做尸体护理时，态度严肃认真，尊重死者，满足死者家属的合理要求。

八、思考题

1. 尸体护理的目的是什么？
2. 尸体护理时应安置何种体位？为什么？
3. 尸体护理时有几张尸体识别卡？各放置在何位置？

第二部分　基础护理技术操作考核评分标准

1. 铺备用床、暂空床技术操作考核评分标准

_____级_____班　　　　　　　　　　　　姓名_____学号_____

项目		总分	技术操作要求	分值	扣分细则	扣分
准备		15	衣帽整洁，修剪指甲，洗手，戴手套	2	缺少任何一项扣1分	
			备物齐全，按顺序放置	5	缺用物一件扣1分，放置顺序不合理扣2分	
			评估环境	2	未评估环境扣2分	
			移床旁桌、椅，位置合适	2	未移动扣2分	
			检查床垫、铺床褥	4	未操作任何一项扣2分	
操作过程	铺大单	25	大单正面向上，中线对正	4	不合要求扣4分	
			大单折叠方法正确	2	不合要求扣2分	
			先铺床头，后铺床尾，再铺中间	3	不合要求扣3分	
			床头、床尾拉紧	6	一项不合要求扣3分	
			折角手法正确，角平紧	10	一项不合要求扣2分	
	套被套	20	被套展开正确	2	不合要求扣2分	
			棉胎折叠、放置正确	2	不合要求扣2分	
			被头两角及被头充实平整	4	一项不合要求扣2分	
			系带正确	1	不合要求扣1分	
			被头距床头15 cm	2	不合要求扣2分	
			两侧向内折叠齐床沿	2	不合要求扣2分	
			被尾齐床垫，平整向内折叠	2	不合要求扣2分	
			被套内外平整、无皱褶	5	不平整扣3分，有皱褶扣2分	
	套枕套	5	四角充实平整，系带	3	不合要求扣3分	
			开口端背门放置	2	不合要求扣2分	
操作后		5	将床旁桌、椅归位	2	未归位扣2分	
			整理用物	1	未整理扣1分	
			洗手，记录	2	一项不合要求扣2分	
综合评价		10	动作轻巧、准确、节力	8	一项不合要求扣2分	
			操作时间<10分钟	2	超时30秒扣1分，超过15分钟此项不得分	
理论提问		20	回答流利、完整	20	根据标准答案给分	
总分		100				

年　　月　　日　　　　　　　　　　　　监考老师：

2. 铺麻醉床技术操作考核评分标准

_____级_____班　　　　　　　　姓名_____学号_____

项目		总分	技术操作要求	分值	扣分细则	扣分
准备		15	衣帽整洁，修剪指甲，洗手，戴手套	2	缺少任何一项扣1分	
			备物齐全，按顺序放置	5	缺用物一件扣1分，放置顺序不合理扣2分	
			评估环境及麻醉方式	2	未评估扣2分	
			移床旁桌、椅，位置合适	2	未移动扣2分	
			检查床垫、铺床褥	4	未操作任何一项扣2分	
操作过程	铺单	30	大单正面向上，中线对正	4	不合要求扣4分	
			大单折叠方法正确	2	不合要求扣2分	
			先铺床头，后铺床尾，再铺中间	4	一项不合要求扣2分	
			床头、床尾拉紧	6	一项不合要求扣3分	
			折角手法正确，角平紧	10	一项不合要求扣2分	
			两块橡胶单、中单铺法正确	4	一项不合要求扣2分	
	套被套	20	被套展开正确	2	不合要求扣2分	
			棉胎折叠、放置正确	2	不合要求扣2分	
			被头两角及被头充实平整	4	一项不合要求扣2分	
			被头与床头平齐	2	不合要求扣2分	
			两侧向内折叠齐床沿	2	不合要求扣2分	
			被尾齐床垫，平整向内折叠	2	不合要求扣2分	
			盖被三折于背门一则，开口向门	2	一项不合要求扣2分	
			被套内外平整，无皱褶	4	一项不合要求扣2分	
	套枕套	5	四角充实平整	3	不合要求扣3分	
			横立于床头，开口端背门放置	2	不合要求扣2分	
操作后		5	床旁桌归位，床旁椅放于盖被同侧床尾	2	未归位扣2分，床旁椅位置错误扣1分	
			抢救物品备齐，放置合理	2	不合要求扣2分	
			整理用物，洗手，记录	1	不合要求扣1分	
综合评价		5	动作轻巧、准确、节力	3	不合要求扣3分	
			操作时间<8分钟	2	超时30秒扣1分，超过10分钟此项不得分	
理论提问		20	回答流利、完整	20	根据标准答案给分	
总分		100				

年　　月　　日　　　　　　　　　　　　监考老师：

3. 卧床患者更换床单技术操作考核评分标准

_____级_____班　　　　　　　　　　　　　姓名_____学号_____

项目		总分	技术操作要求	分值	扣分细则	扣分
准备		15	衣帽整洁，修剪指甲，洗手，戴手套	4	缺少任何一项扣2分	
			备物齐全，按顺序放置	4	缺用物一件扣1分，放置不合理扣2分	
			核对并解释	4	一项不合要求扣2分	
			做自我介绍	1	未介绍扣1分	
			评估患者、环境	4	评估少一项扣2分	
			移床旁桌、椅，位置合适	2	未移动扣2分	
			放平床头、床尾支架	2	未操作扣2分	
操作过程	换大单	25	翻身动作轻巧、安全	2	不合要求扣2分	
			松单、卷中单，扫橡胶单后搭于患者身上，卷大单、扫床褥合要求	5	每项操作方法不当扣1分	
			各单展开正确、正面向上	2	不合要求扣2分	
			折角手法正确，角平紧	4	不合要求每项扣2分	
			姿势、手法正确	5	姿势手法不当扣5分	
			更换顺序规范	2	不合要求扣2分	
			各单平整、中线正	4	不合要求每项扣2分	
			污单放置合适	1	不合要求扣1分	
	换被套	20	棉胎在污被套内折成"S"形	4	折叠错误扣4分	
			被套正面向上，中线对齐	3	不合要求扣2分	
			边角对齐，被头充实平整	4	一项不合要求扣2分	
			棉胎平整	4	不合要求扣3分	
			撤污被套方法正确	2	不合要求扣2分	
			被筒对称	3	不合要求扣3分	
	换枕套	5	四角充实平整	3	不合要求扣3分	
			取放正确，开口端背门放置	2	一项不合要求扣2分	
操作后		5	床旁桌、椅归位	2	未归位扣2分	
			核对	1	未核对扣1分	
			整理用物，洗手，记录	2	一项不合要求扣2分	
综合评价		10	动作熟练、符合程序、节力	4	不合要求扣2分	
			操作中与患者沟通，关心患者，注意安全，保暖	4	一项不合要求扣2分	
			操作过程为10分钟	2	超时30秒扣1分	
理论提问		20	回答流利、完整	20	根据标准答案给分	
总分		100				

　年　　月　　日　　　　　　　　　　　　　监考老师：

4. 轮椅运送技术操作考核评分标准

_____级_____班　　　　　　　　　　　　姓名_____学号_____

项目		总分	技术操作要求	分值	扣分细则	扣分
准备		15	衣帽整洁，修剪指甲，洗手，戴手套	4	缺少任何一项扣2分	
			评估室外温度、地面干燥、平坦、无障碍物	2	未评估环境扣2分	
			告知患者做好相应准备	1	未通知患者做准备扣1分	
			检查轮椅各部件性能是否良好	4	未检查轮椅性能扣2分	
			备用物置床边，布局合理（易取、稳妥）	4	缺用物一件扣1分	
操作过程	坐轮椅前	15	轮椅背与床尾平齐，面向床头	2	不合要求扣2分	
			固定刹车，翻起脚踏板	4	未将闸制动扣4分	
			需要时将毛毯平铺于轮椅上，使毛毯上端高于患者肩部约15 cm	5	铺毛毯不合要求扣5分	
			扶患者坐起，协助穿衣、穿鞋	4	未操作扣4分	
	坐轮椅	25	协助下床，观察反应，询问感受（妥善安置导管，避免脱落、受压或液体逆流）	6	一项不合要求2分	
			指导患者坐轮椅，嘱其双手扶住轮椅扶手，尽量往后坐，背靠椅背	5	不合要求扣5分	
			翻下脚踏板，脱鞋后双脚置于脚踏板上，必要时垫软枕（下肢水肿、溃疡或关节疼痛的患者）	6	一项不合要求扣2分	
			包裹保暖、美观（坐姿安全舒适、注意保暖）	2	未包裹扣2分	
			鞋子装入椅背袋内	2	未操作扣2分	
			整理床单元，铺暂空床	2	未整理扣2分	
			安全推患者外出并观察病情，询问感受（下坡时速度缓慢，保证安全）	2	不合要求扣2分	
	下轮椅	10	指导患者下轮椅和上床的方法	2	指导方法错误扣2分	
			轮椅背与床尾平齐，制动，翻起脚踏板	4	未操作扣5分	
			协助患者下轮椅，上床	2	协助患者站起方法不正确扣3分	
			安置患者，取舒适体位，整理床单元	2	不合要求扣2分	
操作后		5	整理用物	3	不合要求扣2分	
			洗手，记录	2	一项不合要求扣2分	
综合评价		10	动作娴熟、稳健、节力、优美	5	一项不合要求扣2分	
			搬运安全、舒适，患者主动配合	3	一项不合要求扣1分	
			护患沟通自然，语言温馨贴切	2	不合要求扣2分	
理论提问		20	回答流利、完整	20	根据标准答案给分	
总分		100				

年　　月　　日　　　　　　　　　　　　　　监考老师：

5. 平车运送技术操作考核评分标准

_____级_____班　　　　　　　　　　　　姓名_____学号_____

项目		总分	技术操作要求	分值	扣分细则	扣分
准备		10	衣帽整洁，修剪指甲，洗手，戴手套	4	缺少任何一项扣2分	
			备物齐全，性能良好	4	缺用物一件扣1分	
			评估摆放平车的空间，通道宽敞，患者理解合作	2	未评估环境扣2分	
操作过程	搬运前	5	备齐用物携至患者床旁，核对	2	未核对扣2分	
			移开床旁椅至对侧床尾	1	未移动扣1分	
			平车与床尾成钝角，将闸制动	1	不合要求扣1分	
			妥善安置患者及其身上的各种导管	1	不合要求扣1分	
	挪动法	10	移开床旁桌，松开盖被，协助患者移至床边	4	未操作扣2分	
			将平车紧靠床边，大轮端靠床头，轮闸制动	2	平车放置错误扣2分	
			协助患者挪动，方法正确	4	方法错误扣2分	
	一人搬运法	10	推平车至床尾，使平车头端与床尾成钝角，轮闸制动	3	不合要求扣3分	
			松开盖被，协助患者穿好衣服	2	未松开盖被、不协助患者穿衣各扣1分	
			搬运方法正确，患者舒适，无磕碰	5	不合要求扣5分	
	二人搬运法	10	同一人搬运法	4	两人动作不协调、抬患者方法不对、未放患者于平车中部躺好、未盖好盖被各扣3分，未铺暂空床扣3分	
			二人搬运方法正确，患者舒适，无磕碰	6		
	三人搬运法	10	同一人搬运法	4	三人动作不协调、抬患者方法不对、未放患者于平车中部躺好、未盖好盖被各扣3分，未铺暂空床扣3分	
			三人搬运方法正确，患者舒适，无磕碰	6		
	四人搬运法	10	移开床旁桌，松开盖被，在患者腰上、臀下铺帆布中单	2	四人动作不协调、抬患者方法不对、未放患者于平车中部躺好、未盖好盖被各扣3分，未铺暂空床扣3分	
			将平车紧靠床边，头端靠床头，轮闸制动	2		
			四人搬运方法正确，患者舒适无磕碰	6		
	运送患者	10	根据病情协助患者取合适体位	2	不合要求扣2分	
			整理患者床单元	2	未整理扣2分	
			打开车闸，推患者至指定地点	6	上、下坡时患者头在低处，推车时颠簸大，患者不适，不观察病情，患者不适不处理，运送方法不对各扣2分	

续表

项目	总分	技术操作要求	分值	扣分细则	扣分
综合评价	5	目的达到，患者满意	2	动作粗暴、不注意安全、推车时撞门或墙扣3分，动作不熟练扣2分	
		动作轻巧、稳重、准确，操作时间合适	3		
理论提问	20	回答流利、完整	20	根据标准答案给分	
总分	100				

年　　月　　日　　　　　　　　　　　　　　监考老师：

6. 口腔护理技术操作考核评分标准

_____级_____班　　　　　　　　　　姓名_____学号_____

项目	总分	技术操作要求	分值	扣分细则	扣分
准备	15	衣帽整洁，修剪指甲，洗手，戴手套	4	一项不合要求扣2分	
		做自我介绍	1	未介绍扣1分	
		核对床号、姓名，向患者解释口腔护理的目的、配合方法	2	不合要求扣2分	
		环境安排合理	1	不合要求扣1分	
		评估患者（病情、口腔情况、有无活动义齿、心理合作程度）	2	一项不合要求扣2分	
		患者取舒适体位（侧卧或头偏向一侧）	1	不合要求扣1分	
		根据病情备齐用物，用物放置合理	4	缺用物一件扣1分	
操作过程	50	颈下铺巾，弯盘放置合理	2	不合要求扣2分	
		润唇，漱口，观察口腔	6	少操作一项或顺序不正确扣2分	
		压舌板、开口器使用正确	2	不合要求每项扣2分	
		夹棉球方法正确	4	不合要求扣4分	
		棉球湿度适宜	4	棉球过湿或过干扣4分	
		擦洗顺序正确	10	顺序错误扣10分	
		擦洗方法正确	4	擦洗方法错误扣4分	
		清点棉球	2	未清点棉球扣2分	
		帮助患者漱口，拭去口角水渍，再次观察口腔，正确处理口腔疾病	8	一项不合要求扣2分	
		擦洗过程中随时询问患者感受	4	未操作扣4分	
		操作中不污染床单和患者衣服	4	不合要求扣2分	
操作后	5	患者卧位舒适，整理床单元，用物处理正确，洗手，记录	5	一项不合要求扣2分	
综合评价	10	动作轻柔、准确、节力	3	一项不合要求扣3分	
		患者口腔清洁、舒适、无异味	3	一项不合要求扣3分	
		与患者及时交流沟通	4	一项不合要求扣2分	
理论提问	20	回答流利、完整	20	根据标准答案给分	
总分	100				

　　年　　月　　日　　　　　　　　监考老师：

7. 头发的清洁护理技术操作考核评分标准

_____级_____班　　　　　　　　　　姓名_____学号_____

项目		总分	技术操作要求	分值	扣分细则	扣分
准备		15	衣帽整洁，修剪指甲，洗手，戴手套	4	一项不合要求扣2分	
			做自我介绍	1	未介绍扣1分	
			评估患者的病情及头发的卫生状况	4	口述错误每项扣2分	
			备物齐全，按顺序放置	4	用物准备缺一项扣1分	
			解释洗头的目的、方法、注意事项及配合要点	4	不合要求扣2分	
操作过程	洗发前	20	关好门窗，调控室温在22℃~26℃	2	不合要求扣2分	
			备齐用物携至患者床旁，核对患者信息并解释	4	一项不合要求扣2分	
			患者取仰卧位，上半身斜向床边，将衣领松开向内折，毛巾围于颈下，用别针别好	4	不合要求扣4分	
			将小橡胶单和浴巾铺于枕上，将枕垫于患者肩下；置马蹄形垫于患者后颈下；帮助患者颈部枕于马蹄形垫的突起处，头部置于水槽中；马蹄形垫的下端置于污水桶中	8	一项不合要求扣2分	
			用棉球塞住双耳孔道，用纱布盖住双眼	4	一项不合要求扣2分	
	洗发	20	松开头发，将水壶中的水倒入量杯中	2	操作一项不合要求扣2分	
			用量杯内的温水慢慢湿润头发，由发际至脑后反复揉搓，同时用指腹轻轻按摩头部	6		
			均匀涂洗发液，由发际至脑后反复揉搓，同时用指腹轻轻按摩头皮	6		
			一手抬起头部，另一手洗净脑后部头发，用温水冲洗头发，直至冲净	6		
	洗发后	15	解下颈部毛巾，擦去头发上的水分；取下眼部的纱布和耳部的棉球；用毛巾包好头部，擦干面部	4	操作一项不合要求扣2分	
			撤去马蹄形垫和大橡胶单	1		
			将枕从患者肩下移向床头，协助患者仰卧于床正中，枕于枕上	2		
			解下包头的毛巾，用浴巾擦干头发，用梳子梳理整齐，用电吹风吹干头发，整理成型	4		
			协助患者取舒适体位，整理床单元	2		
			整理用物，洗手，记录	2		
综合评价		10	操作时动作轻稳，正确运用节力原则	4	操作不熟练扣2分，每超过1分钟扣2分	
			患者头发清洁，感觉舒适，个人形象良好	2		
			护患观念强	2		
			操作时间不超过10分钟	2		
理论提问		20	回答流利、完整	20	根据标准答案给分	
总分		100				

年　　月　　日　　　　　　　　　　监考老师：

8. 床上擦浴技术操作考核评分标准

_____级_____班　　　　　　　　　　　　姓名_____学号_____

项目		总分	技术操作要求	分值	扣分细则	扣分
准备		15	衣帽整洁，修剪指甲，洗手，戴手套	4	一项不合要求扣2分	
			做自我介绍	1	未介绍扣1分	
			评估患者	2	未口述扣1分，口述错误扣1分	
			备物齐全，按顺序放置	4	缺用物一件扣1分，一项不合要求扣2分	
			患者准备，向患者解释注意事项及配合要点	2		
			环境准备，调节室温在24℃以上，关好门窗，拉上窗帘或使用屏风遮挡	2		
操作过程	擦浴前	10	备齐用物携至患者床旁，核对并询问患者	2	一项不合要求扣2分	
			按需要给予便器，关好门窗，用屏风遮挡患者	2		
			协助患者移近护士侧并取舒适卧位，保持身体平衡	2		
			根据病情放平床头及床尾支架，松开盖被，移至床尾；将浴毯盖于患者身上	2		
			面盆和浴皂放于床边椅上，倒入温水约2/3满	2		
	擦浴	40	脸部及颈部擦洗：浴巾围于颈部，将微湿的毛巾包在右手上，左手托住患者头部，为患者擦洗脸和颈部，眼部擦拭由内眦→外眦，脸部擦拭由额部→颊部→鼻翼→人中→下颌，颈部擦拭由耳部→下颏→颈部	8	皂液入眼扣2分	
			上肢、躯干擦洗：换水倒水，脱上衣（先近后远，先健侧后患侧）放于治疗车下层，擦洗部位下铺浴巾，浸湿毛巾，按向心方向擦洗近侧上肢→胸部→腹部，转至对侧擦洗对侧上肢，协助患者翻身，背对护士，擦浴部位下铺浴巾，擦洗后颈→背部→臀部；撤出浴巾为患者穿上清洁上衣（先远后近，先患侧后健侧）	10	擦拭顺序不正确扣2分，穿、脱衣服方法不正确扣5分	
			会阴擦洗：换水倒水，协助患者脱裤平卧，铺浴巾，置便盆于臀下，行会阴冲洗并擦净（自上而下、由外到内），撤出便盆及浴巾	8	冲洗顺序不正确扣2分	
			下肢擦洗：换水倒水，擦洗部位下铺浴巾，湿毛巾包于右手上，依次擦拭髋部→大腿→小腿，同法擦洗另侧下肢	10	一项不合要求扣2分	
			足部泡洗：一手托起患者的小腿，嘱患者屈膝，将足部轻轻放于盆内，确保足部已接触盆底；洗净擦干后，根据情况修剪指甲	4	不合要求扣4分	
	擦浴后	5	根据需要使用润肤品，协助患者穿好衣服，梳头	2	未操作扣2分	
			整理床单元，洗手，记录	3	不合要求扣3分	

续表

项目	总分	技术操作要求	分值	扣分细则	扣分
综合评价	10	患者感觉舒适，清洁	4	操作不熟练扣 2 分	
		动作轻巧、准确、操作时间适合	4	操作时间每超过 1 分钟扣 2 分	
		护患沟通有效，患者积极配合	2	不合要求扣 2 分	
理论提问	20	回答流利、完整	20	根据标准答案给分	
总分	100				

年　　月　　日　　　　　　　　　　监考老师：

9. 背部按摩技术操作考核评分标准

_____级_____班　　　　　　　　　　姓名_____学号_____

项目		总分	技术操作要求	分值	扣分细则	扣分
准备		15	衣帽整洁，修剪指甲，洗手，戴手套	4	一项不合要求扣2分	
			做自我介绍	1	未介绍扣1分	
			评估患者	4	没有口述扣1分，口述不正确扣1分	
			备物齐全，按顺序放置	4	用物准备缺一项扣1分	
			环境准备，安静整洁，患者有安全感	2	未评估环境扣2分	
操作过程	按摩前	15	备齐用物至床旁，核对、解释并请患者合作	4	未解释、查对各扣2分	
			关好门窗，调节室温至24℃，屏风遮挡，按需移床旁椅，使用床档者放下床档	6	一项不合要求扣2分	
			松开盖被，协助患者俯卧或侧卧，身体靠近床缘，使卧位舒适，注意保暖	5	一项不合要求扣2分	
	按摩	35	将浴巾的一部分铺于患者身下，暴露全背；观察易受压部位；将剩余部分的浴巾遮盖患者的背部	3	一项不合要求扣3分	
			盆内倒入50℃~52℃温水，用小毛巾依次擦净患者颈部、肩部、背部及臀部，擦洗两遍，用浴巾盖背部	6	一项不合要求扣4分	
			双手蘸按摩油，从患者臀部上方开始，沿脊柱两侧向上按摩，至肩部时手力稍轻，做环状动作转向下至腰部，进行全背按摩，反复3~5次，力度适宜，随时观察患者	5	按摩方法或部位错误扣5分，不合要求扣5分	
			双手拇指指腹蘸按摩油，由骶尾部沿脊柱向上按摩至第七颈椎处，反复2或3次	5	不合要求扣5分	
			受压局部按摩：用手掌大、小鱼际蘸按摩油，紧贴皮肤，按向心方向重点按摩易受压部位（颈部、肘部、髋部、骶尾部、足跟部），3~5分钟/次	10	不合要求扣5分	
	按摩后	5	撤去浴巾，协助患者穿上衣服，取舒适卧位，衬垫置于受压及身体空隙部位	3	一项不合要求扣1分	
			查对，整理床单元及用物，感谢患者合作	2	一项不合要求扣2分	
综合评价		10	动作轻稳，准确有力	2	一项不合要求扣2分	
			卧床患者床单元整洁、干燥、无皱褶，衣服平整	3	一项不合要求扣3分	
			患者舒适、身体位置稳定，操作省力，护患观念强	3	一项不合要求扣3分	
			操作时间10分钟	2	每超过1分钟扣1分	
理论提问		20	回答流利、完整	20	根据标准答案给分	
总分		100				

　年　　月　　日　　　　　　　　　　监考老师：

10. 无菌技术基本操作考核评分标准

_____级_____班　　　　　　　　　　　　姓名_____学号_____

项目		总分	技术操作要求	分值	扣分细则	扣分
准备		4	衣帽整洁，修剪指甲，洗手，戴手套	4	一项不合要求扣2分	
		2	环境清洁、干燥、宽敞	2	不合要求扣2分	
		4	备物齐全，放置合理	4	物品放置不合理扣4分	
操作过程	无菌持物钳的使用	10	查看名称、灭菌日期；打开容器盖方法正确；检查消毒液液面是否符合要求	3	一项不合要求扣1分	
			垂直闭合取、放无菌持物钳	2	不合要求扣2分	
			不触及容器口缘及液面以上容器内壁	2	污染扣2分	
			就近夹取无菌物品	1	不合要求扣1分	
			用后放回，打开轴节，盖好容器	2	不合要求扣2分	
	无菌容器的使用	10	查看名称、灭菌日期	1	未操作扣1分	
			开盖方法正确，放置正确	2	开盖错误扣2分，污染扣2分	
			取、放时不触及无菌容器边缘	1	不合要求扣1分	
			取放物品时不跨越无菌区	2	不合要求扣2分	
			用毕盖严，方法正确，无污染，取出物品不可再放回无菌容器内	4	一项不合要求扣2分	
	无菌包的使用	10	核对名称、灭菌时间；放于清洁、干燥、宽敞处	2	一项不合要求扣1分	
			开包解带，揭外、左、右、内角	2	解包错误或污染扣2分	
			取物用无菌持物钳，不跨越无菌区	2	跨越无菌区扣2分	
			按原折痕包内、左、右、外角	2	跨越无菌区扣2分	
			注明开包时间、签名，24小时内有效	2	未注明扣2分	
	铺无菌盘	10	盘面清洁干燥	1	未操作扣1分	
			取、用无菌巾方法正确，无污染	4	污染扣2分，方法错误扣2分	
			扇形折叠，无菌面向上，无污染	1	未按要求扣1分	
			无菌物品放置合理，不跨越无菌区；边缘折叠整齐，无污染，4小时内有效	4	一项不合要求扣2分	
	取用无菌溶液	10	核对标签，检查液体质量（口述）	2	一项不合要求扣1分	
			开瓶正确	1	不合要求扣1分	
			冲洗瓶口	1	不合要求扣1分	
			倒液方法正确，无污染	2	不合要求扣2	
			盖瓶塞方法正确，消毒规范	2	不合要求扣2分	
			注明开瓶日期和时间，24小时内有效	2	不合要求扣2分	
	戴无菌手套	10	选择合适的手套，检查包装、有效期	2	一项不合要求扣1分	
			打开包装，取手套方法正确，无污染	2	不合要求扣2分	
			戴手套方法正确，无污染	4	不合要求扣4分	
			脱手套方法正确，无污染	2	不合要求扣2分	

续表

项目	总分	技术操作要求	分值	扣分细则	扣分
操作后	5	清理用物，整理环境	5	不合要求扣5分	
综合评价	5	操作熟练准确、轻巧、符合程序，无菌观念强，操作过程无污染	5	一项不合要求扣3分	
理论提问	20	回答流利、完整	20	根据标准答案给分	
总分	100				

年　　月　　日　　　　　　　　　　监考老师：

11. 穿脱隔离衣技术操作考核评分标准

_____级_____班　　　　　　　　姓名_____学号_____

项目	总分	技术操作要求	分值	扣分细则	扣分
准备	15	衣帽整洁，修剪指甲，洗手，戴手套，取下手表，卷袖过肘，洗手	10	一项不合要求扣4分	
		备齐用物，评估隔离种类，检查隔离衣	5	一项不合要求扣2分	
操作过程	穿隔离衣 30	手持衣领，取下隔离衣	4	不合要求扣4分	
		穿袖方法正确，无污染	8	一项不合要求扣2分	
		系领带无污染	4	袖口碰及帽、脸扣4分	
		系袖带方法正确，无污染	6	方法错误扣2分，污染一处扣2分	
		后襟对齐，折叠方法正确，无污染	6	衣襟不整齐扣2分，污染扣4分	
		系腰带符合要求	2	不合要求扣4分	
	脱隔离衣 30	解腰带，打活结	2	不合要求扣2分	
		解袖带符合要求	4	不合要求扣4分	
		塞袖符合要求	8	塞袖不规范扣4分，污染扣4分	
		刷手符合要求（范围、方法、时间）	6	一项不合要求扣2分	
		解领带时不触及帽子、颈、面部、衣领	2	污染一处扣2分	
		脱袖方法正确，无污染	6	方法错误扣3分，污染扣3分	
		隔离衣对齐、挂好	2	不合要求扣2分	
综合评价	5	操作熟练、符合程序、无污染	3	不合要求扣3分	
		全过程不超过5分钟（包括刷手2分钟）	2	超时1分钟扣1分	
理论提问	20	回答流利、完整	20	根据标准答案给分	
总分	100				

年　　月　　日　　　　　　　　　　监考老师：

12. 体温、脉搏、呼吸测量技术操作考核评分标准

_____级_____班　　　　　　　　　　　　　姓名_____学号_____

项目		总分	技术操作要求	分值	扣分细则	扣分
准备		20	衣帽整洁，修剪指甲，洗手，戴手套	4	缺少一项扣2分	
			做自我介绍	1	未作介绍扣1分	
			核对床号、姓名，向患者解释操作的目的、配合方法	2	不合要求扣2分	
			环境安排合理	1	不合要求扣1分	
			评估患者（病情、治疗情况、意识状态、测量部位皮肤完整性、合作程度、情绪及运动情况）	6	少评估一项扣2分	
			协助患者取舒适体位	2	未操作扣2分	
			备齐用物（清点、检查体温计并擦干），放置合理	4	用物缺一件扣1分	
操作过程	体温测量	20	体温计放置方法、部位正确（口温表、腋温表、肛温表）	6	一项不合要求扣2分	
			测量时间正确，读表正确（手不触及水银端），体温计用毕放置正确	14	一项不合要求扣4分	
	脉搏测量	20	测量方法、部位正确	8	一项不合要求扣4分	
			测量时间正确（30秒），测量结果正确（误差<4次/分）	12	一项不合要求扣4分	
	呼吸测量	10	测量方法正确，测量时间正确（30秒），测量结果正确（误差<2次/分）	10	一项不合要求扣4分	
操作后		5	患者卧位舒适，整理床单元，用物处理正确（体温计清点、消毒等），洗手，做记录	5	一项不合要求扣2分	
综合评价		5	动作轻稳，测量准确，患者安全、舒适，操作过程中随时了解患者的感受	5	一项不合要求扣1分	
理论提问		20	回答流利、完整	20	根据标准答案给分	
总分		100				

年　　月　　日　　　　　　　　　　　　　　　监考老师：

13. 血压测量技术操作考核评分标准

_____级_____班　　　　　　　　　　　　姓名_____学号_____

项目	总分	技术操作要求	分值	扣分细则	扣分
准备	25	衣帽整洁	2	着装不整洁扣2分	
		洗手，戴手套	4	缺少任何一项扣4分	
		做自我介绍	1	未介绍扣1分	
		核对床号、姓名，向患者解释操作的目的、配合方法	4	未核对扣1分，未解释扣1分，语言、态度不当扣2分	
		环境安静	1	不合要求扣1分	
		评估患者（病情、治疗情况、体位、测量部位皮肤完整性、基础血压、情绪及运动情况等）	8	少评估一项扣1分	
		患者取坐位或卧位	2	不合要求扣2分	
		备齐用物（检查血压计）	3	缺用物一件扣1分	
操作过程	45	患者卷袖，肘部伸直；被测肢体与心脏处于同一水平；血压计放置合理；打开水银开关，水银柱读数为"0"；驱出袖带内空气	15	一项不合要求扣3分	
		袖带位置正确	4	不合要求扣4分	
		袖带平整	2	不合要求扣2分	
		袖带松紧合适	4	过松或过紧均扣2分	
		听诊器位置放置、使用方法正确	8	未用手指触及肱动脉搏动扣3分	
		注气平稳	2	不合要求扣2分	
		测量结果正确，误差不超过4 mmHg	8	误差超过6 mmHg扣5分，超过10 mmHg扣8分	
		放气平稳	2	不合要求扣2分	
操作后	5	取下袖带帮助患者整理衣袖	1	未整理扣1分	
		整理血压计，正确关闭和放置	2	未关闭或关闭方法错误扣2分	
		洗手，记录正确	2	一项未操作扣1分	
综合评价	5	动作轻稳、测量准确，时间不超过10分钟；患者安全、舒适；操作中与患者及时交流沟通	5	一项不合要求扣5分	
理论提问	20	回答流利、完整	20	根据标准答案给分	
总分	100				

　　年　　月　　日　　　　　　　　　　　　监考老师：

14. 使用冰袋技术操作考核评分标准

_____级_____班　　　　　　　　姓名_____学号_____

项目		总分	技术操作要求	分值	扣分细则	扣分
准备		15	衣帽整洁，修剪指甲，洗手，戴手套	4	一项不合要求扣1分	
			评估患者	5	不合要求扣5分	
			备物齐全，性能良好	4	缺用物一件扣1分	
			环境准备，室内无对流风直吹患者	2	未评估环境扣2分	
操作过程	准备冰袋	15	洗手，将用物准备齐全	4	不合要求扣2分	
			将冰块放入帆布袋内，用木槌敲成核桃大小，放入盆中用冷水冲去棱角	4	不合要求扣4分	
			用勺将冰块装入冰袋至1/2~2/3满，排气后扎紧袋口，擦干冰袋外壁水迹	4	每项操作不正确扣2分	
			倒提冰袋，检查无漏水后装入布套内备用	3	不合要求扣3分	
	使用冰袋	25	携冰袋至患者床旁，再次核对患者，向患者及其家属解释冷疗的目的和方法	5	不合要求扣5分	
			将冰袋放至所需部位	10	一项不合要求扣2分	
			冷敷30分钟后，撤掉冰袋，协助患者取舒适体位，整理床单元	10	一项不合要求扣2分	
	使用冰袋后	15	倒空冰袋内的水，倒挂，通风阴凉处晾干；冰袋、布套清洁后晾干备用	8	一项不合要求扣2分	
			整理用物，清洁后放于原处备用	5	不合要求扣5分	
			洗手，记录	2	未洗手、记录扣2分	
综合评价		10	操作方法正确	4	不合要求扣4分	
			爱伤观念强	3	不合要求扣3分	
			时间不超过30分钟	3	每超过1分钟扣2分	
理论提问		20	回答流利、完整	20	根据标准答案给分	
总分		100				

年　　月　　日　　　　　　　　　　　　监考老师：

15. 使用冰帽技术操作考核评分标准

_____级_____班　　　　　　　　　　　　　姓名_____学号_____

项目		总分	技术操作要求	分值	扣分细则	扣分
准备		15	衣帽整洁，修剪指甲，洗手，戴手套	4	一项不合要求扣1分	
			备物齐全，性能良好	4	缺用物一件扣1分	
			环境准备，室内无对流风直吹患者	2	为评估环境扣2分	
			患者理解合作	5	不合要求扣5分	
操作过程	准备冰帽	20	洗手，将用物准备齐全	4	一项不合要求扣2分	
			将冰块放入帆布袋内，用木槌敲成核桃大小，放入盆中用冷水冲去棱角	10	一项不合要求扣2分	
			用勺将冰块装入冰帽内，擦干冰帽外壁水迹	6	一项不合要求扣3分	
	戴冰帽	30	携冰帽至患者床旁，再次核对患者，向患者及其家属解释冷疗的目的和方法	10	每项操作方法不正确扣2分	
			保护患者，戴冰帽的患者后颈和双耳用海绵垫保护	8	一项不合要求扣4分	
			戴上冰帽，将冰帽的引水管置于水桶中，注意水流情况	6	一项不合要求扣3分	
			观察患者的体温、局部皮肤情况、全身性反应及病情变化并记录	6	一项不合要求扣2分	
	使用冰帽后	5	整理用物	3	不合要求扣3分	
			洗手，记录	2	不合要求扣2分	
综合评价		10	操作方法正确	4	不合要求扣4分	
			爱伤观念强	3	不合要求扣3分	
			时间不超过30分钟	3	每超过1分钟扣2分	
理论提问		20	回答流利、完整	20	根据标准答案给分	
总分		100				

　　　年　　月　　日　　　　　　　　　　监考老师：

16. 使用热水袋技术操作考核评分标准

_____级_____班　　　　　　　　　　　姓名_____学号_____

项目		总分	技术操作要求	分值	扣分细则	扣分
准备		20	衣帽整洁，修剪指甲，洗手，戴手套	4	一项不合要求扣1分	
			评估患者	8	没有口述扣1分，口述不正确每项扣1分	
			备物齐全，性能良好	4	用物准备缺一项扣1分	
			环境准备，室内无对流风直吹患者	4	未评估环境扣2分	
操作过程	准备热水袋	20	准备1000~1500 ml热水，水温60℃~70℃	8	一项不合要求扣4分	
			放平热水袋；去掉塞子；一手持热水袋袋口边缘，另一手灌入热水至热水袋1/2~2/3满	6	每项操作不正确扣2分	
			将热水袋逐渐放平，见热水达到袋口，即排尽袋内空气，旋紧塞子	4	不合要求扣4分	
			擦干热水袋外壁水迹，倒提热水袋，检查无漏水后装入布套内备用	2	未操作扣2分	
	使用热水袋	15	携热水袋至患者床旁，再次核对患者，做好解释工作，将热水袋放置所需位置（热疗不超过30分钟）	9	未核对解释扣3分	
			撤掉热水袋，协助患者躺卧舒适；整理床单元	6	一项不合要求扣3分	
	使用热水袋后	15	将热水倒空，倒挂、晾干后吹风，旋紧塞子；热水袋、布套洗净晾干后备用	12	一项不合要求扣3分	
			洗手，记录	3	不合要求扣3分	
综合评价		10	达到热疗的目的，患者感觉舒适、安全	3	不合要求扣3分	
			操作方法正确	3	操作不正确扣3分	
			护患观念强	2	护患观念强不强扣1分	
			操作时间不超过30分钟	2	每超过1分钟扣1分	
理论提问		20	回答流利、完整	20	根据标准答案给分	
总分		100				

年　　月　　日　　　　　　　　　　　监考老师：

17. 鼻饲法技术操作考核评分标准

_____级_____班　　　　　　　　　　　姓名_____学号_____

项目	总分	技术操作要求	分值	扣分细则	扣分
准备	15	衣帽整洁，修剪指甲，洗手，戴手套	4	缺少任何一项扣2分	
		核对患者床号、姓名，向患者解释操作的目的、配合方法	2	不合要求扣2分	
		做自我介绍	1	未介绍扣1分	
		评估患者（病情、意识状态、鼻腔状况、心理）	2	不合要求扣2分	
		备物齐全，按顺序放置	4	缺用物一件扣1分	
		环境准备（安静、整洁、安全）	1	不合要求扣1分	
		患者卧位正确、舒适	1	不合要求扣1分	
操作过程	50	开包，颌下铺治疗巾，清洁鼻腔	2	不合要求扣2分	
		测量插管长度，标记，润滑胃管前端	4	长度测量不正确扣4分	
		插胃管	5	不合要求扣5分	
		胃管插入胃内长度适宜	5	插管过深或过浅扣5分	
		正确处理插管中出现的情况（口述）	4	回答错误扣4分	
		确定胃管在胃内（口述三种可选一种）	6	一项不合要求扣2分	
		固定胃管	2	不合要求扣2分	
		管饲前抽吸见胃液，管饲前后用少量温开水冲净胃管	6	管饲前未试抽扣4分，未冲胃管扣2分	
		管饲时食物量合适、温度适宜	2	不合要求扣2分	
		胃管末端反折，纱布包好，夹紧	5	不合要求扣5分	
		拔管方法正确	3	方法错误扣3分	
		操作过程中随时观察并询问患者感受	6	未操作扣6分	
操作后	5	患者床单元整洁，清理用物，洗手，记录	5	一项不合要求扣2分	
综合评价	10	患者感觉良好，动作轻巧稳重、准确、安全，与患者及时交流沟通	10	一项不合要求扣2分	
理论提问	20	回答流利、完整	20	根据标准答案给分	
总分	100				

年　　月　　日　　　　　　　　　　　　监考老师：

18. 大量不保留灌肠技术操作考核评分标准

_____级_____班　　　　　　　　　　姓名_____学号_____

项目	总分	技术操作要求	分值	扣分细则	扣分
准备	15	衣帽整洁，修剪指甲，洗手，戴手套	4	缺少任何一项扣2分	
		核对患者床号、姓名，向患者解释操作目的、配合方法	2	未核对扣1分，语言、态度不当扣1分	
		做自我介绍	1	未介绍扣1分	
		评估患者（排便状态、心理合作程度）	1	不合要求扣1分	
		备物齐全，按顺序放置	4	用物缺少一件扣1分	
		根据医嘱备灌肠溶液，液温适宜	1	不合要求扣1分	
		环境准备（关门窗、屏风遮挡、室温适宜）	1	不合要求扣1分	
		安置体位正确	1	不合要求扣1分	
操作过程	50	铺橡胶单、治疗巾	4	一项不合要求扣2分	
		挂灌肠筒	4	高度错误扣4分	
		润滑肛管	2	未润滑扣2分	
		排尽管内气体	3	不合要求扣3分	
		插管动作轻，手法正确，深度适宜	10	患者反应强烈扣4分，插入深度不正确扣6分	
		固定肛管（无脱出，无漏液）	2	不合要求扣2分	
		观察液体流入情况（口述液体不畅时的处理方法）	5	未观察或口述错误扣5分	
		观察患者反应（口述患者出现腹胀、便意时的处理方法）	4	未观察或口述错误扣4分	
		拔管方法正确（夹管或折叠后拔出，无回流）	4	方法错误扣4分	
		正确向患者交代注意事项	6	未交代扣6分	
		操作过程中随时了解患者的感受	6	未操作扣6分	
操作后	5	协助排便，观察大便性状，整理床单元，开门窗，清理用物，洗手，记录	5	一项不合要求扣2分	
综合评价	10	患者有安全感，达到预期护理效果，无不良反应	2	不合要求扣2分	
		动作轻稳、准确、熟练、节力	4	不合要求扣4分	
		与患者及时交流沟通	4	不合要求扣4分	
理论提问	20	回答流利、完整	20	根据标准答案给分	
总分	100				

　年　　月　　日　　　　　　　　　　　　　监考老师：

19. 小量不保留灌肠技术操作考核评分标准

_____级_____班　　　　　　　　　　　　姓名_____学号_____

项目		总分	技术操作要求	分值	扣分细则	扣分
准备		15	衣帽整洁，修剪指甲，洗手，戴手套	4	一项不合要求扣2分	
			评估患者	2	不合要求扣2分	
			备物齐全，按顺序放置	4	缺用物一件扣1分	
			患者了解灌肠的目的、过程和准备事项，并配合操作，灌肠前协助患者排尿	3	不合要求扣3分	
			酌情关好门窗，用屏风遮挡患者；保持合适的室温，光线充足或有足够的照明设施	2	不合要求扣2分	
操作过程	灌肠前	20	将备好物品的治疗车推至床旁；问好，嘱患者排大、小便，核对，解释；关闭门窗，屏风遮挡	4	未查对、解释扣2分，未嘱患者排便1分	
			协助患者取左侧卧位，双膝屈曲，脱裤至膝部，臀部移至床沿	6	卧位不正确扣3分	
			将橡胶单和治疗巾垫于臀下，放置弯盘于臀旁	4	不合要求扣4分	
			戴手套，将弯盘置于臀边，用注洗器抽吸灌肠液，连接肛管，润滑肛管前端，排气夹管	6	一项不合要求扣2分	
	灌肠	30	左手垫卫生纸分开臀裂，暴露肛门口，嘱患者深呼吸，右手将肛管轻轻插入直肠7~10 cm，固定肛管	10	插入深度不正确扣5分	
			松开止血钳，缓缓注入溶液。注毕夹管，取下注洗器再次吸取溶液，松夹后再行灌注。如此反复直至灌肠溶液全部注入完毕	10	一项不合要求扣3分	
			血管钳夹毕肛管尾端或反折肛管尾端，用卫生纸包住肛管轻轻拔出，放入弯盘内，擦净肛门	10	不合要求扣5分	
	灌肠后	5	取下手套，协助患者取舒适卧位，嘱其尽量保留溶液10~20分钟后再排便	2	不合要求扣2分	
			整理用物，协助患者穿衣裤，整理床单元，开窗通风	2	一项不合要求扣1分	
			洗手，记录	1	未洗手、记录扣1分	
综合评价		10	无肠黏膜损伤，达到治疗目的	4	操作不熟练扣4分	
			动作轻巧、稳重、准确，操作时间合适	3	不合要求扣3分	
			护患沟通有效，患者积极配合	3	不合要求扣3分	
理论提问		20	回答流利、完整	20	根据标准答案给分	
总分		100				

　　年　　月　　日　　　　　　　　　　监考老师：

20. 保留灌肠技术操作考核评分标准

_____级_____班　　　　　　　　　　　　姓名_____学号_____

项目		总分	技术操作要求	分值	扣分细则	扣分
准备		15	衣帽整洁，修剪指甲，洗手，戴手套	4	一项不合要求扣2分	
			评估患者	2	不合要求扣2分	
			备物齐全，按顺序放置	4	缺用物一件扣1分	
			患者了解灌肠的目的、过程和准备事项，并配合操作，灌肠前协助患者排尿	3	不合要求扣3分	
			酌情关好门窗，用屏风遮挡患者；保持合适的室温，光线充足或有足够的照明	2	不合要求扣2分	
操作过程	灌肠前	10	根据患者病情选择不同的卧位	2	选择卧位不正确扣2分	
			抬高臀部，垫小垫巾、橡胶单和治疗巾于臀下，使臀部抬高10 cm	4	未抬高臀部扣2分，抬高过高或过低均扣2分	
			盖好被子，暴露臀部	2	暴露患者过多扣2分	
			戴手套	2	未戴手套扣2分	
	灌肠	30	润滑肛管前端，排气后轻轻插入肛门15～20 cm	10	未肛管排气扣4分，插入深度不正确扣6分	
			缓慢注入灌肠液	10	不合要求酌情扣分	
			药液注入完毕，再注入温开水5～10 ml，抬高肛管尾端，使管内溶液全部注入	10	一项不合要求扣5分	
	灌肠后	15	拔出肛管，擦净肛门，取下手套	3	不合要求扣3分	
			协助患者取舒适卧位	3	不合要求扣3分	
			整理床单元，清理用物	4	一项不合要求扣2分	
			洗手，记录灌肠时间、灌肠液的名称、量，患者的反应	5	一项不合要求扣2分	
综合评价		10	肠黏膜无损伤，达到治疗目的	4	操作不熟练扣4分	
			动作轻巧、稳重、准确，操作时间合适	3	不合要求扣3分	
			护患沟通有效，患者积极配合	3	不合要求扣3分	
理论提问		20	回答流利、完整	20	根据标准答案给分	
总分		100				

　年　　月　　日　　　　　　　　　　　　监考老师：

21. 女性患者导尿技术操作考核评分标准

_____级_____班　　　　　　　　　　　　　　姓名_____学号_____

项目	总分	技术操作要求	分值	扣分细则	扣分
准备	20	衣帽整洁，修剪指甲，洗手，戴手套	4	缺少任何一项扣2分	
		核对患者床号、姓名，向患者解释操作的目的，取得患者配合	2	未核对扣1分，未解释扣1分，语言、态度不当扣1分	
		做自我介绍	1	未介绍扣1分	
		评估患者（会阴部、排尿状况、心理合作程度）	2	评估少一项扣1分	
		备物齐全，按顺序放置	4	缺用物一件扣1分	
		关闭门窗，屏风遮挡，室温适宜	1	不合要求扣1分	
		体位适宜，铺橡胶单、治疗巾，必要时协助患者清洁外阴	6	一项不合要求扣2分	
操作过程	40	排列用物，倒消毒液	2	未倒消毒液扣2分	
		戴手套或指套	1	不合要求扣1分	
		初步消毒外阴（顺序正确）	3	顺序错扣3分	
		打开导尿包，倒消毒液	3	未倒消毒液扣1分，开包污染扣2分	
		戴无菌手套，铺孔巾	4	未铺孔巾扣2分，戴手套污染扣2分	
		摆放用物，润滑导尿管前端	3	不合要求扣3分	
		消毒阴唇、尿道口方法正确（一手分开固定，另一手消毒）	6	一项不合要求扣2分	
		更换血管钳后插管（插入4～6 cm，见尿液再进1～2 cm）	8	一项不合要求扣2分	
		引流尿液，留取尿标本	3	不合要求扣3分	
		拔管方法正确	3	不合要求扣3分	
		随时观察并了解患者感受	4	不合要求扣4分	
操作后	10	协助患者穿好裤子	2	不合要求扣2分	
		整理床单元，清理用物	4	不合要求扣2分	
		标本送检	2	不合要求扣2分	
		洗手，记录	2	不合要求扣2分	
综合评价	10	操作熟练正确，注意节力原则	2	一项不合要求扣2分	
		贯彻无菌操作原则	6	一项不合要求扣3分	
		与患者及时交流沟通	2	不合要求扣2分	
理论提问	20	回答流利、完整	20	根据标准答案给分	
总分	100				

年　　月　　日　　　　　　　　　　　　　　　　监考老师：

22. 女性患者留置导尿技术操作考核评分标准

_____级_____班　　　　　　　　　　姓名_____学号_____

项目		总分	技术操作要求	分值	扣分细则	扣分
准备		15	衣帽整洁，修剪指甲，洗手，戴手套	4	一项不合要求扣2分	
			备物齐全，按顺序放置	4	缺用物一件扣1分	
			评估患者并取得合作	4	不合要求扣2分	
			环境准备	3	不合要求扣3分	
操作过程	导尿前	10	核对医嘱，备好用物；用注射器抽取10 ml 0.9%氯化钠注射液备用	2	不合要求扣2分	
			携用物至床旁，核对患者信息，解释，关闭门窗，用屏风遮挡，请无关人员回避	6	一项不合要求扣2分	
			协助患者取屈膝仰卧位	2	不合要求扣2分	
	导尿	35	清洗外阴，初步消毒外阴，方法顺序正确	10	消毒擦洗顺序不合要求、手法不对各扣2分，一处污染扣4分	
			打开导尿包，按无菌操作技术将一次性导尿管、集尿袋、另一支注射器置入包中；倒消毒溶液；戴无菌手套，铺孔巾；用注射器测试导尿管是否通畅及气囊部是否漏气；用浸有液状石蜡的棉球润滑导尿管前端	10	一项不合要求扣2分	
			再次消毒外阴，并以左手固定小阴唇	5	消毒顺序不合要求扣3分，消毒后未固定好扣2分	
			将有导尿管的无菌弯盘移近孔巾口旁，嘱患者张口呼吸的同时用血管钳夹导尿管轻轻插入尿道4~6 cm，见尿液流出再插入7~10 cm，夹闭导尿管末端	5	导尿管碰及外阴扣2分，误入阴道扣2分，插入过深或过浅扣1分	
			连接注射器，根据导管上注明的气囊容积向气囊内注入等量的0.9%氯化钠注射液，轻拉导尿管有阻力感，即可证实导尿管固定于膀胱内；撤孔巾；将导尿管与集尿袋连接起来，用安全别针和橡皮圈将引流管固定于床单上，集尿袋妥善地固定在低于膀胱的高度，开放导尿管	5	固定不妥、未交代注意事项扣5分	
	导尿后	10	整理床单元，交代注意事项	3	不合要求扣3分	
			确认患者无其他需要			
			洗手后记录留置导尿管的日期、时间	2	未记录扣2分	
			拔管	2	拔管方法不正确扣2分	
			整理床单元，洗手，记录	3	未整理患者及床单元扣1分，未处理拔管后的物品扣2分	

续表

项目	总分	技术操作要求	分值	扣分细则	扣分
综合评价	10	操作熟练，动作轻柔，步骤正确	3	一项不合要求扣1分	
		无菌观念强	3	无菌观念不强扣3分	
		护患观念强	2	不合要求扣2分	
		操作时间合适，约15分钟	2	每超时1分钟扣1分	
理论提问	20	回答流利、完整	20	根据标准答案给分	
总分	100				

年　　月　　日　　　　　　　　　　　　　　监考老师：

23. 男性患者导尿技术操作考核评分标准

_____级_____班　　　　　　　　　　　　　姓名_____学号_____

项目	总分	技术操作要求	分值	扣分细则	扣分
准备	15	衣帽整洁，修剪指甲，洗手，戴手套	4	缺少任何一项扣2分	
		核对患者床号、姓名，向患者解释操作的目的，取得患者配合	2	未核对各扣1分，未解释扣1分，语言、态度不当扣1分	
		评估患者	2	不合要求扣2分	
		备物齐全，按顺序放置	2	缺用物一件扣1分	
		检查无菌物品在有效期内	2	未操作扣1分	
		环境整洁，关门窗，屏风遮挡，室温适宜	1	不合要求扣1分	
		体位适宜，铺治疗巾、浴巾，协助患者清洁外阴	2	一项不合要求扣2分	
操作过程	45	排列用物，倒消毒液	3	未倒消毒液3分	
		戴手套或指套	2	不合要求扣2分	
		初步消毒外阴（顺序正确）	6	未用纱布扣3分，顺序错一步扣3分	
		开导尿包，倒消毒液	4	不合要求扣4分	
		戴无菌手套，铺孔巾	4	未铺孔巾扣2分，戴手套污染扣2分	
		排列用物，润滑导尿管前端	4	污染一次扣2分	
		消毒尿道口、龟头及冠状沟方法正确	6	消毒完后松手扣2分，消毒顺序错一步扣4分	
		更换血管钳后插管（插入20~22 cm，见尿液后再插入1~2 cm）	8	未更换血管钳扣3分，未使阴茎与腹部成60°扣3分，未用纱布扣3分，深度错误扣2分	
		引流尿液，留取尿标本	2	不合要求扣2分	
		拔管方法正确	2	不合要求扣2分	
		操作过程中随时观察了解患者感受	4	不合要求扣4分	
操作后	10	协助患者穿裤	3	不合要求扣2分	
		整理床单元，清理用物	2	不合要求扣2分	
		标本送检	2	不合要求扣2分	
		洗手，记录	3	不合要求扣2分	
综合评价	10	操作熟练正确，注意节力原则	2	不合要求扣2分	
		贯彻无菌操作原则	6	不合要求扣6分	
		与患者及时交流沟通	2	不合要求扣2分	
理论提问	20	回答流利、完整	20	根据标准答案给分	
总分	100				

年　　月　　日　　　　　　　　　　　　　　监考老师：

24. 男性患者留置导尿技术操作考核评分标准

_____级_____班　　　　　　　　　　姓名_____学号_____

项目		总分	技术操作要求	分值	扣分细则	扣分
准备		15	衣帽整洁，修剪指甲，洗手，戴手套	4	一项不合要求扣2分	
			评估患者	2	不合要求扣2分	
			备物齐全，按顺序放置	4	缺用物一件扣1分	
			患者已做准备并理解合作	4	未操作扣2分	
			环境准备	1	不合要求扣1分	
操作过程	导尿前	10	核对医嘱，备好用物，用注射器抽取15～20 ml 0.9%氯化钠注射液备用	3	不合要求扣3分	
			携用物至床旁，核对患者信息，解释，关闭门窗，遮挡屏风，请无关人员回避	3	不合要求扣1分	
			安置体位，患者取屈膝仰卧位，两腿略外展，露出外阴	4	不合要求扣4分	
	导尿	30	清洗外阴，初步消毒外阴，方法正确	8	一项不合要求扣2分	
			打开导尿包，戴手套，整理用物，检查导尿管并润滑前端	8	戴手套方法不对扣4分，未润滑导尿管扣4分	
			再次消毒外阴	4	不合要求扣4分	
			嘱患者张口呼吸，右手用止血钳夹持导尿管插入尿道至耻骨前弯时，提起阴茎使之与腹壁成60°，插入20～22 cm，见尿液流出再插入7～10 cm，夹闭导尿管末端	5	导尿管碰及外阴扣2分，插入过深或过浅扣3分	
			用注射器向气囊内注入适量0.9%氯化钠注射液后，连接并固定集尿袋	5	固定不妥、未交代注意事项扣5分	
	导尿后	15	整理床单元，交代注意事项，确认患者无其他需要后离开	3	不合要求扣3分	
			洗手后记录留置导尿管的日期、时间	4	未记录扣4分	
			拔管	5	拔管方法不正确扣5分	
			协助患者穿裤子，协助患者取舒适体位，洗手，记录	3	一项不合要求扣1分	
综合评价		10	操作熟练，动作轻柔，步骤正确	3	不合要求扣3分	
			无菌观念强	3	无菌观念不强扣3分	
			护患观念强	2	不合要求扣2分	
			操作时间合适，约15分钟	2	每超时1分钟扣1分	
理论提问		20	回答流利、完整	20	根据标准答案给分	
总分		100				

　　年　　月　　日　　　　　　　　　　监考老师：

25. 药液抽吸技术操作考核评分标准

_____级_____班　　　　　　　　　　　姓名_____学号_____

项目		总分	技术操作要求	分值	扣分细则	扣分
准备		15	衣帽整洁，修剪指甲，洗手，戴手套，查对药物	4	一项不合要求扣2分	
			评估患者	2	一项不合要求扣2分	
			备物齐全，按顺序放置	4	缺用物一件扣1分	
			评估患者并取得合作	4	不合要求扣2分	
			环境整洁、安静、光线适宜	1	不合要求扣1分	
操作过程	抽吸前	10	核对医嘱，检查药品	10	未核对医嘱扣5分；未检查药名、药质及有效期扣5分	
	自安瓿内吸药法	16	将安瓿尖端药液弹至体部，用砂轮在安瓿颈部划一锯痕，消毒安瓿颈部，用小纱布按住颈部，折断安瓿	8	未弹药液、消毒不正确各扣4分，掰安瓿不正确、安瓿破损扣2分，未检查注射器包装是否漏气、是否在有效期内扣2分	
			注射器针尖斜面向下，伸入安瓿内的液面下，抽动活塞进行吸药	8	抽取药液方法不正确扣4分，抽吸药液量不准、药液浪费扣4分	
	自密封瓶内吸药法	14	除去铝盖中心部分，消毒瓶塞，待干后往瓶内注入与所需药液等量的空气	8	消毒不合格扣4分，未平衡压力扣2分，抽取药液方法不正确扣2分	
			倒转药瓶及注射器，使针尖在液面下，吸取所需药量，再以示指固定针栓，拔出针头	6	抽吸药液量不准、药液浪费扣3分，拔出针头时未固定针栓扣3分	
	抽吸后	15	排尽空气，将针尖朝上，轻拉活塞使针头中的药液流入注射器内，稍推活塞，排出气体	8	药液流下污染针头扣4分，浪费药液扣2分，气体未排净扣2分	
			将安瓿或密封瓶套在针头上，再次核对后放于无菌巾或无菌棉垫中备用	4	套针帽时针头污染扣2分，未放入无菌巾内扣2分	
			洗手，在注射器上贴上标签并注明	3	未洗手、贴标签各扣1分	
综合评价		10	操作熟练、无污染，动作轻柔，步骤正确	5	一项不合要求扣2分	
			药液抽吸准确、安全	5	不合要求扣2分	
理论提问		20	回答流利、完整	20	根据标准答案给分	
总分		100				

年　　月　　日　　　　　　　　　　　　　　　　监考老师：

26. 青霉素过敏试验技术操作考核评分标准

_____级_____班　　　　　　　　　　　　　　　姓名_____学号_____

项目		总分	技术操作要求	分值	扣分细则	扣分
准备		15	衣帽整洁，修剪指甲，洗手，戴手套	4	一项不合要求扣2分	
			核对患者床号、姓名，向患者解释	2	一项不合要求扣1分	
			评估患者	4	未问过敏史扣3分	
			备物齐全，按顺序放置	3	缺用物一件扣1分	
			根据医嘱备药物	1	不合要求扣1分	
			环境整洁，安静、安全	1	不合要求扣1分	
操作过程	配制皮试液	25	核对药物；开瓶，常规消毒瓶盖	4	一项不合要求扣2分	
			抽吸0.9%氯化钠注射液，溶解药物	4	剂量错误扣4分	
			配制青霉素皮试液剂量正确（每次必须混匀，抽3推2）	8	不混匀每次扣3分，剂量错误扣4分	
			再次核对	2	未核对扣2分	
			贴皮试液标志	3	未操作扣3分	
			操作过程中无污染	4	有一次污染扣2分	
	皮内注射	20	正确选择注射部位	2	不合要求扣2分	
			消毒皮肤，范围、方法正确	3	用安尔碘或碘酊消毒扣3分	
			排气，固定针头，不浪费药液	2	不合要求扣2分	
			再次核对，绷紧皮肤，持针正确	2	不合要求扣2分	
			进针角度、深度合适	4	不合要求扣4分	
			注射剂量准确，皮丘符合要求	4	不合要求扣4分	
			操作过程中随时了解患者的情况	3	不合要求扣3分	
操作后		10	向患者交代注意事项	2	不合要求扣2分	
			整理床单元	2	不合要求扣2分	
			准确判断皮试结果，记录	4	不合要求扣2分	
			清理用物，洗手	2	不合要求扣2分	
综合评价		10	患者安全，无不良反应	2	不合要求扣2分	
			动作轻巧、准确、稳重	2	一项不合要求扣2分	
			药液配制的浓度准确	4	一项不合要求扣2分	
			治疗性沟通有效	2	一项不合要求扣2分	
理论提问		20	回答流利、完整	20	根据标准答案给分	
总分		100				

　　年　　月　　日　　　　　　　　　　　　　　　　监考老师：

27. 肌内（皮下）注射技术操作考核评分标准

_____级_____班　　　　　　　　　　姓名_____学号_____

项目		总分	技术操作要求	分值	扣分细则	扣分
准备		15	衣帽整洁，修剪指甲，洗手，戴手套	4	缺少任何一项扣2分	
			核对患者床号、姓名，向患者解释操作的目的、配合方法	2	未核对扣1分，未解释扣1分	
			做自我介绍	1	未介绍扣1分	
			评估患者（病情、注射部位皮肤、心理合作程度）	4	少评估一项扣1分	
			备物齐全，按顺序放置	2	缺用物一件扣1分	
			患者卧位正确、舒适	1	不合要求扣1分	
			环境整洁、安静、安全	1	不合要求扣1分	
操作过程	抽吸药液	15	核对医嘱、注射卡，查对药物及无菌物品	3	一项不合要求扣1分	
			安瓿、密封瓶使用正确（锯、消毒、打开）	4	一项不合要求扣2分	
			取用注射器、针头正确	3	污染扣3分	
			抽吸药液方法正确	3	不合要求扣3分	
			抽吸药液过程中不剩、不漏、不污染，剂量准确	2	不合要求扣2分	
	注射	35	再次核对	2	未核对扣2分	
			正确选择注射部位（口述肌内注射部位的两种选择方法）	6	一项不合要求扣3分	
			消毒皮肤，范围、方法正确	4	不合要求扣4分	
			排气，固定针头，不污染、不浪费药液	4	不合要求扣3分	
			进针角度、深度适宜，方法正确	6	不合要求扣2分	
			注射前抽回血，推药均匀	4	未抽回血2分	
			拔针迅速	3	不合要求扣3分	
			再次核对	2	不合要求扣2分	
			操作过程中随时了解患者感受	4	一项不合要求扣2分	
操作后		5	协助患者穿裤子，取舒适卧位；整理床单元；清理用物，洗手	5	一项不合要求扣2分	
综合评价		10	患者舒适，无不良反应	2	不合要求扣2分	
			动作准确、节力、规范	4	一项不合要求扣2分	
			与患者及时交流沟通	4	不合要求扣2分	
理论提问		20	回答流利、完整	20	根据标准答案给分	
总分		100				

　年　　月　　日　　　　　　　　　　　　监考老师：

28. 静脉注射技术操作考核评分标准

_____级_____班　　　　　　　　　　姓名_____学号_____

项目	总分	技术操作要求	分值	扣分细则	扣分
准备	15	衣帽整洁，修剪指甲，洗手，戴手套	4	缺少任何一项扣2分	
		核对患者床号、姓名，向患者解释操作的目的、配合方法	3	一项不合要求扣1分	
		评估患者（病情、静脉、心理合作程度）	3	一项不合要求扣1分	
		备物齐全，按顺序放置	4	缺用物一件扣1分	
		环境整洁、安静、安全	1	不合要求扣1分	
操作过程		核对医嘱、注射卡	2	不合要求扣2分	
	抽吸药液 20	查对药物及无菌物品	2	不合要求扣2分	
		安瓿、密封瓶使用正确（锯、消毒、打开）	4	一项不合要求扣2分	
		取用注射器，针头无污染	4	不合要求扣4分	
		抽吸药液方法正确	4	不合要求扣4分	
		抽吸药液不剩、不漏、不污染，剂量准确	4	一项不合要求扣2分	
	注射 30	再次核对患者及医嘱	2	未核对扣2分	
		选择静脉	2	不合要求扣2分	
		消毒皮肤，范围、方法正确	2	不合要求扣2分	
		垫枕，扎止血带	4	不合要求扣4分	
		排气，固定针头，不污染、不浪费药液	8	一项不合要求扣4分	
		握拳，进针角度、深度适宜（一针见血）	4	不合要求扣4分	
		回血后及时"三松"，固定针头	4	不合要求扣4分	
		推药均匀，拔针方法正确；再次核对	4	一项不合要求扣2分	
操作后	5	注意用药后反应	2	一项不合要求扣2分	
		整理床单元	2		
		清理用物正确，洗手	1		
综合评价	10	患者舒适，无不良反应	4	一项不合要求扣4分	
		动作准确、节力，操作正规	4		
		治疗性沟通有效	2		
理论提问	20	回答流利、完整	20	根据标准答案给分	
总分	100				

年　　月　　日　　　　　　　　　监考老师：

29. 密闭式静脉输液技术操作考核评分标准

_____级_____班　　　　　　　　　　　　　姓名_____学号_____

项目		总分	技术操作要求	分值	扣分细则	扣分
准备		15	衣帽整洁，修剪指甲，洗手，戴手套	4	缺少任何一项扣2分	
			核对患者的床号、姓名，向患者解释操作的目的、配合方法	3	一项不合要求扣1分	
			环境整洁、安静、安全	1	不合要求扣1分	
			评估患者（病情、皮肤血管状况、心理合作程度）	2	少评估一项扣1分	
			嘱患者排尿	1	不合要求扣1分	
			备物齐全，放置合理	4	缺用物一件扣1分	
操作过程	准备药液	15	核对医嘱、输液卡	2	不合要求扣2分	
			检查输液器、药物	2	不合要求扣2分	
			套网套，开铝盖，常规消毒瓶盖	2	不合要求扣2分	
			抽药，加药剂量准确、无污染	5	剂量不准扣3分，污染扣2分	
			连接输液器方法正确	2	污染插瓶针扣2分	
	输液	30	再次核对	2	未核对扣2分	
			一次排气成功，不浪费药液	4	不合要求扣4分	
			选择血管方法正确，尊重患者意愿	2	不合要求扣2分	
			扎止血带	2	开口朝下或部位不对扣2分	
			常规消毒皮肤，范围、方法正确	3	不合要求扣2分	
			再次核对、排气	2	不合要求扣2分	
			绷紧皮肤，进针稳准，一针见血	8	绷紧皮肤方法不对扣4分，退针一次扣2分	
			穿刺成功后及时松止血带，嘱患者松拳，松调节器	3	不合要求扣3分	
			正确固定针头	2	不合要求扣2分	
			合理调节滴速，观察	2	不合要求扣2分	
操作后		10	整理床单元	2	未整理扣2分	
			核对，向患者交代注意事项	4	一项不合要求扣2分	
			正确处理用物，洗手，记录	4	不合要求扣2分	
综合评价		10	操作熟练、准确，点滴通畅，无菌观念强	4	一项不合要求扣2分	
			正确观察、处理故障	2	不合要求扣2分	
			患者感觉良好，沟通有效	2	不合要求扣2分	
			操作时间不超过15分钟	2	超过30秒扣1分直至扣完	
理论提问		20	回答流利，完整	20	根据标准答案给分	
总分		100				

　　年　　月　　日　　　　　　　　　　　　监考老师：

30. 静脉留置针技术操作考核评分标准

_____级_____班　　　　　　　　　　　姓名_____学号_____

项目		总分	技术操作要求	分值	扣分细则	扣分
准备		10	衣帽整洁，修剪指甲，洗手，戴口罩	4	一项不合要求扣2分	
			备物齐全，按顺序放置	4	不合要求扣1分	
			评估患者	2	不合要求扣2分	
操作过程	穿刺前	30	核对患者信息	2	不合要求扣2分	
			协助患者取舒适体位，扎止血带，选择血管	4	一项不合要求扣2分	
			松开止血带，调节输液架位置，备胶布于治疗巾上	2	未备胶布扣2分	
			检查药液	2	未再次核对扣2分	
			消毒皮肤	4	不合要求扣4分	
			连接输液器，再次核对	4	不合要求扣4分	
			排尽输液管空气	4	排气方法不对、排气不成功各扣2分	
			选择适合的留置针号，检查留置针并打开敷贴，在敷贴上注明操作时间	4	不合要求扣4分	
			戴好无菌手套，再次消毒皮肤	4	不合要求扣4分	
	穿刺	20	在穿刺点上方8～10 cm处扎止血带，取出留置针，取下留置针保护套，旋转针芯，调整针头斜面	2	扎止血带位置不正确扣2分	
			一只手绷紧皮肤，另一只手持留置针在血管上方与皮肤成15°～30°进针，见回血降低穿刺针角度，顺静脉走向将穿刺针推进0.2 cm左右，松开双翼并用左手示指、中指固定，右手后撤针芯0.5 cm，再将外套管全部送入静脉，松止血带，打开调节器，嘱患者松拳	6	一项不合要求扣2分	
			用透明敷贴对留置针做密闭式固定，胶布固定留置针管，调节滴速	2	一项不合要求扣2分	
			整理用物，取下输液管再次排气，取下保护套，将针头插入肝素帽内，胶布固定头皮针头	6	一项不合要求扣2分	
			调节滴速，洗手，记录，告知患者注意事项	4	未进行再次核对扣2分	
	封管	5	正压封管	5	不合要求扣5分	
	拔管	5	核对患者并解释，洗手，戴无菌手套，拔针，按压，整理用物	5	一项不合要求扣2分	
综合评价		10	沟通技巧流畅、通俗易懂	4	一项不合要求扣2分	
			操作时认真执行查对制度	4	一项不合要求扣2分	
			无菌观念强，操作熟练、轻巧、规范	2	不合要求扣2分	
			操作时间不超过12分钟		每超过30秒扣1分	
理论提问		20	回答流利、完整		根据标准答案给分	
总分		100				

年　　月　　日　　　　　　　　　　　　　　监考老师：

31. 静脉输血技术操作考核评分标准

_____级_____班　　　　　　　　　　姓名_____学号_____

项目		总分	技术操作要求	分值	扣分细则	扣分
准备		10	衣帽整洁，修剪指甲，洗手，戴手套	4	一项不合要求扣2分	
			备物齐全，按顺序放置	4	不合要求扣1分	
			评估患者，嘱患者排尿	2	评估内容少一项扣1分	
操作过程	输血前	15	备血：根据医嘱抽取患者血标本2ml，与填写完整的输血申请单和交叉配血单一并送往血库，做血型鉴定和交叉配血试验	6	不合要求扣6分	
			取血：根据输血医嘱，凭取血单到血库取血，并与血库工作人员共同做好核对工作；确认无误后在交叉配血单上签字取回	4	输血申请单、交叉配血单填写不规范扣4分，检查、核对内容少一项扣1分	
	输血	35	备齐用物，核对患者，取得其合作	6	不合要求扣6分	
			按密闭式静脉输液法穿刺，先输入少量0.9%氯化钠注射液	12	不合要求扣6分	
			两名护士对取回的血液"三查""八对"，无误后签名	12	"三查""八对"缺一条扣2分	
			连接输液器，再次核对，根据医嘱调节滴速	6	一项不合要求扣2分	
			调节滴速：根据医嘱调节滴速	4	不合要求扣4分	
	输血后	10	整理床单元，交代注意事项	4	一项不合要求口内扣1分	
			安置舒适体位	4	不合要求扣4分	
			整理用物，记录，洗手	4	未洗手、记录扣4分	
综合评价		10	严格遵守无菌操作原则和查对制度，动作轻稳，穿刺一次成功	4	不合要求扣4分	
			护患观念强	2	不合要求扣2分	
			操作时间不超过14分钟	2	超过1分钟扣2分	
理论提问		20	回答流利、完整	20	根据标准答案给分	
总分		100				

年　　月　　日　　　　　　　　　　　　监考老师：

32. 静脉采血技术操作考核评分标准

_____级_____班　　　　　　　　　　姓名_____学号_____

项目		总分	技术操作要求	分值	扣分细则	扣分
准备		10	衣帽整洁，修剪指甲，洗手，戴手套	4	一项不合要求扣2分	
			备物齐全，按顺序放置	4	缺用物一件扣1分	
			评估患者	2	不合要求扣2分	
操作过程	采血前	8	核对医嘱单、检验单、容器及标签	2	不合要求扣2分	
			携用物至患者床旁，查对床号、姓名、医嘱单	4	一项不合要求扣1分	
			协助患者取舒适体位，注意保暖	2	一项不合要求扣1分	
	采血	34	选择合适静脉，铺治疗巾，戴手套，在穿刺点上方约6 cm处系止血带，消毒皮肤，嘱患者握拳	12	一项不合要求扣1分	
			与皮肤成20°穿刺血管，见回血后固定，抽取所需血量；一次性采血器见回血后即在末端垂直接入真空采血管，留取所需血量	12	穿刺角度不对扣2分 穿刺不成功扣4分 接采血管顺序不当扣2分 接采血管手法不正确扣2分	
			松止血带，嘱患者松拳，迅速拔出针头，用无菌干棉签按压穿刺点3~5分钟	10	一项不合要求扣2分	
	采血后	22	注射器采血后取下针头，根据检查项目将血液沿管壁注入不同的试管 口述：需要抗凝剂的血标本应将血液与抗凝剂混匀；取血清标本时应避免振荡，防止红细胞破坏；采血培养标本时，应轻轻摇匀	8	一项不合要求扣1分	
			观察患者穿刺部位有无肿胀、渗血，指导患者相关注意事项	4	一项未做到扣2分	
			核对医嘱、检验单、试管标签	4	一项不合要求扣2分	
			整理床单元，协助患者取舒适体位	2	一项未做扣1分	
			按要求消毒处理用物，洗手，记录	4	一项未做扣1分	
综合评价		6	严格执行查对制度和无菌操作原则	1	一项不合要求扣1分	
			采集标本的方法、量和时间准确	1		
			操作熟练，动作轻柔，步骤正确	2	步骤不熟练者扣1分	
			采集标本的方法、量和时间准确	2	时间每超过30秒扣1分	
理论提问		20	回答流利、完整	20	根据标准答案给分	
总分		100				

年　　月　　日　　　　　　　　　　监考老师：

33. 动脉穿刺技术操作考核评分标准

_____级_____班　　　　　　　　　　姓名_____学号_____

项目	总分	操作技术要求	分值	扣分细则	扣分
准备	10	着装整洁、规范，洗手，戴口罩	2	缺少一项扣1分	
		核对患者床号、姓名，评估患者穿刺部位皮肤、动脉搏动情况	3	未核对扣2分	
		与患者和家属沟通、解释	2	未解释扣2分	
		用物准备、评估	2	用物不齐扣1分	
		评估环境：环境整洁，温度适宜	1	未评估扣1分	
操作过程	26	自我介绍，核对，交代，取得患者配合	5	一项不合要求扣2分	
		再次核对医嘱，确认患者身份及药物等信息	5	未核对扣2分	
		按无菌原则肝素化注射器，备用	5	污染扣5分	
		指导患者取坐位或卧位，暴露穿刺部位	3	一项不合要求扣2分	
		消毒穿刺点周围皮肤两遍，消毒范围直径≥5cm，待干	5	消毒不规范扣3分	
		戴无菌手套，备干棉签	3	不合要求扣2分	
	49	一手示指与中指定位，另一手持针成40°或垂直刺入动脉	10	一项不合要求扣5分	
		判定穿刺成功后迅速进行药物注射或连接动脉血压监测装置	10	不合要求扣5分	
		药物推注完毕，迅速拔针，按压穿刺部位5~10分钟	10	按压时间不足扣5分	
		再次核对各项信息	12	漏核对一项扣5分	
		脱手套，洗手，取口罩	4	一项不合要求扣2分	
		观察穿刺部位有无渗血或血肿	3	不合要求扣2分	
操作后处理	5	妥善安置患者，整理床单元	2	一项不合要求扣1分	
		交代注意事项	2	不合要求扣1分	
		处理用物，正确垃圾分类	1	不合要求扣1分	
人文关怀	5	操作过程中注意关注患者反应，做到及时沟通，关心关爱患者	5	未按规定进行人文关怀扣5分	
无菌观念	5	操作过程中不污染无菌物品，不跨越无菌区域	5	跨越无菌区两次或以上扣5分	
总分	100				

年　　月　　日　　　　　　　　　　　　监考老师：

34. 动脉采血技术操作考核评分标准

_____级_____班　　　　　　　　　　姓名_____学号_____

项目	总分	操作技术要求	分值	扣分细则	扣分
素质要求	3	仪表大方，举止端庄，轻盈矫健	1	不符合要求扣1分	
		服装鞋帽整洁，着装符合要求，发不过肩	2	一项不符合扣1分	
操作前准备	12	评估患者的病情、心理状态，行Allen试验，解释该项操作的相关事项，征得患者同意使之愿意合作（口述）	5	一项不符合扣2分	
		评估环境：温湿度适宜，安静整洁，光线适中	2	一项不符合扣1分	
		应修剪指甲，洗手（七步洗手法），戴口罩	2	一项不符合扣1分	
		碘酒、酒精、消毒棉签、弯盘、动脉采血器（或一次性注射器、肝素液和橡皮塞）、化验单、体温表	3	缺少1项扣1分	
操作准备	75	备齐并检查物品，携用物至床旁	2	不规范扣1分	
		核对患者，告知目的，指导患者配合	3	不符合要求扣2分	
		测量体温	3	未进行测量扣3分	
		选择合适的部位：首选桡动脉，其次为股动脉。选桡动脉穿刺时应先做Allen试验	5	一项不符合要求扣2分	
		消毒患者穿刺部位，操作者手（左手示指及中指）消毒	5	消毒不规范扣2分	
		打开动脉采血器，左手示指和中指触及动脉，两指固定在动脉上，右手持动脉采血器从两指间进针或从示指侧面进针。进针方向为逆血流方向；进针角度，桡动脉为45°，股动脉为90°，缓慢进针	20	一项操作不规范扣5分	
		见回血时，保持进针角度不变，固定；待动脉血自动进入动脉采血器1 ml后，迅速拔针	10	一项不符合要求扣5分	
		用棉签按压穿刺部位5～10分钟，交代注意事项	4	一项不符合要求扣2分	
		拔针后立即将针头斜面刺入橡皮塞内，若注射器内有气泡，应立即排出	6	一项不符合要求扣3分	
		双手来回转动注射器，使肝素稀释液与血标本充分混合，防止凝血	5	未按规定储存血液扣5分	
		取出体温计，填写完整的血气化验单，包括T、Hb、FiO$_2$等，立即送检	8	一项不符合要求扣2分	
操作后处理	4	助患者取舒适体位，询问需要，整理床单元	2	未评估扣1分	
		整理用物，按废物分类正确处置	2	不符合要求扣2分	

项目	总分	操作技术要求	分值	扣分细则	扣分
综合评价	6	程序正确,动作规范,操作熟练	4	一项不符合要求扣 2 分	
		护患沟通有效,操作过程体现人文关怀	2	未体现人文关怀扣 5 分	
总分	100				

年　　月　　日　　　　　　　　　　　监考老师:

35. 心肺复苏技术操作考核评分标准

_____级_____班　　　　　　　　　　　　　　姓名_____学号_____

项目		总分	技术操作要求	分值	扣分细则	扣分
评估		10	评估环境	3	不合要求扣3分	
			呼叫患者，判断意识	3	不合要求扣3分	
			判断颈动脉搏动方法正确（5～10秒）	4	方法错误或超时扣4分	
操作过程	操作前	10	立即呼救	4	不合要求扣4分	
			复苏体位正确（患者背部垫木板或卧于地上）	4	不合要求扣4分	
			解开患者的衣领、腰带	2	一项不合要求扣1分	
	胸外心脏按压（C）	20	操作者体位正确（跪或站式，紧靠一侧）	2	不合要求扣2分	
			按压部位定位准确（胸骨体中、下1/3交界处）	6	不合要求扣6分	
			按压方法正确（掌根重叠，手指不触及胸壁，手臂与胸骨垂直）	6	不合要求扣6分	
			按压深度正确（胸骨下陷至少5 cm）	2	力量不当扣2分	
			按压频率适当（≥100次/分）	2	不合要求扣2分	
			按压与放松比例适当（1∶1）	2	比例不当扣2分	
	开放气道（A）	10	清除口腔、气道分泌物，检查并取下活动义齿	4	一项不合要求扣2分	
			开放气道（口述，三种可选一种）	6	不合要求扣6分	
	人工呼吸（B）	10	一手打开口腔，另一手捏鼻，方法正确	2	不合要求扣2分	
			操作者深吸气后，张口吹气，患者胸部抬起	2	不合要求扣2分	
			吹气毕，松开捏鼻孔的手	4	不合要求扣4分	
			方法正确（无漏气，连续2次），吹气有效	2	少吹一次或方法错误扣2分	
	操作后	15	按压与通气比例为30∶2	2	不合要求扣2分	
			共完成5个循环	10	少一个循环扣2分	
			判断患者意识	3	不合要求扣3分	
综合评价		5	动作迅速、准确、有效	5	不合要求扣5分	
理论提问		20	回答流利、完整	20	根据标准答案给分	
总分		100				

　年　　月　　日　　　　　　　　　　　　　监考老师：

36. 电动吸痰法操作考核评分标准

_____级_____班　　　　　　　　　　　姓名_____学号_____

项目	总分	技术操作要求	分值	扣分细则	扣分
准备	15	衣帽整洁，修剪指甲，洗手，戴手套	4	缺少任何一项扣2分	
		核对患者床号、姓名，向患者解释操作目的、配合方法	4	不合要求扣4分	
		评估患者（病情、呼吸道、痰液性状、合作程度）	2	少评估一项扣1分	
		备物齐全，按顺序放置	4	缺用物一件扣1分	
		环境准备	1	不合要求扣1分	
操作过程	45	嘱患者头偏向一边，昏迷者用压舌板、舌钳	2	一项不合要求扣2分	
		观察口腔黏膜、咽喉部（如口腔吸痰有困难由鼻腔吸引）	4	不合要求扣2分	
		取下活动义齿	3	不合要求扣2分	
		吸引器连接正确	4	不合要求扣2分	
		导管保持通畅（试吸）	4	未试吸扣4分	
		吸痰手法正确	10	不合要求扣6分	
		吸痰时间适宜（每次不超过15秒）	6	超时扣6分	
		负压压力正确（40～53.3 kPa）	4	压力小或过大扣4分	
		观察患者吸痰效果、气道通畅情况	6	不合要求扣6分	
操作后	10	吸毕擦净面部	2	不合要求扣2分	
		整理床单元	2	不合要求扣2分	
		用物处理正确	2	不合要求扣2分	
		洗手，记录	2	不合要求扣2分	
综合评价	10	呼吸道分泌物被吸出	2	不合要求扣2分	
		呼吸道通畅，呼吸得到改善	2	不合要求扣2分	
		患者心身痛苦减轻	2	不合要求扣2分	
		动作熟练、轻稳、正确、节力	2	不合要求扣2分	
		治疗性沟通有效	2	不合要求扣2分	
理论提问	20	回答流利、完整	20	根据标准答案给分	
总分	100				

　年　　月　　日　　　　　　　　　　　监考老师：

37. 鼻导管吸氧技术操作考核评分标准

_____级_____班　　　　　　　　　　　姓名_____学号_____

项目		总分	技术操作要求	分值	扣分细则	扣分
准备		15	衣帽整洁，修剪指甲，洗手，戴手套	4	缺少任何一项扣2分	
			核对床号、姓名，向患者解释操作的目的、配合方法	2	不合要求扣3分	
			评估患者（病情、缺氧程度、鼻腔、心理合作程度）	4	少评估一项扣1分	
			备物齐全，按顺序放置	4	缺用物一件扣1分	
			环境整洁、安静、安全	1	不合要求扣1分	
操作过程	装表	10	开总开关，放气；上表；接湿化瓶；开总开关；开小开关（检查是否通畅），关小开关	10	一项不合要求扣2分	
	吸氧	25	清洁鼻腔	2	不合要求扣2分	
			连接鼻导管，检查是否通畅	2	不合要求扣2分	
			按需要调节流量	2	不合要求扣2分	
			插导管	2	不合要求扣2分	
			固定，观察，记录用氧时间	3	每错一项扣3分	
			操作步骤正确	12	一项不合要求扣2分	
			操作过程中随时了解患者的感受	2	不合要求扣2分	
	停氧	20	取下导管，关总开关	4	不合要求扣4分	
			放余气，取下湿化瓶，卸表	4	不合要求扣4分	
			擦胶布痕迹，记录停氧时间	2	不合要求扣2分	
			操作步骤正确	10	不合要求扣4分	
整理		5	协助患者取舒适卧位	5	一项不合要求扣2分	
			整理床单元			
			处理用物，洗手，记录			
综合评价		5	操作熟练、正确、注意节力；治疗性沟通有效，患者感觉良好	5	一项不合要求扣2分	
理论提问		20	回答流利、完整	20	根据标准答案给分	
总分		100				

　年　月　日　　　　　　　　　　　　监考老师：

38. 壁式给氧技术操作考核评分标准

_____级_____班　　　　　　　　　　　　姓名_____学号_____

项目		总分	技术操作要求	分值	扣分细则	扣分
准备		10	衣帽整洁，修剪指甲，洗手，戴手套	4	一项不合要求扣2分	
			备物齐全，按顺序放置	4	缺用物一件扣1分	
			评估患者	2	不合要求扣2分	
操作过程	吸氧前	15	查对患者床号、姓名，向患者解释操作目的，协助其取舒适体位	5	一项不合要求扣2分	
			将流量表及湿化瓶安装在中心供氧装置上，连接供氧导管	8	不合要求扣4分	
			用湿棉签清洁鼻孔	2	不合要求扣2分	
	吸氧	40	打开流量表开关，调节氧流量，确定氧气流出通畅	8	不合要求扣4分	
			将鼻塞轻轻置入清洁鼻孔，妥善固定	4	不合要求扣4分	
			记录用氧时间及氧流量	4	不合要求扣4分	
			整理用物、床单元，协助患者取舒适体位，告知用氧的安全注意事项，向患者致谢	8	一项不合要求扣2分	
			停氧时，向患者解释，取下鼻塞，擦净鼻部，关流量表	12	一项不合要求扣4分	
			记录停氧时间并签名	4	一项不合要求扣2分	
	吸氧后	10	整理用物、床单元，协助患者取舒适体位，告知用氧安全注意事项，向患者致谢	4	一项不合要求扣1分	
			操作后评估：观察缺氧症状有无改善、氧气装置有无漏气、安全措施落实情况	4	不合要求扣4分	
			用后物品处置符合消毒技术规范	2	不符合规范酌情扣1~2分	
综合评价		5	操作流畅	3	一项不合要求扣2分	
			全程9分钟	2	时间每超过30秒扣1分	
理论提问		20	回答流利、完整	20	根据标准答案给分	
总分		100				

　年　　月　　日　　　　　　　　　　　　监考老师：

39. 洗胃技术操作考核评分标准

_____级_____班　　　　　　　　　　　　　姓名_____学号_____

项目		总分	技术操作要求	分值	扣分细则	扣分
准备		10	衣帽整洁，修剪指甲，洗手，戴手套	4	一项不合要求扣2分	
			备物齐全，按顺序放置	4	缺用物一件扣1分	
			评估患者病情、意识状态	2	评估内容少一项扣2分	
操作过程	洗胃前	30	安装检查：将3根橡胶管分别和洗胃机的药管口、胃管口和污水口连接；将药管另一端放入灌洗桶内（管口必须在液面下），污水管的另一端放入空塑料桶内，将患者的洗胃管与机器的胃管连接。接电源，检查自动洗胃机性能，调节药量流速（每次量为300~500 ml），备用	4 6 4 4 4	未认真核对医嘱扣4分，橡胶管连接错误一处扣2分，药管口未置液面下扣2分，未检查洗胃机性能扣4分，未正确调节流速扣4分	
			携用物至床旁，核对患者信息并向患者及其家属解释	4	未核对、解释内容不全少一项扣2分	
			安置体位：患者取坐位，中毒较重者取左侧卧位，胸前围围裙，弯盘置口角处，盛水桶放于床头下方	4	患者体位不当、未置围裙，用物放置不合要求各扣2分	
	洗胃	20	插管固定：将胃管前端涂液状石蜡后自鼻腔或口腔插入，证实胃管在胃内后，固定	8	未证实胃管在胃内扣4分，固定不牢扣2分	
			抽吸胃液：按"手吸"键吸出胃内容物，必要时送检	8	未先抽吸胃液扣4分，未留取标本扣2分	
			反复洗胃：按"自动"键，反复冲洗直至洗出的液体澄清无味，再按"停机"键，机器停止工作	4	不合要求扣4分	
	洗胃后	10	拔管整理：反折胃管，迅速拔出。整理患者衣物、床单元，清理用物，洗手，记录	10	一项不合要求扣2分	
综合评价		10	操作程序正确，动作轻柔	6	插管失败一次扣4分	
			护患观念强	4	护患观念不强扣4分	
理论提问		20	回答流利、完整	20	根据标准答案给分	
总分		100				

　年　　　月　　　日　　　　　　　　　　　　　　监考老师：

40. 尸体护理技术操作考核评分标准

_____级_____班　　　　　　　　　　姓名_____学号_____

项目	总分	技术操作要求	分值	扣分细则	扣分
准备	15	衣帽整洁，修剪指甲，洗手，戴手套	4	一项不合要求扣2分	
		核对患者	4	不合要求扣2分	
		备物齐全，按顺序放置	4	缺用物一件扣1分	
		环境整洁，关门窗，屏风遮挡	3	不合要求扣2分	
操作前	5	携用物至床旁，请无关人员及家属暂时离开	2	不合要求扣2分	
		撤治疗用物：停止所有治疗，关闭抢救设备、监护仪器；拔除各种导管	3	不合要求扣3分	
操作中	35	安置尸体：将床放平，使尸体仰卧，头下垫枕头，双下肢放平直，双上肢置于身体两侧	3	不合要求扣3分	
		处理伤口：有伤口者更换敷料，有引流管者引流管拔除后封闭伤口，敷料遮盖	4	一项不合要求扣2分	
		填塞孔道：用血管钳将干棉球塞于口、鼻、耳、肛门、阴道等孔道	8	一项不合要求扣2分	
		清洁尸体：清洁面部，有义齿者代为装上，协助闭合眼睑及口腔，脱去衣裤，依次擦洗上肢、胸部、腹部、背部、臀部、下肢；更衣梳头，换上清洁衣裤；系一尸体识别卡在死者的手腕上，撤去大单	10	漏一处扣2分	
				未系尸体识别卡扣3分	
		包裹尸体：用尸单（或大单）包裹尸体，在胸、腰、踝部用绷带固定，系第二张尸体识别卡在胸前的尸单上，盖上大单，将尸体送太平间，置于停尸屉内，并在其外插上第三张尸体识别卡	10	包裹不合要求扣2分	
				固定不合要求一处扣1分	
				未系尸体识别卡缺一处扣3分	
操作后	15	处理床单元：按出院患者终末处理床单元，清理死者遗物交其家属	5	不合要求扣5分	
		填写死亡通知单，撤治疗单，完成医疗护理文件记录，整理病历	10	一处不合要求扣2分	
综合评价	10	操作熟练，动作轻柔，步骤正确	4	步骤不熟练扣1分	
		护患观念强	4	护患观念不强扣4分	
		操作时间合适	2	每超时1分钟扣1分	
理论提问	20	回答流利、完整	20	根据标准答案给分	
总分	100				

年　　月　　日　　　　　　　　　　　　　监考老师：